# TU BEBÉ DESVELADO

Rowena Bennett

Para los innumerables bebés y padres que luchan por conciliar el sueño que tan desesperadamente necesitan. Este libro es para ustedes.

**Serie Tu Bebé**

# TU BEBÉ DESVELADO

## La Guía del Rescate

### Rowena Bennett

Enfermera registrada -
Partera registrada -
Enfermera de salud mental registrada -
Enfermera certificada en atención médica
familiar para niños y adolescentes -
Diploma de Posgrado en Promoción de la Salud -
Certificada por la Junta Internacional de
Consultores en Lactancia (IBCLC)

Un libro XXXX
*Publicado por*
XXXXXXXX

© Rowena Bennett
Publicado por primera vez en 2012

10 9 8 7 6 5 4 3 2 1
Este libro está protegido por derechos de autor. Aparte de cualquier pacto justo con el propósito de estudio privado, investigación, crítica o reseña, como es permitido por la Ley de propiedad intelectual, ninguna parte puede ser reproducida por ningún proceso sin permiso escrito. Las consultas deberán ser dirigidas a la editorial.

Biblioteca Nacional de Australia
Entrada de Catalogación en Publicación

*Diseño XXXX*
*Portada XXX*
*Impresor XXXX*

*Tu Bebé Desvelado* está diseñado para ayudar a padres y cuidadores a obtener información general sobre el cuidado y la promoción de la salud de los bebés y los niños. La información, opiniones o juicios en este libro **no** pretenden ser un sustituto del asesoramiento médico. El contenido se proporciona para el uso general y puede no ser adecuado para personas que sufren de ciertas condiciones, diagnosticadas o no. Ni la autora ni cualquier otra persona involucrada en la producción de este libro será considerada responsable ante cualquier persona o entidad de la pérdida o el daño causado o presuntamente causado, directa o indirectamente, por o debido a la aplicación de la información o de las ideas contenidas en este libro. Por lo tanto, la aplicación de los principios en este libro se hace exclusivamente bajo su propio riesgo.

ISBN: 978-1-925049-13-8

# Tabla de Contenido

Sobre la autora .................................................................... ix

Agradecimientos ................................................................. xi

Introducción ...................................................................... xii

Capítulo 1: Razones físicas y de desarrollo para los trastornos del sueño ................................................ 1

Hambre / ¿Cómo saber si el bebé tiene dolor? / Enfermedades y afecciones médicas / Razones no médicas para el malestar o el dolor / Cambios en el desarrollo / Ansiedad de separación / Expectativas de los padres

Capítulo 2: Cansancio excesivo ...................................... 29

Por qué los bebés se cansan demasiado / Señales que indican que el bebé está excesivamente cansado / Cómo la falta de sueño afecta la capacidad de dormir / Problemas que se generan cuando los bebés se cansan demasiado de manera crónica

Capítulo 3: Señales de que el bebé está cansado ........... 44

Señales de cansancio / ¿Cuándo el bebé muestra señales? / Afinar las habilidades para identificar el cansancio infantil

Capítulo 4: Fundamentos del sueño ............................... 50

¿Cómo duermen los bebés? / ¿Qué ocurre durante el sueño? / ¿De qué son conscientes los bebés mientras duermen? / ¿Por qué los bebés se despiertan durante el sueño?

Capítulo 5: Asociaciones del sueño ................................ 59

¿Cuáles son las asociaciones del sueño? / ¿Cómo aprendemos las asociaciones del sueño? / ¿Por qué desarrollamos asociaciones del sueño? / ¿Cómo las asociaciones del sueño afectan el descanso del bebé? / ¿Cómo ayudar al bebé para que se duerma y permanezca dormido? / Asociaciones del sueño positivas y negativas

Capítulo 6:   Entrenamiento para dormir .................................. 88

¿Qué es el entrenamiento del sueño? / ¿Cómo funciona el entrenamiento del sueño? / ¿Qué implica el entrenamiento del sueño? / ¿A qué edad se puede iniciar el entrenamiento del sueño? / El gran debate: ¿Qué dicen los seguidores y los críticos acerca del entrenamiento del sueño? / Las cinco preocupaciones más frecuentes acerca del entrenamiento del sueño - ¿Son validas?

Capítulo 7:   Siete maneras de cambiar las asociaciones del
              sueño del bebé ............................................ 114

Tres reglas de oro para fomentar un mejor sueño / Opciones paratranquilizar que cumplen con una o más reglas / Pros y contras de los métodos paratranquilizar / ¿Cuál es el mejor método para tu bebé?

Capítulo 8:   Colecho ................................................... 129

¿Qué implica el colecho? / Problemas del sueño relacionados con el colecho / ¿Cómo resolver los problemas de sueño del bebédurante el colecho? / ¿El colecho es para ti? / La controversia del colecho / Recomendaciones de seguridad para el colecho

Capítulo 9:   Acostar a dormir de manera apacible ....................... 156

¿Qué es el plan para tranquilizarde manera suave? / ¿Qué logra? / Pasos que implica / ¿Cómo modificar el plan? / ¿Qué esperar?

Capítulo 10:  Acostar a dormir de manera práctica I y II ................ 169

¿Qué se consigue al tranquilizar de manera practica?/ Pasos que implica / ¿Cómo utilizarlo para promover que el bebe se tranquilice de manera independiente? / ¿Qué esperar?

Capítulo 11:  Métodos de un solo paso para dormir al bebé ............... 179

Comparación de los métodos para tranquilizar de un paso / ¿Cómo utilizar estos métodos de manera efectiva? / ¿Cómo adaptar las prácticas para tranquilizar para que coincidan con las necesidades del bebé? / Formas de ayudar al bebé a manejar las emociones / ¿Qué esperar?

Capítulo 12: Lo intenté - no funcionó ............................................. 211
 ¿Por qué puede parecer que el entrenamiento del sueño no funciona?

Capítulo 13: Ritmos circadianos ........................................................ 223
 ¿Qué son los ritmos circadianos? / ¿Cómo se desarrollan los ritmos circadianos del bebé? / ¿Cómo el cuidado influencia los ritmos circadianos del bebé? / ¿Cómo ayudar al bebé a estabilizar los ritmos circadianos? / ¿Por qué las cosas van por mal camino? / ¿Cómo guiar al bebé hacia el contentamiento?

Capítulo 14: Problemas de sueño del ritmo circadiano ................ 240
 Patrones de sueño infantil típicos y atípicos / ¿Cómo reconocer un problema de sueño del ritmo circadiano? / Soluciones

Capítulo 15: La alimentación y los ritmos circadianos ................ 259
 Vínculo entre la alimentación y el sueño / ¿Cuándo alimentar al bebé? / Problemas de alimentación relacionados con los ritmos circadianos

Capítulo 16: Patrones cíclicos ............................................................ 281
 ¿Qué es un patrón cíclico? / Tipos de patrones cíclicos / ¿Qué implican? / ¿Cómo ayudan al bebé a estabilizar los patrones de alimentación y sueño? / ¿Cómo utilizar un patrón cíclico para decidir lo que necesita el bebé?

Capítulo 17: Rutinas Diarias ............................................................... 290
 Diferencia entre rutinas y horarios / Ejemplo de rutinas diarias para bebés en diferentes etapas / ¿Cómo modificar una rutina para adaptarla a tu bebé? / ¿Cuándo está listo el bebé para una nueva rutina? / ¿Cómo establecer una rutina? / ¿Cómo mantener una rutina?

Conclusión: ¿Dónde encontrar más ayuda? ...................................... 310
Apéndice: Diario del sueño ................................................................. 312

# Sobre la autora

Rowena Bennett es una enfermera de salud infantil australiana especializada en ayudar a padres a resolver los problemas del cuidado de bebés saludables. Ella es enfermera titulada, partera y enfermera de salud mental, ha sido certificada como enfermera para el cuidado de la salud de niños, adolescentes y familias, es consultora en lactancia certificada por la Junta Internacional de Consultores en Lactancia (IBCLC, por sus siglas en inglés) y tiene un diploma de postgrado en Promociónde la Salud.

Casada y con tres hijos y tres nietos, Rowena, como muchos otros padres, enfrentó problemas de sueño infantil con sus tres hijos. Ella atribuye sufalta crónica de sueño al desarrollode una depresión posparto después del nacimiento de su segundo y tercer hijo. Después de haber experimentado el estrés que los problemas del sueño infantil pueden provocar en la vida familiar, y cómo se siente el sufrir de la falta crónica de sueño y la depresión, Rowena quería ayudar a otros que enfrentan dilemas similares. Su viaje finalmente la llevó a convertirse en una enfermera de salud infantil.

Mientras trabajaba como enfermera de salud infantil en un centro de educación residencial para padres en Queensland, Australia,ella aprendió acerca de las causas y soluciones de los problemas de sueño infantil y otras dificultadesen el cuidado del bebé que afligen comúnmente a bebés saludables, y que causan mucho estrés para los padres. En el centro, trabajó junto con familias por períodos de ocho horas durante varios días. Esto proporcionó innumerables oportunidades para observar a los bebés, sus patrones de sueño y comportamiento, y la forma en que respondían a las diferentes estrategias para tranquilizarlos. Rápidamente se hizo evidente que no hay una soluciónúnica que funcione para todo bebé o toda familia.

En 2002, Rowena entró en la práctica privada como consultora para padres en línea. Duranteese tiempo desarrolló lo que llama un "plan para tranquilizar de manera suave"; una forma gradual de mejorar los hábitos de sueño infantiles y minimizar cualquier malestar que pueda experimentar el bebé. Con más de 20 años de experiencia en el centro, 13 de los cuales incluyen tiempo en la práctica privada,

Rowena es capaz de ayudar a los padres a entender el sueño de su bebé, identificar la causa de los problemas de sueño de su bebé y los pasos que deben tomar para resolverlos.

> **La salud infantil** es un área de especialidad que proporciona educación a los padres para ayudarlos a cuidar *bien* a sus bebés y niños desde el nacimiento hasta los 18 años. Australia es uno de los pocos países que capacita a las enfermeras para facilitar los controles de salud de bebes sanos y proporcionar educación a los padres. La salud infantil es diferente a la pediatría, un área de especialidad centrada en el cuidado de bebés y niños *enfermos y discapacitados* desde el nacimiento hasta los 18 años.

# Agradecimientos

Me gustaría expresar mi agradecimiento a mi buena amiga Maureen O'Driscoll. Sin tuapoyo permanente dudo que hubiera iniciado o completado este libro.

Me gustaría dar las gracias a mi esposo, Bruce, a mis hijos, Hayden, Jessica y Caitlin, y a mis nietos, Elías, Willow y Harlow por su paciencia y apoyo. Pido disculpas por el desorden en la casa, por mi jardín descuidado, por no pasear al perro, por las muchas comidas a domicilio y por no pasar suficiente tiempo con ustedesmientrasescribía este libro. Prometo remediar esta situación.

A mis colegas Marie-Ann Nelson, Kathy Hennessy, Regina McNevin, Hillary Warnett y los muchos otros maravillosos profesionales de la salud a quienes consulté mientras investigabapara este libro, les doy las gracias por compartir tan generosamente su riqueza de conocimientos y experiencia.

Por último, pero no menos importante, extiendo mi agradecimiento a Jessica Perini, mi editora. Tu pasión por ayudar a los padres igualó a la mía. Constantemente me desafiaste a hacerlo mejor, y por eso he conseguido lograr más de lo que jamás imaginé posible.

Rowena Bennett

*Brisbane, 2015*

# Introducción

El sueño es algo que tendemos a dar por sentado, eso es, hasta que nos convertimos en padres. Entonces se eleva a algo que a menudo es muy importante en nuestros pensamientos, a veces se puede sentir como una preocupación permanente. Pero no tiene porque serlo; con frecuencia sólo tenemos que seguir algunos pasos lógicos descritos a continuación.

## Decidir si existe un problema

Una cuestión de sueño infantil es solo un problema si el bienestar, la salud o la felicidad de cualquier miembro de la familia se ve comprometida. Si tu bebé es feliz, saludable y próspero y tú estás contento con la situación actual, no hay necesidad de cambiar nada. Sin embargo, si:

- tu bebé sufre frecuentemente de malestar como consecuencia de cansancio excesivo
- te sientes estresado o agotado de ayudar a dormir a tu bebé
- no estás disfrutando del tiempo que pasas con tu bebé porque sufres de fatiga constante
- estás comenzando a tener sentimientos negativos acerca de tu bebé, o pensamientos de hacerle daño a tu bebé
- encuentras que no tienes tiempo, energía o paciencia para tus otros hijos
- la relación con tu cónyuge/pareja es tensa debido al estrés constante provocado por la falta crónica de sueño
- sientes que te vas a volver loco como consecuencia de cuidar de un bebé excesivamente exigente o angustiado día tras día

...entonces existe un problema. Si tú, tu bebé u otros miembros de la familia están sufriendo debido a los patrones de sueño de tu bebé o a su comportamiento de desvelo, entonces este libro es para ti.

## Problemas de sueño infantil

Las seis quejas más comunesque los padres hacen sobre el sueño de su bebé son:

1. Dificultad para lograr que el bebé concilie el sueño.
2. Siestas diurnas breves o inexistentes.
3. Despertares nocturnos frecuentes que requieren ayuda para calmar al bebé y lograr que se vuelva a dormir.
4. El bebé permanece despierto hasta muy tarde.
5. El bebé se despierta muy temprano en la mañana, listo para comenzar el día.
6. El bebé permanece despierto durante largos períodos durante la noche.

## Causas de los problemas de sueño infantil

Los bebés se desvelan o despiertan por múltiples razones. Estas se dividen en tres grandes categorías:

- físicas y médicas
- de desarrollo y
- de comportamiento.

### Físicas y médicas

Los problemas físicos y médicos son la razón menos probable por la cualbebés sanos y felices experimenten trastornos de sueño. Pero esta es la primera posibilidad quese debe evaluar. Razones médicas - tales como afecciones crónicas, enfermedades agudas o trastornos digestivos - pueden causar problemas de sueño infantil, pero estos suelen ser sólo temporales, hasta que el bebé se recupera o la afección se trata de manera efectiva.

Un trastorno médico no excluye que un bebé experimente problemas de sueño porcomportamiento o desarrollo. Así que si el tratamiento médico no logra mejorar los patrones de sueño ni el comportamiento de tu bebé, considera la posibilidad de que existen también razones de desarrollo y comportamiento.

### Desarrollo

Cuando alguien te dice que "es normal" después de describir los patrones de sueño o el comportamiento de tu bebé, esa persona está diciendo que estos se deben a razones de desarrollo. Las razones de desarrollo para que un bebé se desvele incluyen la ansiedad de separación y el lograr nuevas metas de desarrollo, tales como darse la vuelta o ponerse de pie. A medida que tu bebé se desarrolla física, emocional e intelectualmente, y la conciencia de su entorno y la capacidad de recordar se desarrollan, esto puede causar cambios en sus patrones de sueño y su comportamiento.

Siempre y cuando no haya una razón de comportamiento para los trastornos de sueño (y con frecuencia la hay) el desvelo causado por razones de desarrollo suele ser temporal. Tu bebé lo superará a medida que crezca.

### Comportamiento

La razón más frecuente de todas por la cual bebés físicamente saludables experimentan problemas de sueño es el comportamiento. Por "comportamiento" no quiero decir que el bebé está siendo deliberadamente difícil. "Comportamiento" significa que la conducta del bebé se produce en respuesta a las prácticas de cuidado de sus padres, en particular, la alimentación infantil y las prácticas para tranquilizarlo, o a lo que está sucediendo en el entorno inmediato. Las tres razones más comunes por las cuales los bebés experimentan problemas de sueño relacionados con el comportamiento incluyen:

1. Cuando las señales de cansancio del bebé se pasan por alto o son mal interpretadas, el bebé puede llegar a cansarse demasiado. Una vez que esto sucede, puede tener dificultades para conciliar el sueño.
2. Cuando el bebé aprende a depender de asociaciones del sueño negativas. Las asociaciones del sueño son la condiciones que el bebé aprende a asociar con el sueño. Las asociaciones negativas son aquellas que cambian después de que el bebé se ha quedado dormido. Durante el sueño ligero el bebé puede notar el cambio y esto puede causar que se despierte antes de tiempo.
3. Los problemas del ritmo circadiano. El reloj interno del cuerpo de un bebé puede desestabilizarse por las prácticas de cuidado de los padres (en particular, la alimentación y las prácticas para tranquilizarlo). Esto puede tener un impacto negativo sobre el sueño y la alimentación de un bebé.

Los estudios han sugerido que los problemas del sueño relacionados con el comportamiento no se resuelven espontáneamente.[1] Si los problemas de sueño no se tratan estos pueden persistir, incluso en la edad adulta. Se estima que entre el 15 y el 27 por ciento de los niños en edad escolar sufren de problemas de sueño.[2] Los bebés y los niños necesitan el apoyo de sus padres para resolver las cuestiones subyacentes que causan problemas del sueño relacionados con el comportamiento.

¿Por qué los problemas del sueño por comportamientoprevalecen tanto? Creo que es porque a los padres en general no se les informa de su papel en el apoyo que les deben dar a sus bebés para autorregular sus patrones de sueño.

## Autorregulación del sueño

La autorregulación implica hacer algo por nosotros mismos para restaurar la homeostasis, un estado interno de armonía dentro del cuerpo. Para autorregular nuestro sueño tenemos que ser capaces de ir nosotros mismos a la cama, conciliar el sueño y permanecer dormidos independientemente de la ayuda de otros. La capacidad de autorregular nuestro sueño no significa que no nos despertemos mientras dormimos. Pero sí significa que no dependemos de alguien más para ayudarnos a conciliar el sueño nuevamente.

Los bebés sanos normales son capaces de auto-regular sus patrones de sueño de acuerdo con sus necesidades biológicas, pero dependen parcialmente del apoyo de los padres y cuidadores para lograr esto. Por un lado, no pueden irpor sí mismos a la cama cuando están cansados. Un bebé depende de que otros reconozcan cuando está cansado y le proporcionen las condiciones que necesita para poder dormir. De no hacerlo corre mayor riesgo de cansarse en exceso.

Los bebés no necesitan la ayuda de los padres para conciliar el sueño, pero como padres y cuidadores puede que les enseñemos de forma inadvertida a depender de nuestra ayuda. Si tu bebé aprende a depender de tu ayuda para conciliar el sueño esto significa que quizá también dependa de tu ayuda para permanecer dormido. Ayudar a tu bebé a conciliar el sueño repetidamente significa que estás aceptando (consciente o inconscientemente) la responsabilidad de regular sus patrones de sueño. Su dependencia aprendida de tu ayuda para conciliar el sueño significa que tudescanso probablemente se veainterrumpido con el fin de ayudarle a volver a dormirse, y esto te puede poner en mayor riesgo de falta de sueño. También significa que el bebe está en riesgo de despertar cada vez que retirastu ayuda. Si después de enseñar accidentalmente a tu bebé a depender de tu ayuda para dormir encuentrasqueeres incapaz de proporcionar el apoyo que necesita durante las 24 horas del día, el bebé también estará en riesgo de padecer de falta de sueño.

## Más que falta de sueño

Para muchos bebés un problema de sueño infantil no se queda únicamente en un problema de sueño. El sueño interrumpido y la falta del mismo pueden desencadenar una serie de acontecimientos que pueden causar una gran cantidad de estrés para el bebé y sus padres. Un problema de sueño puede causar dificultades de alimentación infantil. Los problemas de alimentación infantil pueden a su vez ser responsables de molestias abdominales y síntomas gastrointestinales exhibidos comúnmente por bebés recién nacidos. Estos son a menudo atribuidos erróneamente a afecciones médicas tales como cólicos, reflujo, alergia o intolerancia a la leche. Como consecuencia, puede que se le administren al bebé medicamentos que no necesita; un bebé alimentado con leche materna puede ser cambiado a fórmula; y un bebé alimentado con fórmula puede sufrir múltiples cambios de la misma, hasta que finalmente una de estas estrategias esconda los síntomas gastrointestinales del bebé (pero no resuelve el problema de sueño subyacente).

Como enfermera de salud infantil y educadoraen crianza temprana, todos los años conozco cientos de padres que buscan una solución al problema de sueño de su bebé. El bebé está afligido debido a la falta de sueño, y los padres están estresados y privados del sueño. Hablan de la angustia de ser testigosdel sufrimiento de su bebé y la sensación de impotencia para hacer la diferencia. Hablan del impacto físico y emocional que esto ha tenido en sus vidas, la vida de sus parejas y los hermanos de sus bebés. Explican cómo la relación con su pareja se ha visto tensionada, algunos hasta el punto de separarse. Para algunos padres, el estrés y la falta de sueño crónico causan un trastorno de ansiedad o depresión. Y algunos admiten tener sentimientos negativos hacia su bebé como resultado de haber sido obligados a ser padres en un constante estado de estrés y falta de sueño.

Cuidar de un bebé normal y saludable no tiene por qué ser difícil o estresante. Para evitar este dolor de cabeza a menudo todo lo que tienes que hacer es:

- aprender a ser más preciso en la interpretación de las señales de comportamiento del bebé
- comprender las necesidades de sueño del bebé y
- ayudar al bebé a autorregular sus patrones de sueño.

Por favor, sigue leyendo para averiguar cómo hacerlo.

## ¿Qué hay en este libro?

Este libro describe varios problemas de sueño infantil, lo que puede hacer que éstos se produzcan, cómo se puede reconocer cada uno, y los pasos a tomar para manejar o resolver cada problema. De esta forma, se aumenta tu capacidad para determinar la razón(es) de los problemas de sueño de tu bebé. Se explican las razones de desarrollo, de comportamiento, físicas y médicas de los problemas de sueño de los niños para que puedas reconocer fácilmente cada uno y encontrar soluciones.

La información no está enfocada hacia un estilo particular de crianza, por ejemplo, la Crianza con Apego o un estilo autoritario que implique horarios de alimentación y de sueño rígidos. Independientemente de si optas por compartir tu cama con tu bebé o que tu bebé duerma solo, sea que prefieras seguir atu bebé o pensar que puede beneficiarse de tuorientación, encontrarás útil la información.

Los casos de estudio y correos electrónicos que aparecen en este libro están basados en historias reales, pero los nombres han sido cambiados. Los términos "padre" y "cuidador" son intercambiables. Los pronombres "él" y "ella" se alternan para cada Capítulo.

## Qué hay que tener en cuenta

Debes tener en cuenta estas dos cosas importantes a medida que lees este libro:

- Los bebés pueden experimentar más de un problema a la vez.
- Por lo general hay más de una solución a un problema determinado.

Por supuesto, echa primero una ojeada rápida y lee cualquier cosa que despierte tu interés. Pero luego vuelve al inicio y leeatentamente todo el libro de principio a fin. Considera todas las posibles razones para el problema(s) de sueño de tu bebé y todas las posibles soluciones para resolver un problema individual antes de llevar a cabouna acción.

El tiempo que inviertes en la comprensión de cómoinfluyes en el sueño de tu bebé, como padre o cuidador, , puede no sólo ser beneficioso para resolverlos problemas de tu bebé, sino que también puede prevenir futuros trastornos de sueño.

# 1

# Razones físicas y de desarrollo para los trastornos del sueño

> **Temas**
> ¿El bebé tiene hambre?
> ¿El bebé sufre de dolor?
> ¿Tiene el bebé una enfermedad o afección médica?
> ¿Cuáles son las razones no médicas para el malestar?
> ¿Podrían los cambios de desarrollo estar causándole malestar al bebé?
> ¿El problema podría ser ansiedad por separación?
> ¿Tienes expectativas poco realistas?

El hambre y el dolor suelen ser unas de las primeras cosas en las que se piensa cuando un bebé muestra un comportamiento de insomnio o desvelo porque estas son razones comunes por las que los adultos sufren de trastornos del sueño. Pero estas razones no son las causas más probables de los problemas de sueño infantil. La razón más común por la cual un bebé saludable experimenta sueño interrumpido se relaciona con la ausencia de sus asociaciones del sueño. Sin embargo, el malestar o dolor debido a una enfermedad, a afecciones médicas y a razones no médicas pueden también causar un comportamiento de insomnio o desvelo, al igual que las razones de desarrollo, como la necesidad biológica de un bebé pequeño de alimentarse durante la noche, alcanzar nuevas metas de desarrollo, o la ansiedad de separación. Todos estos aspectos estas cosas deben ser evaluadas *antes* de asumir que el culpable es un problema de comportamiento.

## Hambre

> Mi bebé de 5 meses se despierta cada una o dos horas durante la noche con ganas de que lo amamante. He intentado darle de comer más a menudo durante el día y he comenzado a darle comidas sólidas, pero no ha funcionado. ¿Cómo puedo conseguir que pase más tiempo entre comidas durante la noche?
> Sara

La mayoría de los bebés menores de seis meses requieren alimentación durante la noche. Sin embargo, alimentarlos cada una a dos horas es excesivo. Si un bebé sano y en desarrollo exige ser alimentado un número excesivo de veces durante el día o la noche, o continua pidiendo alimento durante la noche después de los seis meses, es probable que el culpable no sea elhambre .

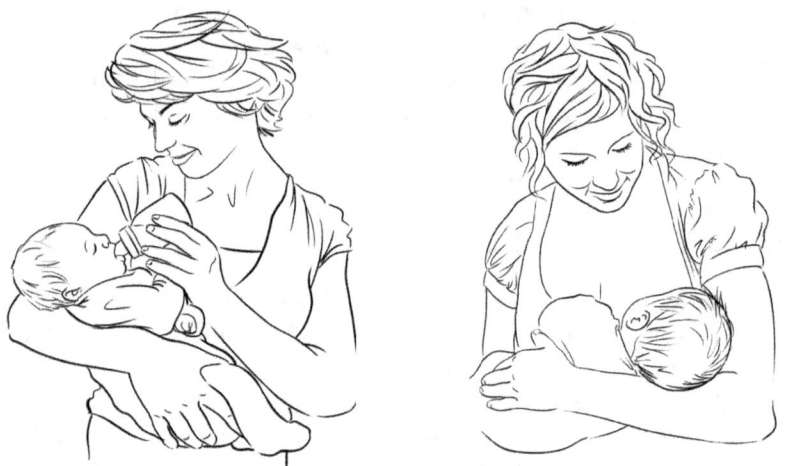

Los padres con frecuencia preguntan cuántas veces deberían alimentar a su bebé. Esto varía según la etapa de desarrollo y el patrón de crecimiento del bebé. Como regla general, un bebé saludable requerirá ser alimentado menos veces a medida que crezca.

La tabla 1.1 representa el número promedio de veces que se debe alimentar un bebé saludable yen desarrollo, ya sea con leche materna y con biberón,según la edad, en base a mi experiencia y observaciones en los últimos 20 años.

Tabla 1.1: Promedio de veces que se debe dar pecho y o biberón

| Edad | Número promedio de veces que se debe alimentar en un periodo de 24 horas | | Número promedio de veces que se debe alimentar durante la noche | | Periodo de disminución del apetito durante la noche | |
|---|---|---|---|---|---|---|
| | Pecho | Biberón | Pecho | Biberón | Pecho | Biberón |
| Hasta 1 mes | 7-12 | 6-8 | 2-4 | 2-3 | 2-3.5 | 2.5-4 |
| 1-3 meses | 6-8 | 5-7 | 2-3 | 2 | 3-7 horas* | |
| 3-6 meses | 5-7 | 5-6 | 1-3 | 1-2 | 5-8 horas * | |
| 6-9 meses | 4-6 | 4-5 | 0-2 | 0-1 | 8-12 horas | |
| 9-12 meses | 3-5 | 3-4 | 0-1 | 0 | 10-12 horas | |

*El descanso más largo entre comidas durante la noche por lo general se produce en un sólo período. No es el tiempo entre cada comida nocturna.

Por supuesto, hay excepciones. Los bebés prematuros, los que no están ganando suficiente peso, los que están enfermos o son discapacitados, o aquellos que tienen ciertos problemas médicos que afectan su crecimiento pueden necesitar ser alimentados con más frecuencia que el promedio. Los bebés que tienen dificultades para alcanzar el peso suficiente pueden beneficiarse de una alimentación continua durante la noche. Sin embargo, en la mayoría de los casos, la alimentación adicional durante el día o la noche no son de mucha ayuda aumentar el consumo total de leche de un bebé saludable normal. Él puede simplemente comer menos en cada comida si se le ofrece más a menudo. Y continuar la alimentación nocturna después de que un bebé está lo suficientemente desarrollado como para pasar la noche sin comer, con frecuencia disminuye el apetito al día siguiente.

El hambre suele ser lo primero en lo que se piensa cuando un bebé hace un berrinche o quiere chupar, y cuando se despierta inesperadamente durante el día o la noche. De hecho, el hambre es una razón válida para tal comportamiento. Pero por lo general no es la razón por la cual un bebé saludable y en desarrollo quiere comer repetidamente antes de lo esperado. Así que ¿por qué un bebé saludable comería con más frecuencia de lo que necesita? Las siguientes son las razones más comunes:

- Los bebés menores a cinco meses con frecuencia tienen un fuerte deseo de chupar: cuando están cansados, estresados, incómodos, aburridos, sobreestimulados, o simplemente porque les encanta chupar. El deseo de succionar de un bebé debido a estas razones a menudo se confunde con hambre.
- Despertares normales durante la noche son a menudo atribuidos erróneamente al hambre; asumimos que el bebé se ha despertado con hambre sin considerar otras posibles razones por las que se despertó.
- Si un bebé aprende a asociar el tener el pecho de su madre o una botella en la boca con conciliar el sueño, él va a quererlo cada vez que necesite conciliar el sueño y como una manera de volver a dormirse cuando se despierta. Esta era la razón por la que el bebé de Sara quería ser amamantado cada una o dos horas durante la noche. Es también la razón más común por la cual un bebé pide comida durante la noche mucho después de tener la edad suficiente como para pasar la noche sin comer.
- El bebé ha desarrollado un patrón de alimentación día-noche arrítmico (uno que no está sincronizado con un patrón normal día-noche). Como resultado de una alimentación más frecuente de lo que necesita durante la noche, el apetito del bebé disminuye al día siguiente. Así que al próximo día él come muy poco y, consecuentemente, quiere comer regularmente durante la noche. Este tipo de patrón de alimentación por lo general se desarrolla debido a una asociación de alimentación-sueño, discutida anteriormente.
- El bebé puede haber desarrollado un patrón de alimentación de picoteo donde, debido a que se le ofrece comida frecuentemente, él sólo come un poco cada vez.
- Un bebé amamantado que experimenta problemas debido al síndrome de exceso de oferta querrá alimentarse con más frecuencia de lo esperado. El síndrome de exceso de oferta es un problema común en la lactancia materna del cual hablaremos con mayor detalle más adelante en este capítulo.

# Razones físicas y de desarrollo para los trastornos del sueño | 5

Estos problemas no son excluyentes entre sí: un bebé puede querer alimentarse con más frecuencia de lo esperado por *una o más* razones. Alimentarlo con más frecuencia de lo normal no le hará ningún daño a tu bebé, siempre y cuando él pueda autorregular su ingesta alimentaria para satisfacer sus necesidades de crecimiento y energía. Sin embargo, ofrecerle de comer con demasiada frecuencia puede causar problemas a los bebés recién nacidos que son vulnerables a la sobrealimentación, debido a la presencia de su reflejo de succión. Una vez que el reflejo de succión de tu bebé haya desaparecido – alrededor de los tres a cuatro meses de edad – él estará será más capaz de autorregular su ingesta y el riesgo de sobrealimentación se reduce.

> **Fases de crecimiento acelerado**
>
> Con frecuencia se culpa a las fases de crecimiento acelerado por el aumento de los desvelos de un bebé. Una descripción más apropiada de este fenómeno sería "incremento de apetito" porque estos términos definen claramente la causa subyacente del comportamiento inquieto del bebé.
>
> Si tu bebé alimentado a **pecho** está pasando por una etapa de crecimiento acelerado/incremento de apetito, entonces amamántalo con más frecuencia. Tu cuerpo va a responder dentro de un par de días a su mayor demanda de leche. Si la irritabilidad o la sensación de que su hambre es insaciable continúa por más de tres días es probable que existan otras razones. Una fase de crecimiento acelerado no tiene por qué causarle irritabilidad a un bebé alimentado con **biberón**, y es raramente es lo que provoca la aparición de hambre insaciable que demuestran los bebés alimentados con biberón, ya que la situación se remedia fácilmente con solo ofrecerle al bebé un poco más de leche en cada comida.

## Qué hacer

La solución a estos problemas implica comprender las necesidades nutricionales de tu bebé, las razones de su comportamiento, y cómo tus prácticas de crianza, sobre todo la forma en que duermes a tu bebé, influyen en sus patrones de alimentación y sueño. Todo esto será cubierto en mayor profundidad en este libro.

## Dolor

Después del hambre, el dolor es la siguiente causa más común en la cual se piensa para el llanto inexplicable o el insomnio de un bebé y debe ser evaluada como una causa potencial. Muchos padres me preguntan, "¿Cómo puedo saber si mi bebé está experimentando dolor?" La siguiente lista puede ayudarte a determinar si tu bebé tiene dolor.

### Diagrama 1.1: Lista de verificación de dolor

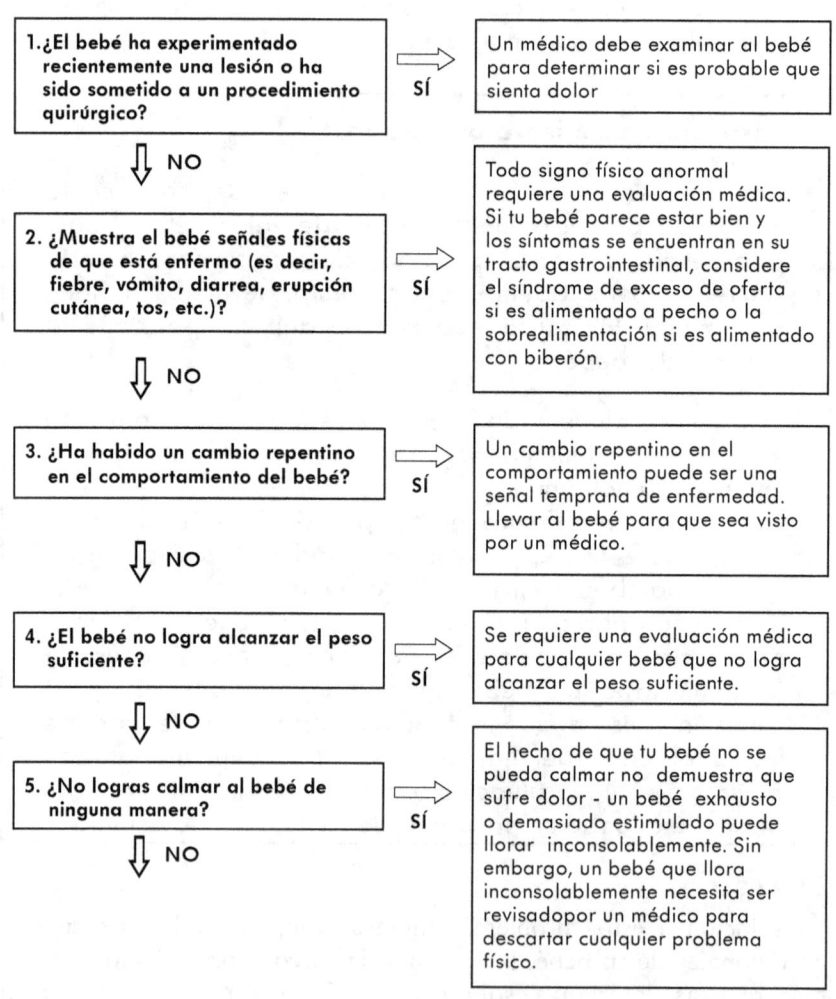

Si el bebé puede ser consolado de alguna manera, al ser alzado, abrazado o alimentado, entonces probablemente no sienta dolor. Consolarlono ayuda mucho acontrarrestar el dolor real. Si se vuelve a dormir rápidamente, es poco probable que el dolor fuese la razón por la que se despertó.

Si el bebé se calma rápidamente después de ser alzado, pero pronto empieza a llorar de nuevo, incluso mientras está en tus brazos, esto puede significar que quiere o necesita algo más que un abrazo. Él puede tener hambre, estar todavía cansado, exhausto, sobre estimulado o aburrido.

Si sospechas que tu bebé está experimentando dolor, haz que lo examine un médico. A continuación, vamos a analizar las razones médicas más comunes por las cuales los bebés experimentan dolor.

## Enfermedades y afecciones médicas

El llanto infantil inexplicable y los problemas para dormir son algunas de las razones más comunes por las que los padres acceden a servicios de salud,[3] en especial cuando los bebés muestran síntomas gastrointestinales, como vómito, diarrea, calambres abdominales e hinchazón.[4]

Prácticamente toda enfermedad o afección médica que pueda causarle malestar o dolor a un bebé, también puede causarle un sueño interrumpido e irritabilidad. Si el bebé actualmente sufre de una enfermedad o de una afección médica no tratada, es probable que a veces esté inquieto o angustiado, que quiera que lo alcen constantemente, que tenga dificultad para dormir durante el día y que se despierte más veces que de lo habitual durante la noche.

Los tipos de enfermedades y afecciones médicas que tu doctor considerará a la hora de examinar a tu bebé y de tomar detalladamente tus antecedentes incluyen:

- enfermedades agudas, por ejemplo, infecciones gastrointestinales, del oído medio, del tracto urinario y del respiratorio
- dermatitis
- asma
- obstrucciones de las vías respiratorias, por ejemplo, amígdalas y/o adenoides inflamados (cualquier ronquido requiere una evaluación médica)
- alergia o intolerancia alimenticia

- reflujo ácido
- enfermedades crónicas
- problemas neurológicos y
- procedimientos quirúrgicos recientes, por ejemplo, la circuncisión.

Estas afecciones médicas sólo suelen provocar malestar infantil y trastornos de sueño a corto plazo, hasta que la enfermedad pase o la afecciónsea tratada o manejada eficazmente.

Si te estás preguntando por qué la dentición no se ha incluido en esta lista es porque, sorprendentemente, estudios científicos revelan que la dentición raramente interrumpe el sueño de los bebés.[5] La irritabilidad infantil y el insomnio que con frecuencia se le atribuyen a la dentición suelen estar relacionados con un problema de comportamiento del sueño. Me he encontrado con que los padres que toman medidas para prevenir o resolver problemas de comportamiento del sueño rara vez se quejan de que sus bebés tienen inconvenientes por el dolor de la dentición.

En 2000, un estudio de tres meses realizado en el Centro de Crianza Temprana Riverton en Brisbane, Australia, reveló que el 95 porciento de los bebés ingresados al centro durante el período de estudio ya habían sido diagnosticados con entre una y cinco afecciones médicas para explicar su llanto y su falta de sueño. Menos del cinco por ciento de estos bebés en realidad tenían una afección médica.[6] La mayoría de ellos respondieron favorablemente a las técnicas de comportamiento dirigidas a cambiar las asociaciones del sueño del bebé y/o el tiempo para dormir, lo que indica que las afecciones médicas son raramente la causa de los problemas de sueño de un bebé saludable.

**Qué hacer**

Si tu bebé muestra signos físicos anormales que podrían indicar una enfermedad o una afección médica, como fiebre, vómito, diarrea, erupción cutánea, tos, falta de apetito, irritabilidad o letargo, o si te preocupa que un problema físico esté interrumpiendo el sueño de tu bebé, haz que lo examine un médico.

Un punto a tener en cuenta si tu bebé ha sido diagnosticado con una afección médica es que esto no impide que él esté experimentando simultáneamente sueño interrumpido debido a razones de comportamiento o de desarrollo. Así que no limites tu búsqueda a soluciones médicas.

## Razones no médicas para el malestar y el dolor

> Adrián tiene seis semanas y es alimentado a pecho. Él grita todo el día y apenas duerme. Incluso se despierta gritando. Me puedo dar cuenta de que siente dolor. Hemos probado varios medicamentos diferentes para el cólico y el reflujo y he eliminado de mi dieta todos los posibles causantes. Mi médico me sugirió que probara una fórmula hipoalergénica. No quiero dejar de amamantar, pero no sé qué más puedo hacer.
> Luisa

Si tu precioso bebé llora a gritos y tiene problemas para conciliar el sueño a pesar de los signos evidentes de cansancio, o se despierta todavía cansado e inmediatamente grita, el dolor podría ser una razón. Sin embargo, las razones más comunes para que bebés físicamente saludables experimenten malestar, dolor y sufrimiento se relacionan con problemas no médicos. Estos incluyen los siguientes:

- llegar a sentir demasiado calor o demasiado frío
- ropa mojada debido a un pañal mojado o a devolver leche
- un pañal sucio, lo que podría lastimar la colita del bebé
- dermatitis causada por el pañal y
- necesidad de eructar.

Debido a que estos problemas son fáciles de identificar, se pueden remediar rápidamente. Por lo tanto, en general, no son responsables del llanto inexplicable o problemas de sueño constantes. Las razones no médicas más frecuentes para que bebés sanos y en desarrollo experimenten molestias repetitivas y dolor, o tengan un comportamiento inquieto (fácilmente confundido con dolor) se deben a lo que yo llamo "los grandes excesos": cansancio excesivo, sobreestimulación, síndrome de exceso de oferta y sobrealimentación.

### Cansancio excesivo

La falta de sueño es la razón más común para el llanto inexplicable, así como el comportamiento quisquilloso, exigente y afligido que demuestran los bebés y los niños saludables. Es una causa importante de estrés para bebés y niños, así como para adultos. Los bebés que sufren de falta de sueño lloran, y con frecuencia.

Como padre privado del descanso nocturno, sabes muy bien que la falta de sueño provoca estrés. De lo que quizá no eres consiente es de que el llanto es una forma en la que nuestro cuerpo libera la tensión que sentimos cuando estamos estresados. El Dr. William H Frey, bioquímico y autor de *"Llorar: El misterio de las lágrimas ["Crying: The Mystery of Tears"]*, propuso que las personas se sienten mejor después de llorar. Él afirma que los seres humanos se benefician de derramar lágrimas al llorar porque las lágrimas emocionales contienen niveles más elevados de lo normal de ciertas hormonas que nuestros cuerpos producen cuando estamos estresados.[7] Llorar nos ayuda a restablecer la homeostasis – un estado interno de armonía dentro del cuerpo - con mayor rapidez. Como adultos, no solemos llorar cuando somos privados del sueño, pero a menudo podemos sentir que estamos al borde del llanto. Y no se necesita mucho para hacernos llorar.

Los gritos y movimientos corporales frenéticos de los bebés con falta de sueño pueden confundirse fácilmente con dolor. El Capítulo 2 describe el comportamiento de los bebés privados del sueño, explica por qué los bebés se cansan en exceso, y por qué la falta de sueño provoca aflicción.

**Sobre-estimulación**

Otra fuente común de ansiedad para los bebés es la sobre estimulación, la cual ocurre cuando el sistema nervioso del bebé se sobrecarga por el exceso de estimulación sensorial de luces, ruido y manipulación. Los bebés se ven abrumados cuando les pasan muchas cosas a ellos o a su alrededor. El exceso de estimulación es estresante para un bebé que no puede alejarse por sí mismo de la situación. El estrés provoca la liberación de hormonas del estrés, que activan la respuesta de lucha o huida de un bebé. Por lo tanto, se retira, ya sea desconcentrándose o conciliando el sueño (si puede) o, alternativamente, gritando y retorciendo su cuerpo.

Cuando nos sentimos muy cansados, queremos paz y tranquilidad. Esto se debe a que no nos gusta o no sabemos manejar muy bien la estimulación sensorial cuando nos sentimos de esta manera. Con tu bebé sucede lo mismo. Si no está durmiendo lo suficiente, tu bebé va a estar sensible a cualquier tipo de estimulación sensorial, como luces brillantes, ruidos fuertes o repentinos, vestirse o desvestirse, tomar un baño o un masaje, o almecerlo o acariciarlo. Si es un recién nacido, es aún más vulnerable a la sobre estimulación debido a que su sistema nervioso aún no está bien desarrollado. Los recién nacidos muy cansados/sobre estimulados pueden seguir llorando a pesar de sus padres hagan su mejor esfuerzo para calmarlos, lo que puedesentirse como si fuerano literalmente ser, horas y horas.

Generalmente se piensa en el dolor como la causa de llanto inconsolable de un bebé sobre estimulado/cansado en exceso. Pero el bebé está afligido en lugar de adolorido. Es más probable que el malestar ocurra en las tardes cuando la falta de sueño del bebé – que se acumula si no duerme lo suficiente al principio del día – está en su pico. Las sesiones de gritos en la noche de los bebés muy cansados/sobreestimulados suelen atribuírsele a los cólicos. Lamentablemente, la situación puede empeorar si el motivo del llanto del bebé se malinterpreta como dolor. Las estrategias para aliviar el dolor que un bebé siente, como por ejemplo los baños calientes, masajes de abdomen, eructos, etc., pueden estimular aún más su sistema nervioso que ya está sobrecargado, prolongando su aflicción. Resuelve el problema que causa el cansancio excesivo y podrás minimizar el riesgo de que tu bebé sufra ansiedad como consecuencia de la sobre estimulación.

## Síndrome de exceso de oferta

El síndrome de exceso de oferta (también llamado "síndrome de hiperlactancia") es un problema de la lactancia materna poco reconocido fuera de los círculos de lactancia. Puede ocurrir cuando una madre lactante con una producción demasiado abundante de leche materna y un fuerte reflejo de bajada – el cual muchas madres que amamantan tienen en las primeras semanas – cambia a su bebé de un pecho al otro demasiado pronto.

El contenido de grasa de la leche materna varía de comida en comida dependiendo de qué tan llenos estén los pechos de la madre. En general, cuanto más vacíos estén los senos de la madre, mayor es el contenido de grasa de la leche. Un exceso de oferta de leche materna significa que los pechos de la madre producen grandes cantidades de leche, más de las que el bebé necesita. En el caso del exceso de oferta, el cambiar de lado demasiado pronto limita la cantidad de leche final con un alto contenido graso a la que el bebé es capaz de acceder. En su lugar, él recibe grandes cantidades de leche materna baja en grasa. El bebé entonces necesita alimentarse con más frecuencia debido al bajo contenido de kilojoule/calorías de la leche baja en grasa.

El tracto digestivo no desarrollado de un bebé recién nacido saludable puede digerir lactosa suficiente para un crecimiento saludable, pero podría no ser capaz de digerir toda la lactosa que recibe cuando se alimenta de grandes cantidades frecuentes de leche baja en grasa. La leche baja en grasa viaja a través del tracto intestinal del bebé más rápido que la leche con un mayor contenido de grasa. La leche puede ser forzada a los pequeños intestinos del bebé tan rápidamente que no hay tiempo suficiente como para que toda la lactosa sea digerida. Por lo que el bebé desarrolla síntomas gastrointestinales (GI, por sus siglas en inglés) debido a la sobrecarga de lactosa (que no debe confundirse con la intolerancia a la lactosa). El término médico para la sobrecarga de lactosa es "deficiencia transitoria de lactasa". No es una afección médica, sino que se refiere a la falta de correspondencia entre el sistema digestivo no desarrollado del bebé y las prácticas de alimentación infantil de los padres. Los síntomas de la sobrecarga de lactosa en un bebé alimentado a pecho incluyen espasmos intestinales, heces intestinales acuosas, espumosas o 'explosivas' frecuentes, que a veces pueden ser de color verde. El bebé puede tener un área excoriada alrededor de su ano porque sus heces se vuelven ácidas debido a la fermentación de la lactosa en su intestino grueso. Si este problema es grave y prolongado, las haces del bebé podrían contener sangre o mucosa.. Los síntomas gastrointestinales con frecuencia varían en grado dependiendo de la cantidad de lactosa presente en el tracto intestinal del bebé en ese momento. Muchos, pero no todos, los bebés regurgitan leche si su estómago está excesivamente extendido debido a una gran cantidad de alimento. A pesar de estos síntomas, el bebé generalmente alcanza el peso promedio o más del peso promedio. Otros síntomas incluyen irritabilidad y trastornos del sueño debido a la incomodidad abdominal. El bebé quiere alimentarse con frecuencia para intentar calmar el dolor de estómago. Muchas madres que amamantan con una sobreoferta de leche materna interpretan erróneamente las demandas de su bebé por alimentación frecuente como un signo de que no producen suficiente leche. Los problemas relacionados con el síndrome de exceso de oferta no terminan aquí.

Los profesionales de la salud en general, lo que incluye a los médicos que no han recibido una educación especializada en lactancia materna no suelen reconocer este problema. Como consecuencia, los síntomas asociados con el síndrome de exceso de oferta son normalmente mal diagnosticados como reflujo, intolerancia a la lactosa o alergia o intolerancia a la proteína que contiene la leche de vaca. Lo que distingue al síndrome de exceso de oferta de estas afecciones es el hecho de que el bebé alcanza el peso promedio o más del peso promedio, lo que no ocurre cuando un bebé tiene una afección médica sin tratar que afecte su tracto digestivo.

Debido a un mal diagnóstico, a un sinnúmero de madres lactantes se les aconseja erróneamente eliminar ciertos alimentos de su dieta, o darles a sus bebés medicamentos o fórmulas infantiles especializadas. Desafortunadamente, cualquier fórmula infantil libre de lactosa o con lactosa reducida (lo que incluye fórmulas anti-cólico, anti-regurgitación (AR) e híper-alergénicas) va a disminuir o aliviar los síntomas gastrointestinales asociados con el síndrome de exceso de oferta y esto hace que los padres y los profesionales de la salud crean que el mal diagnóstico era correcto. Esto es lamentable porque el bebé se pierde de los innumerables beneficios que ofrece la lactancia materna y el profesional de salud que hizo el diagnóstico erróneo puede seguir recomendando una línea de acción similar para otros bebés alimentados a pecho molestos a causa del síndrome de exceso de oferta.

Una madre que amamanta no necesita dejar de amamantar ni restringir su dieta para manejar este problema. Ella sólo tiene que 'terminar primero el primer pecho' antes de cambiar a su bebé hacia el otro lado, lo que le permite a su bebé obtener más de la leche final rica en grasas y en calorías mientras su pecho se vacía. Algunas madres que tienen un exceso de leche materna necesitan poner un 'bloqueo de alimentación'. Esto significa alimentar al bebé consecutivamente de un mismo seno varias veces antes de que la mama se haya vaciado lo suficiente. Cuando el contenido de grasa de la leche es más alto, el bebé no necesita consumir tanta leche, y por lo tanto los síntomas gastrointestinales asociados con la sobrecarga de lactosa disminuyen o se alivian.

Si sospechas que tu bebé puede estar molesto a causa del síndrome de exceso de oferta, consulta a un especialista en lactancia calificado para brindar consejos personalizados sobre lactancia. Se ha demostrado que el manejo de la alimentación por sí solo causa una resolución parcial o total de los síntomas gastrointestinales en un 79 por ciento de los bebés con este problema.[8] Pero el manejo de la alimentación no resolverá los problemas causados por el cansancio excesivo, el cual se produce como resultado de un problema del sueño comportamental.

## Sobrealimentación

Otro problema que con frecuencia se pasa por alto es la sobrealimentación, posiblemente debido a la percepción errónea de que sólo los bebés gordos son bebés sobrealimentados. Pero el tamaño y la forma de un bebé son irrelevantes. Tantolos pequeños bebés prematuros, como los bebés delgados y como los bebés regordetespueden estar sobrealimentados. La sobrealimentación puede ser problemática para los bebés alimentados con fórmula y a pecho que reciben biberón, independientemente de si la botella contiene leche materna o fórmula infantil.

La sobrealimentación no se trata sólo del peso. Los síntomas asociados con la sobrealimentación se producen debido a la sobre nutrición. "Sobrenutrición" significa que un bebé sano recibe más nutrientes (proteínas, grasas y carbohidratos) de los que necesita para un crecimiento saludable. La sobrenutrición puede causar que el tracto digestivo no desarrollado de un bebé contenga más nutrientes – en particular lactosa – de lo que puede digerir. Los síntomas de sobrenutrición incluyen movimientos intestinales descuidados frecuentes (en bebés alimentados con fórmula), o movimientos intestinales explosivos y acuosos (si el bebé recibe más que nada leche materna), espasmos intestinales, gases intestinales excesivos y con frecuencia malolientes, ocho o más pañales bastante mojados por día e irritabilidad e insomnio debido al malestar abdominal. Algunos bebés podrían vomitar pequeñas o grandes cantidades de leche debido a la hiperextensión de su estómago, un problema común si el bebé se alimenta con demasiada rapidez. Un bebé sobrealimentado alcanzará un peso mayor al promedio, aunque el aumento de peso no necesariamente parecerá excesivo. Los mecanismos homeostáticos del bebé – que corrigen o mantienen el equilibrio adecuado del cuerpo – intentarán compensar la sobrenutrición regurgitando leche o forzando nutrientes no digeridos al tracto intestinal.

Los síntomas gastrointestinales asociados con la sobrenutrición y la sobrealimentación son con frecuencia mal diagnosticados como reflujo, intolerancia a la lactosa y alergia o intolerancia a la proteína que contiene la leche de vaca. La fórmula infantil sin lactosa o con lactosa reducida, anti-cólico, anti-regurgitación, e hipo alergénicas pueden encubren los síntomas intestinales asociados con la sobrealimentación, pero no abordan plenamente las razones subyacentes que la causan. Y, por lo tanto, el bebé puede continuar siendo sobrealimentado, regurgitando pequeñas o grandes cantidades de leche, y seguir subiendo mucho de peso. Solucionar los síntomas no es lo mismo que solucionar el problema.

El problema de la sobrealimentación es común en el período neonatal debido a una serie de factores. El hambre suele ser lo primero en lo que se piensa cuando un bebé llora por razones desconocidas, cuando un bebé se despierta antes de tiempo, y cada vez que un bebé quiere chupar. Los bebés menores de tres meses son especialmente vulnerables a la sobrealimentación por su reflejo de succión. El reflejo de succión de un recién nacido puede ser activado automáticamente por la presión sobre la lengua y el paladar que ejerce la tetina de un biberón, el pezón de su madre, un chupete, el puño del bebé o el dedo de los padres. Si el reflejo de succión del bebé se activa, él va a chupar porque no puede no chupar. Por lo tanto, un bebé recién nacido tiene una capacidad limitada para controlar el flujo de leche o para parar cuando haya comido lo suficiente, y, por lo tanto, que succione no significa que sienta hambre.

Otra razón común que provoca la sobrealimentación es que un bebé se alimenta demasiado rápido. El tiempo ideal para que un bebé recién nacido para termine un biberón es de 20–40 minutos. Cuanto más rápido se alimente, mayor es el riesgo de que el bebé se sobrealimente. Además, muchas sociedades consideran erróneamente que la gordura en la infancia es un indicio de buena salud. Sin embargo, es importante recordar que no consideramos a la gordura como un signo de buena salud a ninguna otra edad. Más no necesariamente es mejor cuando se trata de grasa corporal.

El problema de la sobrealimentación puede resolverse fácilmente ralentizando la alimentación del bebé que toma biberón, alimentándolo cada tres o cuatro horas durante el día, lo que evita que el bebé se quede dormido mientras se alimenta y satisface el deseo del bebé de chupar mediante otros medios, por ejemplo, un chupete o tu dedo. Las estrategias de manejo de alimentación por lo general resuelven los síntomas gastrointestinales asociados con la sobrealimentación. Sin embargo, no necesariamente van a aumentar la satisfacción o los patrones de sueño de un bebé si su molestia o el sueño interrumpido está relacionado con un problema del sueño comportamental.

## Cómo se conectan los grandes excesos

Un bebé recién nacido puede experimentar uno, dos o tres de los grandes excesos al mismo tiempo. La falta de sueño por sí sola es suficiente para causarle a un bebé diversos grados de molestia. Combina la sobre estimulación, el síndrome de exceso de oferta o la sobrealimentación y esto podría llevar la intranquilidad del bebé a un nivel completamente nuevo.

Con mucha frecuencia,, la razón inicial del desvelo de un bebé sano se debe únicamente a un problema del sueño comportamental.

El desvelo crea entonces una falta de sueño que se acumula en el transcurso del día. Suele creerse que el hambre es la razón del desvelo de un bebé, por lo menos en las primeras etapas. Por eso los padres toman las medidas necesarias para aumentar la cantidad de leche que su bebé recibe, ofreciéndole comida con más frecuencia, cantidades más abundantes, dándole de los ambos pechos en cada comida, o un biberón además del pecho. Esto puede hacer que un bebé recién nacido padezca síntomas gastrointestinales relacionados con el síndrome de exceso de oferta y/o con la sobrealimentación. El tracto intestinal del bebé se sobrecarga al recibir grandes cantidades de leche materna bajas en grasa o por consumir demasiada fórmula. El bebé sufre malestar abdominal o dolor a causa de los espasmos intestinales y podría vomitar toda la leche que su pequeño y sobre estirado estómago no puede contener. Se desarrolla un círculo vicioso. El malestar abdominal no permite que el bebé concilie el sueño y aumenta su desvelo y el deseo de chupar como una manera de calmarse. Esto se interpreta erróneamente como hambre, Lo que provoca que al bebé se le ofrezcamás comida. Esto sobrecarga aún más el ya sobrecargado tracto digestivo del bebé, lo que hace que sus síntomas gastrointestinales continúen. Y finalmente, la falta de sueño y las estrategias que utilizan los padres para tratar de aliviar el malestar de su bebé en realidad aumentan el riesgo de que este se sobre estimule. El resultado final es que tienes a un bebito MUY inquieto en tus manos.

Si tenemos en cuenta esta secuencia de eventos, es fácil dilucidar por qué un profesional de la salud puede diagnosticar erróneamente que el bebé sufre una afección médica. Pero un crecimiento saludable distingue estos problemas de las afecciones médicas, tales como el reflujo, la alergia a la proteína que contiene la leche o la intolerancia a la lactosa. Una afección médica que afecte el tracto digestivo de un bebé causará un crecimiento deficiente hasta que la afección sea tratada o controlada de manera efectiva. Pero no hay que asumir que el crecimiento deficientese debe a una afección médica. El ochenta por ciento de los bebés que experimentan un crecimiento deficiente no tienen una causa médica o física subyacente.[9]

Un diagnóstico equivocado puede – ya menudo lo hace – causarle problemas adicionales al bebé. En algunos casos, las estrategias recomendadas para tratar la enfermedad diagnosticada pueden contribuir a la aflicción del bebé. Por ejemplo, se les recomienda a muchos padres mantener a los bebés que supuestamente sufren de reflujo en posición vertical durante 30 minutos después de comer. Pero esto puede causar dos grandes dolores de cabeza para los padres:

- el bebé puede llegar a molestarse debido al cansancio, el aburrimiento o la sobre estimulación o
- el bebé aprende a dormirse en esta posición y luego le resulta difícil conciliar el sueño de cualquier otra manera, y despierta cuando sus padres tratan de acostarlo a dormir.

Los medicamentos pueden alterar la química natural y/o el funcionamiento del cuerpo del bebé, lo que le causa problemas adicionales a lo largo del tracto intestinal. Por ejemplo, se ha demostrado que los antiácidos administrados para tratar la enfermedad del reflujo gastroesofágico (ERGE) en adultos bloquean la absorción de nutrientes, aumentan la vulnerabilidad a las alergias alimenticias y a las infecciones gastrointestinales, y causan un problema llamado "rebote acido", donde el estómago produce cantidades excesivas de ácido estomacal. La pregunta que aún no ha sido enteramente contestada es: ¿qué efecto a largo plazo tienen los antiácidos y los medicamentos supresores de ácido en el sistema digestivo en desarrollo de un bebé cuando los nutrientes son necesarios para seguirle el ritmo al crecimiento rápido? Los antiácidos y medicamentos supresores de ácido pueden encubrir los síntomas del síndrome de exceso de oferta y de la sobrealimentación, lo que ralentiza la velocidad en la que viaja la leche a través del tracto intestinal del bebé –lo que permite que haya más tiempo para que los nutrientes se digieran y absorban – pero no van a solucionar la causa del problema.

La historia de Tomás, que se encuentra a continuación, representa un problema de sueño infantil que desencadenó una serie de otros problemas.

---

### Bebé Tomás

Desde que nació, Tomás se quedaba dormido mientras lo amamantaban . Durante las primeras dos semanas dormía bien y tomaba largas siestas. Él era un bebé muy contento que exigía comida aproximadamente cada 2-1/2 –3-1/2-horas. Su madre, Sonia, pensaba que tenía suerte de tener un bebé de ensueño. Sin embargo, cuando

Tomás tenía alrededor de dos semanas, sus patrones de sueño cambiaron; al igual que su comportamiento. Ya no tomaba siestas largas; en lugar de eso, se despertaba con regularidad, todavía cansado, después de una siesta de 20 minutos. Ya no era un bebé contento; sino uno que hacía berrinche y lloraba, que quería que lo alzaran continuamente y que lloraba si lo acostaban cuando aún estaba despierto. Por la tarde, se ponía a llorar, independientemente de si lo alzaban o no. Algunas tardes se ponía a llorar desconsoladamente durante tres horas o más hasta que finalmente se quedaba dormido.

Preocupada, Sonia lo llevó a un médico, que le dijo: "Solo son cólicos", y le aseguró que Tomás superaría el problema cuando tuviera tres meses de edad. Durante las siguientes semanas, las cosas empeoraron progresivamente. Tomás comenzó a vomitar cantidades cada vez mayores de leche incluso hasta dos horas después de haber comido, y aun así aumentó 200–500 gramos [7.05–17 onzas] por semana. Sus heces eran frecuentes y acuosas, lo que a veces le causaba una dermatitis del pañal bastante colorada. También tenía muchos gases, por lo que expulsaba eructos ruidosos y flatulencias frecuentemente. Sus berrinches ahora ocurrían durante todo el día. Incluso las caricias hacían poco para consolarlo. Sonia comentó que el único momento en el que él no hacía berrinche ni lloraba era cuando comía o dormía. Sonia agregó que tanto ella como su marido estaban agradecidos de que Tomás durmiera bien durante la primera parte de la noche. Ella con frecuencia podía oírlo despertarse en las primeras horas de la mañana, refunfuñando, llorando y expulsando gases.

El estrés de cuidar todo el día a un bebé quisquilloso, día tras día, le estaba pasando factura. Sonia se sentía desesperada cuando cuidaba a Tomás. Tenía la idea persistente de que algo más que cólicos le estaba pasando. Lo llevó de nuevo al médico, quien diagnosticó que el bebé tenía reflujo y le recomendó un medicamento supresor de ácido. El médico también le sugirió que colocara a Tomás en posición vertical durante 15–30 minutos después de alimentarlo. Las cosas mejoraron un poco, pero no tanto como Sonia esperaba. En la tercera visita, el médico aumentó la dosis del medicamento y le recomendó a Sonia evitar el consumo de lácteos, huevos, soja, frutos secos y productos derivados del trigo, ya que sentía que Tomás podría estar reaccionando a algo que Sonia estaba comiendo. Esto también resultó ser una decepción. En la cuarta consulta, el médico recomendó que Sonia dejara de amamantar a Tomás y que en cambio lo alimentara con una fórmula hipo alergénica. Sonia quería amamantar a Tomás y, ya que él estaba subiendo bien de peso, decidió que sólo iba a dar este paso después de estar segura de que era la única opción.

Cuando Tomás tenía 10 semanas de edad, un amigo de Sonia le recomendó que se pusiera en contacto conmigo. Después de preguntarle acerca de la alimentación infantil y de las prácticas que utiliza para dormirlo, lo que su médico no hizo, lo que estaba molestando a Tomás se hizo evidente. La molestia que él demostraba, los grandes derrames de leche y los síntomas gastrointestinales eran dos problemas separados pero relacionados, específicamente el cansancio excesivo y el síndrome de exceso de oferta, y no el resultado de cólicos, reflujo o una reacción a los alimentos que Sonia ingería

Tomás había perdido la capacidad de autorregular sus patrones de sueño, por lo que aprendió a depender de la ayuda de Sonia para conciliar el sueño y regularlo . Él también tenía problemas para autorregular su ingesta alimenticia porque el pecho se había convertido en su manera de conciliar el sueño. Esto significaba que quería comer no sólo cuando tenía hambre, sino también cuando estaba cansado. Sonia tenía un suministro sobreabundante de leche materna y un fuerte reflejo de bajada. Ella , sin saberlo, hacía que fuese difícil para Tomás regular su ingesta porque cambiaba de lado con demasiada frecuencia. Cuando él simplemente quería

> quería mamar para conciliar el sueño, lo que obtuvo fue una gran cantidad de leche en su boca.
>
> En resumen, Tomás estaba afligido por la falta de sueño debido a su necesidad de ser amamantado para poder dormir, lo que a su vez causó problemas de alimentación que le produjeron dolor de estómago. Sonia tuvo que hacerle frente a dos problemas al mismo tiempo para poder aliviar las molestias de Tomás. Ella siguió mis recomendaciones de alimentación para manejar el exceso de oferta y animó a Tomás a aprender nuevos hábitos de sueño que le permitieron conciliar el sueño por sí solo y auto-regular sus patrones de sueño. A los pocos días, él era un bebé completamente diferente, más relajado cuando comía y que tomaba largas siestas durante el día. Cuando estaba despierto, estaba radiante, alerta y contento. Él era un bebito más feliz. Con el permiso de su médico, Sonia dejó de darle a Tomás losmedicamentos para suprimir el ácido y continuó amamantándolo con éxito durante más de 12 meses.

El riesgo de híper-estimulación y la incidencia de la sobrealimentación y del síndrome de exceso de oferta disminuyen una vez un bebé alcanza los tres o cuatro meses de edad. Para entonces, un mayor desarrollo del sistema nervioso le permite manejar mejor la estimulación sensorial. La desaparición del reflejo de chupar del bebé en ese punto aumenta su capacidad de controlar el flujo de leche y de auto-regular la ingesta de comida de acuerdo a sus necesidades, minimizando así el riesgo de sobrealimentación. Los problemas de exceso de oferta se suelen resolver a los tres meses de edad, dependiendo de cómo la madre maneje la situación. En un pequeño porcentaje de casos, el síndrome de exceso de oferta puede tardar hasta seis meses en resolverse espontáneamente si el problema no ha sido identificado o manejado de manera eficaz. Esto significa que en la mayoría de los casos los bebés literalmente superan problemas como la sobre estimulación, la sobrealimentación y el síndrome de exceso de oferta aproximadamente a los tres meses de edad. Pero no tienes que esperar a que estos problemas se resuelvan espontáneamente; estos pueden resolverse o al menos manejarse a cualquier edad.

Puede que te resulte difícil resolver un problema de sueño infantil si no tomas también medidas eficaces para manejar la sobrealimentación o el síndrome de exceso de oferta. Por el contrario, puede ser difícil manejar eficazmente la sobrealimentación, el exceso de oferta o la sobre estimulación sin resolver ningún problema de sueño comportamental que tu bebé podría estar experimentando. Los bebés no superan un problema de sueño comportamental. Tu bebé no tiene el poder para cambiar la situación sin tu guía. Este libro se trata de cómo resolver los problemas del sueño comportamentales.

## Cambios en el desarrollo

> Mi bebé aprendió recientemente a rodar. Ahora en la noche rueda sobre su barriga y luego llora porque está atascado. Tan pronto como lo pongo boca arriba, él se gira de nuevo sobre su barriga. Tuve que recurrir a quedarme con él y consentirlo hasta que se durmiera. Algo que no tenía la necesidad de hacer antes.
> María

Maríaidentificó la razón por la cual su bebé tenía problemas para volverse a dormir, pero puede que no sea consciente de las razones de desarrollo por las que su bebé pudo haber comenzado a despertarse en primer lugar. Las razones menos obvias que aumentan el desvelo se relacionan con los avances en el desarrollo físico, intelectual y emocional del bebé. A medida que tu bebé se desarrolla, esto afectará la forma en la que piensa, siente y reacciona en diferentes situaciones, lo que incluye la hora de dormir. Los numerosos cambios de desarrollo que pueden afectar los patrones o el comportamiento de sueño de un bebé incluyen:

- **Crecimiento intelectual repentino:** De acuerdo con los expertos en desarrollo infantil Hetty van de Rijt-Plooij y Frans Plooij, los bebés experimentan un crecimiento intelectual repentino aproximadamente a las cinco, ocho, 12, 23, 34, 42 y 51 semanas, las cuales están vinculadas a los cambios en el cerebro y en el sistema nervioso en desarrollo del bebé. Estos pueden ser inquietantes y pueden provocar un aumento de la vigilia durante un período de días o semanas.
- **Desarrollo intelectual:** El aumento de la madurez mental hace que un bebé sea cada vez más consciente de su entorno.

Su memoria y su capacidad de reconocer las consistencias e inconsistencias en la atención que recibe es mayor. Por ejemplo, mientras que la pérdida de un chupete mientras duerme podría no molestar a un bebé recién nacido, cuando llegue a los cuatro meses de edad, podría causar que se despierte.

- **Hitos del desarrollo:** La adquisición de nuevas habilidades – como rodar, sentarse, pararse, gatear o caminar – se asocian normalmente con el aumento del desvelo. Al igual que el bebé de Mary, tu bebé podría optar por practicar sus nuevas habilidades durante la noche.
- **Aumento de la capacidad de expresar emociones:** El aumento en el desarrollo físico, intelectual y emocional alrededor de los tres meses significa que un bebé es capaz de expresar una gama más amplia de emociones a través de gritos y determinados comportamientos. A los tres meses de edad, los bebés saludables pueden expresar tanto deleite como ira.[10] Esta última implica llanto intenso, que se confunde fácilmente con dolor.
- **Cambioen las necesidades emocionales:** El aferramiento diurno y el desvelo nocturno pueden ocurrir debido a la ansiedad de separación.

Tu bebé se desarrolla continuamente, física, intelectual y emocionalmente, y sus emociones y reacciones cambian de acuerdo a este desarrollo. Los métodos que utilizas para tranquilizarlo y que funcionan bien mientras él es un recién nacido pueden no ser efectivos cuando él tenga seis o 12 meses de edad.

## Qué hacer

- La única manera de determinar si la causa de los trastornos de sueño o de los cambios en los patrones de sueño se deben a razones de desarrollo es empezar por descartar causas físicas, como enfermedades, afecciones médicas o sobre y subalimentación, y razones de comportamiento, como la dependencia a asociaciones de sueño negativas o un problema del sueño relacionado con el ritmo circadiano
- Sé paciente. Si no existen razones físicas o de comportamiento, el problema de desvelo por lo general se resuelve espontáneamente en cuestión de días o semanas.

- Provéele oportunidades a para que tu bebé, durante el día, domine nuevas habilidades de desarrollo, tales como rodar y ponerse de pie. Ofrécele muchas oportunidades para jugar en el piso para que pueda estirar sus músculos y practicar habilidades nuevas.
- Trata de no alentar a tu bebé a aprender a depender de asociaciones del sueño negativas en tu prisa para animarlo a volver a conciliar el sueño, es decir, todo lo que implique ayudarlo a conciliar el sueño, o ayudas para conciliar el sueño que se pueden caer, apagar o cambiar después de que él se haya quedado dormido. Esto podría llevar a problemas de sueño comportamentales que dan lugar a un desvelo que continúa mucho después de que la causa de desarrollo original haya desaparecido. María comenzó a acariciar a su bebé para dormirlo, sin saber que, al hacerlo, ella le estaba enseñando a depender de esas caricias para conciliar el sueño. Una vez que empezó a depender de eso , lo que puede ocurrir en cuestión de días, el problema empeoró. Él comenzó a despertarse varias veces durante la noche. En una fase de sueño ligero él podía reconocer que ya no lo estaban acariciando.

## Ansiedad de separación

Bruno (de 4 meses) quiere que lo alcen todo el día y llora cada vez que intento bajarlo por más de unos cuantos minutos. Por la noche no me deja acostarlo de nuevo en su cuna mientras está despierto. ¿Es esta la ansiedad de separación?
Rosario

A pesar de que Brunollora cada vez que no está en los brazos de Rosario, es demasiado joven para experimentar la verdadera ansiedad de separación. La ansiedad de separación comienza alrededor de los seis meses, alcanza su pico entre los nueve y 18 meses, y disminuye alrededor de los 2-1/2años.[11] La razón por la que Brunono quiere que lo bajen durante el día puede ser porque ha aprendido a asociar "dormir" con " tener contacto físico cercano con Rosarioo con otro cuerpo caliente". Por lo tanto, durante el día, llora si no está siendo abrazado.

Un bebé normalmente va a llorar cuando experimente ansiedad de separación, pero no hay que asumir que el llanto por atención durante la noche se debe a la ansiedad de separación. Para empezar, considera cómo tu bebé se comporta durante el día. ¿Es consistente con la ansiedad de separación? El comportamiento que puede indicar ansiedad de separación incluye:

- llanto cuando el cuidador principal (generalmente la madre) no está a la vista
- rechazo a quedarse solo, aunque sea por unos momentos
- aferramiento, querer estar alzado constantemente en situaciones desconocidas
- aumento de la ansiedad ante la presencia de extraños, ya que por lo general esto se desarrolla más o menos al mismo tiempo que la ansiedad de separación.

Muchos padres creen que están frente a la ansiedad de separación cuando el bebé empieza a llorar tan pronto como lo colocan en su cuna, o cuando se despierta y llora durante la noche hasta que ellos regresan, y por el aferramiento durante día. Si bien la separación podría ser la responsable, por lo general existen otras razones, especialmente cuando tal comportamiento es extremo. Por ejemplo, los bebés con falta de sueño a menudo se aferran y lloran cada vez que los acuestan. Los bebés que dependen de otros para satisfacer su deseo innato de chupar dan la sensación de que sufren de separación más que los bebés que se chupan sus propios puños o dedos. La razón más común por la que los bebés sanos se despiertan antes de tiempo y lloran hasta que sus padres regresan es que han aprendido a depender de la ayuda de sus padres para conciliar el sueño, y por esto requieren la misma ayuda para volverse a dormir. Así que tu bebé no necesariamente está experimentando ansiedad por estar separado de ti. Sino que puede estar molesto porque no estás allí para ayudarlo a calmarse o para conciliar el sueño de la forma en la que ha aprendido. En cada uno de estos escenarios y en el caso de Camilo, que se detalla a continuación, el bebé llora para satisfacer un deseo o una necesidad, no para demostrar ansiedad de separación.

### Bebé Camilo

Cuando Camilo tenía 10 meses de edad, su madre, Karen, regresó a trabajar tiempo completo, dejándolo al cuidado de su padre, Nicolás, que planeaba trabajar medio tiempo desde su casa. Desde el primer día, Camilo no lidió bien con la ausencia de Karen. Casi no dormía y estaba triste, hacía berrinches y lloraba. Nicolás tuvo que prestarle toda su atención para distraerlo y consolarlo. En el momento en que Karen volvió a casa, Camilo estaba afligido, al igual que Nicolás. Camilo se dormía tan pronto como ella empezaba a amamantarlo. Durante la noche, se despertó con frecuencia para ser amamantado y volverse a dormir, más de dos veces, tan pronto como Karen volvió a trabajar. Karen estaba físicamente agotada de trabajar tiempo completo y de tener que despertaste hasta cinco veces por noche para amamantar a Camilo. Nicolás estaba agotado de intentar tranquilizar a Camilo la mayor parte del día, y no era capaz de hacer su propio trabajo. Y Camilo estaba triste la mayor parte del día.

Karen creía que la aflicción de Camilo era debido a la ansiedad de separación y me preguntó si le podía sugerir algunas estrategias para reducir su ansiedad. Pero yo sospechaba que la aflicción de Camilo era el resultado de una asociación de amamantamiento-sueño. Camilo había aprendido a depender de tomar del pecho de su madre como una manera de conciliar el sueño. Nicolás no era capaz de conseguir que se durmiera de la misma forma, por lo que Camilo permanecía despierto hasta que estaba demasiado cansado como para permanecer despierto por más tiempo. Debido a la falta de sueño, él se volvía cada vez más triste a medida que el día avanzaba.

Mientras Karen continuara amamantándolo para que se durmiera, reforzando su dependencia a la lactancia materna como una asociación del sueño, nada iba a cambiar. Karen decidió amamantar a Camilo cuando pudiera, y sacarse leche para que Nicoláspudiera dársela, pero ella ya no le permitía quedarse dormido mientras lo amamantaba. En cambio, Karen y Nicolás animaron a Camilo a conciliar el sueño de forma independiente. En cuestión de días, él se dormía con

> facilidad, dormía una siesta de entre una y dos horas, dos veces al día. Ahora que Camilo ya no estaba agobiado por la falta de sueño, fue de nuevo un bebé feliz. Nicolás podía trabajar mientras Camilo dormía la siesta, y para Nicolása era una alegría cuidarlo. También comenzó a dormir toda la noche por primera vez desde que nació. Kerry pudo pasar noches agradables con él, ya que ya no estaba afligido por la falta de sueño. Después de todo, Camilo no había sufrido ansiedad de separación.

Los bebés y los bebés mayores no son los únicos que experimentan ansiedad como resultado de la separación. Muchos padres, las madres en particular, pueden sufrir de ansiedad cuando están separadas de sus bebés. Si te sientes ansiosa de que te separen de tu bebé, puedes creer, con razón o sin ella, que tu bebé está experimentando la misma ansiedad.

### Qué hacer

Es poco probable que un bebé se despierte a causa de la ansiedad de separación, pero, después de despertarse debido a otras razones, él puede expresar tal ansiedad. Al asegurarte de que las asociaciones del sueño de tu bebé siguen siendo consistentes mientras duerme, es posible minimizar el riesgo que se despierte antes de tiempo. Al igual que Kerry, puede que descubras que lo que pensabas que era ansiedad de separación era, de hecho, algo completamente distinto.

## Expectativas poco realistas

Las expectativas parentales poco realistas podrían llevarte a creer que tu bebé tiene un problema de sueño cuando sus patrones de sueño son – de hecho – normales, y son de esperarse en su etapa de desarrollo. De vez en cuando me encuentro con padres que han tratado de animar o forzar a su bebé para lograr algo que él, por su desarrollo, no es capaz de lograr. Los ejemplos incluyen:

- Retener la comida de la noche para alentar al bebé a dormir toda la noche antes de que esté lo suficientemente maduro para hacerlo
- Esperar que un bebé duerma más de lo que físicamente necesita

- Esperar que un bebé duerma en múltiples contextos
- Esperar que un bebé cumpla con horarios de alimentación y sueño Estrictos.

### Bebé Fernando

Recibí una llamada telefónica de Robert, quien me preguntó si tenía alguna sugerencia sobre cómo podría alentar a su hijo, Fernando, de 11 meses, a dormir más tiempo en las mañanas. Fernando se despertaba regularmente alrededor de las 5am, pero Robert quería que durmiera hasta eso de las 8am. Le pregunté acerca de los patrones de sueño y del comportamiento actuales de Fernando. Él no tenía problemas para conciliar el sueño. Se tomaba una siesta dos veces al día. Se iba a dormir aproximadamente a las 6pm cada noche y dormía profundamente hasta casi las 5 o 5:30 am. Le sugerí a Robert que si quería que Fernando durmiera hasta más tarde, tendría que lograr, gradualmente, que se vaya a dormir cerca de las 8:30pm. Robert, sin embargo, quería que la hora de dormir de Fernando siguiera siendo a las 6pm. Le expliqué que sería poco realista esperar que Fernando durmiera 14 horas durante la noche. Robert me preguntó si eliminar una de las siestas diurnas de Fernando ayudaría. Le aconsejé que a su edad Fernando todavía necesitaba dos siestas durante el día y que eliminar una de ellas no le ayudaría a dormir más tiempo durante la noche. Robert no estaba siendo irracional al investigar las posibilidades. Pero hubiera sido irracional intentar forzar a Fernando a dormir 14 horas durante la noche.

### Qué hacer

Antes de intentar mejorar un problema de sueño infantil, asegúrate de que es un problema real, y no un patrón de sueño consistente con la etapa de desarrollo de tu bebé. Asegúrate también de que no estás tratando de que tu bebé haga algo que no es físicamente capaz de lograr. Consulta con tu profesional de salud si no estás seguro.

**Puntos clave**

- Las afecciones médicas no son la única razón por la que los bebés experimentan dolor o malestar. Los Grandes Excesos son razones comunes por las que bebés saludables y en desarrollo experimentan molestias abdominales o parecen estar sufriendo dolor.
- Los problemas no son mutuamente excluyentes. Un bebé puede tener una afección médica que está siendo tratada correctamente y aun así seguir sufriendo de insomnio o desvelo debido a un problema de sueño comportamental o a razones de desarrollo.
- Las razones de desarrollo de los trastornos del sueño normalmente se resuelven espontáneamente, siempre que no existan razones de comportamiento subyacentes
- Los problemas de sueño comportamentales pueden continuar durante meses o años a menos que los padres tomen medidas efectivas para resolver el problema.
- Con frecuencia se culpa erróneamente a la ansiedad de separación por el desvelo y el llanto de un bebé cuando tiene un problema de sueño comportamental.
- Es importante explorar todas las posibilidades.

# 2

# Cansancio excesivo

> Mi hija de 8 semanas, Claudia, llora constantemente. No sé qué hacer para consolarla. Casi no duerme durante el día, lo cual sé que está empeorando las cosas. Ella puede estar exhausta y llorando a lágrima viva, pero no parece que pueda dormir. No puedo descubrir qué es lo que no le permite dormir, y tampoco mi médico. He cambiado de fórmula cuatro veces y le he dado todo tipo de medicamentos (recomendados por mi médico), pero nada ha funcionado. ¿Podrías ayudarme?
> Julia

La falta de sueño, sin excepción, es la causa más común del comportamiento inquieto o afligido que demuestran los bebés y los niños sanos. Por lo general, es el estrés asociado con la falta de sueño lo que hace que les sea difícil a los bebés conciliar el sueño.

Desafortunadamente, dormir lo suficiente no es un proceso simple para los bebés o niños pequeños. En los capítulos 3, 4 y 5 voy a explicar por qué los bebés experimentan problemas de sueño que causan la falta de sueño, pero, en primer lugar, vamos a examinar cómo la falta de sueño afecta el comportamiento de un bebé, y también el nuestro.

## ¿Por qué necesitamos dormir?

Sabemos que necesitamos dormir para sentirnos con energía, pero dormir proporciona muchos más beneficios además de permitir que volvamos a estar en un estado de alerta. Dormir permite el funcionamiento óptimo de todos nuestros procesos corporales. Necesitamos dormir para restablecer la homeostasis, el estado de armonía dentro de nuestro cuerpo. La falta de sueño es una fuente de estrés para nuestro cuerpo, que nos afecta física y emocionalmente.

Dormir es un requisito humano básico que es tan importante para nuestro bienestar físico como lo es la nutrición.

## ¿Cuánto tiempo necesitan dormir los bebés?

> Paula tiene 3 meses. Me preguntaba si la razón por la que ella está de tan mal humor es porque no está durmiendo lo suficiente. Ella duerme alrededor de 11 horas al día. ¿Son 11 horas suficientes a su edad?
> Alba

Aunque hay tiempos de sueño promedio para bebés, no hay una cantidad necesaria de sueño para un bebé. Busca señales que muestren que tu bebé ha descansado bien. Si tu bebé está sano, en desarrollo y generalmente contento, la cantidad de horas que está durmiendo está bien. Si, por el contrario, tu bebé está irritable y la cantidad de horas que duerme se acerca al promedio según su edad (ver Tabla 2.1 a continuación), la falta del sueño puede ser una causa potencial. Paula está durmiendo considerablemente menos de lo que se considera normal a su edad, además está de mal humor. Así que la falta de sueño es una posible razón para su irritabilidad. Pero podría no ser la única razón.

La siguiente tabla muestra los promedios de sueño para diferentes edades. Utilice las cifras sólo como una guía aproximada. Cada bebé necesita una cantidad de sueño diferente. Algunos duermen más y otros menos que el promedio. También son normales las variaciones día a día en la cantidad diaria de sueño requerido

### Tabla 2.1: Promedio de horas de sueño según la edad

| Edad | Tiempo total de sueño promedio (horas) | sueño nocturno promedio (horas) | Sueño diurno promedio (horas) |
|---|---|---|---|
| 1 Semana | 16-1/2 | 8-1/2 | 8 |
| 1 Mes | 15-1/2 | 8-3/4 | 6-3/4 |
| 3 Meses | 15 | 10 | 5 |
| 6 Meses | 14-1/4 | 11 | 3-1/4 |
| 9 Meses | 14 | 11-1/4 | 2-3/4 |

| | | | |
|---|---|---|---|
| 12 Meses | 13-3/4 | 11-3/4 | 2 |
| 18 Meses | 13-1/2 | 11-3/4 | 1-3/4 |
| 24 Meses | 13 | 11-3/4 | 1-1/4 |

Si no estás seguro de la cantidad que duerme tu bebé, mantén un registro por un día o dos.

## ¿Qué sucede cuando no dormimos lo suficiente?

¿Cuáles son los grados de fatiga física? Cuando estás cansado, puedes dormirte fácilmente si tienes la oportunidad. Cuando estás agotado, apenas puedes moverte y tienes problemas para mantener los ojos abiertos. El cansancio excesivo se encuentra en algún sitio entre el cansancio y el agotamiento. Este diagrama ilustra la progresión.

Cansancio → Cansancio Excesivo → Agotamiento

"Cansancio excesivo" significa que tu cuerpo está más allá de estar listo para dormir. Se trata de un estado de fatiga física que interrumpe la homeostasis y activa tu sistema de respuesta al estrés. Las hormonas del estrés como el cortisol y la adrenalina inundan tu torrente sanguíneo. Estas se conocen con frecuencia como las hormonas de "lucha o huida", ya que aumentan tu estado de conciencia, aceleran tu ritmo cardíaco, aumentan tu presión arterial y hacen que se acumule tensión en los músculos. A pesar de estar físicamente fatigado, tu mente está alerta. Te sientes nervioso o agitado, listo para huir o para luchar.

Te cansas en exceso cuando por alguna razón no puedes dormir. Puedes sentirse tan destrozado que no puedes esperar a llegar a la cama, pero una vez que tu cabeza toca la almohada tu mente no se detiene. Das vueltas en la cama. Pareciera que no eres capaz de relajarte lo suficiente como para desconectarte. Puedes incluso sentir ganas de llorar.

Los bebés también tienen dificultades para desconectarse y conciliar el sueño cuando están cansados en exceso. Pero, a diferencia de los adultos, que se vuelven letárgicos cuando están agotados, los bebés y los niños pequeños se vuelven más activos. Parece que el bebé está luchando por dormirse. Pero tu bebé quiere dormir, ella necesita dormir, pero su pequeño cuerpo no se lo permite, a causa de las hormonas del estrés que circulan a través de su torrente sanguíneo.

## La deuda de sueño

La deuda de sueño se refiere a la falta de sueño. Cuanto mayor sea la deuda de sueño, más estrés causará en tu cuerpo. La deuda de sueño se puede contraer en una sola noche o durante muchos días. Por ejemplo, si pierdes dos horas de sueño el martes, puedes sobrellevar bien el miércoles. Pero si también pierdes dos horas de sueño el miércoles, posiblemente tendrás que luchar para sobrellevar el jueves. Si sucede lo mismo el jueves, el viernes tu capacidad de pensar y funcionar eficazmente puede verse comprometida. Se te hace más y más difícil sobrellevarlo debido al efecto acumulativo de una deuda de sueño cada vez mayor. Finalmente, tienes que volver a pagar la deuda. Así que el sábado, cuando tu cónyuge/pareja puede cuidar de tu bebé, quizás puedas lograr ponerte al día con al menos parte del sueño perdido, restableciendo así el equilibrio normal de tu cuerpo. Recuperarse de una deuda de sueño acumulada normalmente implica un sueño más profundo y no una devolución hora-por-hora del sueño perdido. Si no pagas la deuda y esta continúa, esto tendrá un impacto negativo en la manera en la que piensas y sientes.

Este principio también se aplica a los bebés. Si, por ejemplo, un bebé recién nacido pierde una hora de sueño por la mañana, es probable que esto noafecte mucho su comportamiento. Pero si pierde otra hora en su siguiente siesta, ella podría llegar a estar intranquila y exigir un poco más de tu atención. Si pierde más horas de sueño en su siesta de la tarde, ella podría tener una deuda de sueño acumulada de varias horas. Por la tarde, ella va a estar tan nerviosa que se necesitará un esfuerzo gigantesco para consolarla. El nivel de cortisol de un bebé normalmente disminuye por las tardes, lo que le permite relajarse y conciliar el sueño, pero la falta de sueño provoca un aumento de cortisol que le impide relajarse.[12] Lo que los padres a menudo llaman la "hora de las brujas" entre 6pm y 11pm es – en la mayoría de los casos – simplemente una acumulación de deuda de sueño recolectada en el transcurso del día o durante varios días consecutivos.

## Cómo se siente

Cuando estás privado del sueño, tus síntomas pueden incluir:

- fatiga
- irritabilidad
- llanto
- mal humor

- carácter explosivo
- control de impulsos deficiente
- estado de alerta reducido
- torpeza - un aumento del riesgo de accidentes debido a un tiempo de reacción más lento
- patrones de sueño interrumpido
- dificultad tanto para conciliar el sueño como para permanecer dormido
- pérdida de motivación
- concentración deficiente
- disminución de la capacidad de aprender
- mala memoria
- reducción de la eficiencia en el trabajo
- dificultad para tomar decisiones
- disminución del pensamiento racional
- falta de criterio
- entumecimiento o funcionamiento en un estado de ensueño
- dolores crónicos de cabeza o de cuerpo
- debilidad, náuseas, mareos o desmayos
- comer en exceso o disminución del apetito, y síntomas gastrointestinales.

No sabemos cómo la falta de sueño hace sentir a los bebés. Ellos no pueden decirnos. Sólo podemos suponer. Tu bebé puede que no sea capaz de decirte, pero ella te puede mostrar a través de su comportamiento.

## Signos infantiles de falta de sueño

Un bebé con falta de sueño:

- Duerme una cantidad de horas muy por debajo del promedio según su edad
- parece luchar para ir a dormir
- Se despierta fácilmente con el más mínimo ruido, por ejemplo, el que provoca abrir puertas, hablar
- duerme muy poco durante el día la mayoría de los días – las siestas diurnas suelen ser muy breves, por ejemplo, de 20 a 30 minutos
- parece incómodo durante la alimentación o periódicamente se niega a comer durante el día, mientras que se alimenta bien durante la noche

- se despierta una cantidad excesiva de veces o duerme períodos inusualmente largos durante la noche sin despertarse para comer
- es difícil hacer que sonría o que haga contacto visual
- con frecuencia tiene una expresión de preocupación
- por lo general está más contento en las mañanas que en las tardes
- a medida que avanza el día, le resulta cada vez más difícil conciliar el sueño
- llora con frecuencia, desde un pequeño lloriqueo al llanto vigoroso e inconsolable
- tiene periodos de atención cortos
- requiere que le prestes atención constante cuando está despierto
- quiere que lo alcen continuamente, hace berrinche en tus brazos, pero llora cuando lo bajas
- se resiste a entrar en su cochecito, sillita alta, cuna o asiento del carro
- le gusta que lo muevan o lo mezan todo el tiempo
- se sobresalta con frecuencia
- experimenta ansiedad de separación extrema
- tiene arrebatos físicos o de llanto frecuentes
- tiene un apetito insaciable (estos bebés son descritos con frecuencia como "bebés hambrientos")
- puede comer por poco tiempo o conciliar el sueño antes de terminar de comer.

Por supuesto, todos los bebés se comportan de esta manera de vez en cuando. Es el grado y la frecuencia con la que un bebé demuestra estos comportamientos, más el hecho de que ella, a su edad, está durmiendo mucho menos tiempo que el promedio, lo que apunta a la falta de sueño.

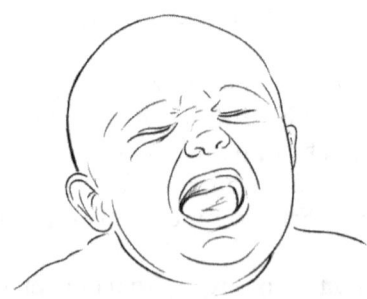

## Agotamiento

¿Pero acaso la gente no llega a dormirse con el tiempo? Sí, después de un tiempo nuestros cuerpos restablecen el equilibrio. Las hormonas del estrés vuelvan a sus niveles normales. La respiración y la frecuencia cardíaca disminuye, nuestras mentes se vuelven más tranquilas, y nuestros cuerpos se relajan.

Después de lo que podrían ser horas de berrinches o llanto, tu bebé finalmente conciliará el sueño.Esto llevará menos tiempo si estás tomando las medidas necesarias para ayudarla a relajarse, o más tiempo si las medidas que tomas la estimulan más. Una vez dormida, una bebé físicamente exhausta puede dormir por períodos inusualmente largos durante la noche, sobre todo durante la primera mitad. Si su deuda de sueño es grande, es posible que no la escuches en toda la noche. Puede que ella no se despierte para comer por la noche, lo que normalmente se espera a su edad.

Si ella duerme lo suficiente durante la noche para pagar su deuda de sueño, comenzará el día siguiente desde cero. Pero si no lo hace, su deuda de sueño puede mantenerse el día siguiente, en cuyo caso, no pasará mucho antes de que ella alcance el punto de cansancio excesivo. Muchos bebés inquietos, afligidos o exigentes sufren de falta de sueño diariamente, y fomentarlos aque duerman puede parecer una batalla constante.

> ### *Días para ponerse al día*
>
> Si tu bebé no compensa una deuda de sueño durante la noche, puede que de vez en cuando tenga un "día para ponerse al día", en el que un bebé duerme por períodos inusualmente largos durante el día, después de varios días de no dormir lo suficiente. Ella podría dormir una única siesta de tres o cuatro horas durante el día o podría tener una serie de siestas largas. Esto no es algo que ella decida hacer; simplemente sucede, para restablecer el equilibrio. Una vez que la deuda de sueño se paga – lo que podría tomar un día o dos, dependiendo de cuán grande sea su deuda de sueño – ella parecerá mucho más feliz porque el equilibrio natural de su cuerpo se ha restaurado. Ella se alimenta mejor, concilia el sueño más rápidamente y está menos tensa y no exige tanto tu atención. Les dices a los demás que ella está teniendo un

buen día. Lo cual es verdad, porque ella se ha puesto al día con las horas de sueño perdidas. Sin embargo, si la causa de su falta de sueño sigue sin resolverse, el alivio suele ser sólo temporal.

Los días para ponerse al día con frecuencia causan confusión. Les proporcionan a los padres estresados, privados de sueño, un alivio muy necesario. Pero también te pueden hacer pensar que la situación finalmente se está resolviendo por sí sola o que cualquier estrategia nueva que puedas estar probando, por ejemplo un nuevo método para dormir a la bebé, cambios en la dieta o medicamentos, está funcionado. Si es sólo un día de recuperación, es muy probable que dentro de un día o dos notes recaídas en el comportamiento de tu bebé ya que la deuda de sueño se acumula una vez más. Pero no te desesperes. En estas páginas encontrarás la respuesta.

## ¿Verdadero o falso?

**1. Los bebés no sufren de problemas de sueño; sólo los padres lo hacen.**

FALSO: Los bebés sufren diferentes grados de malestar y aflicción por no dormir lo suficiente. La falta de sueño puede estresar tanto a los bebés como a los adultos. Algunos bebés con una falta grave de sueño sufren aflicción extrema diariamente. Los bebés con falta de sueño crónica tienen un mayor riesgo de dolencias físicas porque la falta de sueño puede afectar el equilibrio y el funcionamiento normal de sus procesos corporales.

**2. Algunos bebés no necesitan dormir durante el día.**

FALSO: Algunos bebés duermen menos que otros, pero todos los bebés necesitan dormir durante el día. Los niños generalmente requieren una o más siestas diurnas hasta que aproximadamente tenganentre tres y cinco años de edad.

> **3. Algunos bebés no duermen bien por naturaleza.**
>
> FALSO: Algunos bebés duermen mejor que otros. Esto no es un hecho natural, sino que depende de las circunstancias. Todos los bebés saludables son capaces de dormir bien. Con frecuencia se trata simplemente de cambiar los hábitos de sueño de tu bebé para promover un mejor sueño. Para lograr esto, los padres generalmente necesitan cambiar sus prácticas para acostar a dormir a los niños.

## Problemas relacionados con la falta de sueño

¿Qué fue primero, el huevo o la gallina? ¿Los problemas físicos causan problemas de sueño infantil, o es al revés? Todos sabemos que los problemas físicos pueden causar falta de sueño, pero la falta de sueño puede causar problemas físicos. Cuando no dormimos la cantidad de horas que nuestro cuerpo necesita para funcionar a su capacidad óptima, podemos sufrir tanto mental como físicamente.

La mayoría de las veces, cuando bebés físicamente saludables sufren problemas de sueño, la falta de sueño es la razón principal de su aflicción. Pero la falta de sueño también puede ser la razón subyacente por la cual los bebés padecen determinados problemas, como se indica en el Diagrama 2.1.

## Diagrama 2.1 : Problemas del cuidado del bebe relacionados con la falta de sueño

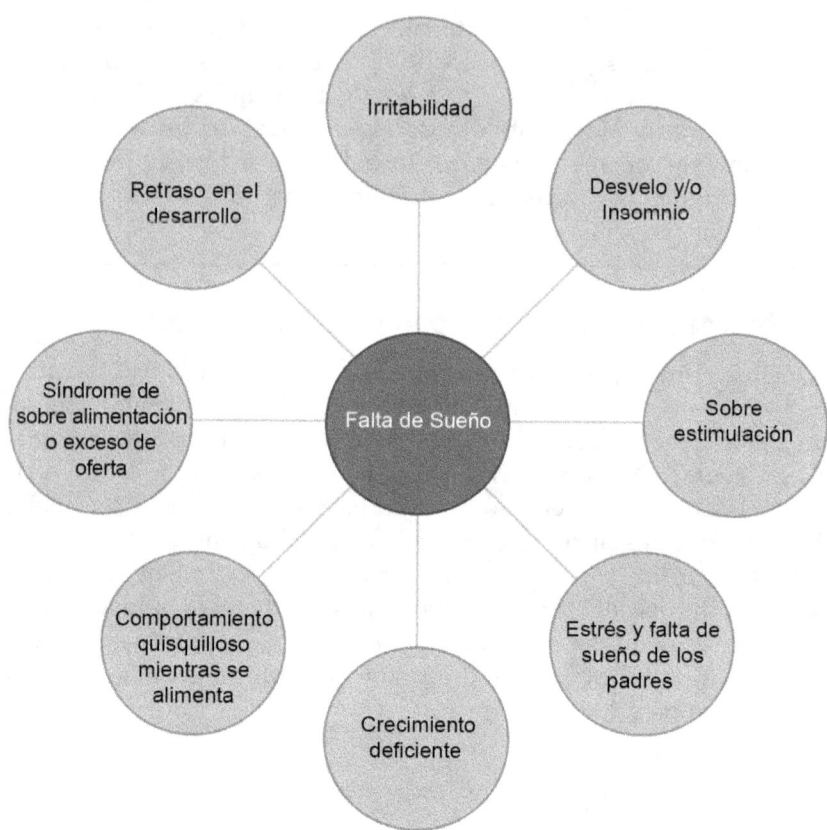

Enel Capítulo 1 analizamos cómo un problema de sueño podría conducir a la sobre estimulación, al síndrome de exceso de oferta y a la sobrealimentación. Otros problemas también pueden estar relacionados con la falta de sueño.

### Crecimiento deficiente

No todos los bebés con falta de sueño son sobrealimentados. Algunos bebés con falta de sueño crónica tienen dificultades para alcanzar un peso suficiente. Un bebé con falta de sueño puede llegar a estar demasiado cansado como para alimentarse de manera eficaz y por tanto no obtiene la nutrición que necesita para un crecimiento saludable. Los bebés con falta de sueño suelen dormir durante períodos inusualmente largos durante la noche y están demasiado cansados como para despertarse para alimentarse de noche.

## Comportamiento quisquilloso mientras se alimenta

Cuando estamos físicamente fatigados, esto afecta nuestra coordinación y podemos volvernos impacientes y frustrarnos fácilmente. Los bebés pueden tener la misma reacción cuando están cansados. Si bien pueden experimentar un crecimiento deficiente o no, tanto los bebés amamantados como los alimentados con biberón pueden demostrar un comportamiento quisquilloso al momento de alimentarse debido a la falta de sueño. Al contrario de la creencia popular, arquear la espalda durante la alimentación no es un signo de reflujo. Los bebés suelen arquear sus espaldas en momentos de frustración, especialmente cuando están cansados o son presionados para comer.

## Retraso en el desarrollo

Cuando estamos cansados, tenemos dificultades para aprender nuevas habilidades y retener nueva información Y es posible que no tengamos suficiente energía para la actividad física cuando estamos físicamente fatigados. Por lo tanto, es posible que la falta de sueño crónica pueda retrasar el desarrollo de un bebé. Esto no significa que la bebé no pueda ponerse al día; sino simplemente que puede que no aprenda nuevas habilidades tan rápidamente como lo haría si estuviera bien descansada.

A los nueve meses de edad Susanani siquiera trataba de sentarse por sí misma. La madre de Susana, Martina, la describió como aferrada, y afirmó que Susanalloraba cuando no la tenían en brazos. Al estar en brazos constantemente, Susanano tenía muchas oportunidadespara practicar nuevas habilidades y para desarrollar la fuerza muscular que necesitaba para sentarse sin ayuda. El aferramiento de Susanafue en gran parte debido a la falta de sueño crónica. Una vez que su problema de sueño se resolvió, ella jugaba felizmente en el suelo. Una semana después, se sentaba sin ayuda.

## Otros problemas

Gran parte de lo que se conoce acerca de los beneficios del sueño proviene de examinar el impacto que tiene la falta de sueño en adultos, ya que no sería ético privar deliberadamente del sueño a niños para estudiar los efectos. Lo que aparece a continuación es sólo un pequeño ejemplo de los beneficios del sueño y de lo que puede suceder cuando no obtenemos suficiente.

Tabla 2.2: Beneficios del sueño

|  | Beneficios del sueño | Síntomas de la falta de sueño |
|---|---|---|
| Sistema nervioso | Durante el sueño, el flujo de sangre al cerebro aumenta, lo que ayuda a que un cerebro en desarrollo crezca.[13] | Sufre un efecto adverso; aumenta la depresión y la ansiedad en niños y adultos; aumenta el TDAH en los niños; disminuye el umbral del dolor. |
| Sistema endocrino | Mantiene el equilibrio hormonal indicado para el funcionamiento correcto del sistema corporal y de los órganos. | Impacto profundo; predisposición a enfermedades; vinculado con la obesidad en la edad adulta y con la diabetes tipo 2. |
| Sistema digestivo | Estabiliza el apetito y la digestión a través de los sistemas nervioso y endocrino. | Aumento del apetito; regurgitación (reflujo) y digestión deficiente relacionada o exacerbada. |
| Sistema inmune | Los ciclos de sueño-vigilia regulan la función normal del sistema inmunológico.[14] | Después de varios días, pueden aparecer efectos negativos importantes; debilita la resistencia a las enfermedades infecciosas y a las alergias. |
| Crecimiento | Las hormonas del crecimiento se liberan durante el sueño. | Vinculado con el aumento de peso excesivo y con el crecimiento deficiente; suprime la producción de leche en las madres. |
| Desarrollo | Vital. Los bebés que duermen bien están deseosos de interactuar con los demás, jugar y explorar su entorno. | Falta de energía y/o motivación; aumento de frustración; menos paciencia para enfrentar nuevos desafíos. |

|  | Beneficios del sueño | Síntomas de la falta de sueño |
|---|---|---|
| Memoria y aprendizaje | El sueño REM implica un aumento en la actividad cerebral; facilita el aprendizaje y mejora la memoria; aumenta la capacidad de concentración, la memoria y el procesamiento y almacenamiento de información nueva. | Perjudica la capacidad de atención, la memoria, la concentración y el aprendizaje. |
| Estado de ánimo y comportamiento | Mejora la calidad de vida en general; aumenta la paciencia y la tolerancia. | Provoca comportamientos de impaciencia, intolerancia, mal genio, los hace propensos a los accidentes y provoca conductas impulsivas. Aumenta el riesgo de conflictos maritales para los padres; los bebés con falta de sueño a menudo se quejan, son quisquillosos, lloran, se aferran; son exigentes, irritables e intolerantes de la estimulación ambiental. |
| Desarrollo emocional | Promueve la sensación de bienestar físico y emocional. Cuando se satisfacen las necesidades físicas básicas del sueño y de la nutrición, los bebés y los padres están más tranquilos, y sonríen y ríen más. | Cuando no se han cumplido las necesidades físicas (sueño), las necesidades emocionales sufren; es difícil calmar a los bebés y los padres se esfuerzan más para desarrollar un vínculo emocional con un bebé que está constantemente quejándose o llorando. |

Como se indicó anteriormente, la falta de sueño impone un estrés significativo en nuestros cuerpos. No somos capaces de mantener la homeostasis sin dormir adecuadamente. Si alguien te dice que no te preocupes cuando tu bebé no duerme, ignóralo. Tu bebé necesita dormir.

Lo que puede empezar como falta de sueño puede conducir a problemas más grandes y más complejos para tu bebé. Y mucho más estrés para ti.

**La angustia de los padres**

El estrés que sufren los padres por cuidar a un bebé que llora constantemente o la falta crónica de sueño puede ser un problema para los bebés y para los niños, porque dependen de otros para su cuidado. Bajo la influencia de las hormonas de lucha o huida, tenemos una tendencia natural a actuar de manera agresiva o a retractarnos. No es de extrañar que haya mayor riesgo de que los bebés y los niños recibanun cuidado indiferente u hostil cuando los padres están estresados o privados del sueño. Lamentablemente, esto puede suceder.

No todos los padres estresados cuidan a sus hijos de forma indiferente u hostil, pero se requiere un esfuerzo mucho mayor para brindar una crianza sensible para un bebé cuando estás agotado que cuando estás bien descansado. Incluso los padres más gentiles y serenos tienen límites cuando sus cuerpos están bajo un estrés constante. Es importante que tu bebé tenga el descanso que necesita para reducir sus niveles de aflicción. Es igualmente importante que tú, su padre o cuidador, duermas lo suficiente.

**Puntos clave**
- Para la salud de tu bebé, el sueño es una necesidad física básica tan importante como la nutrición.
- Una vez que el bebé se haya cansado en exceso, le cuesta dormirse.
- La falta de sueño es la razón más frecuente de aflicción en niños físicamente sanos.
- La falta crónica de sueño puede causar problemas físicos y otros problemas relacionados con el cuidado del bebé.
- Para resolver otros problemas relacionados con el cuidado del bebé, puede que tengas que abordar primero o simultáneamente el problema que causa la falta de sueño.
- Tu bebé no tiene el poder para cambiar la situación. Tu sí.

# 3
# Señales de que el bebé está cansado

> **Temas**
> ¿Qué son las señales de cansancio?
> ¿Cuándo esperar señales de cansancio?
> ¿Cómo afinar tus habilidades para identificar el cansancio?

La primera vez que me formé como enfermera de salud infantil, vi un video que mostraba cómo actuaban los bebés cuando estaban cansados. Mientras observaba, me di cuenta de que yo había pasado por alto o malinterpretado las tres primeras señales de cansancio de mis bebés. Al no haberlas notado, había hecho, sin saberlo, que fuese más difícil para ellos dormirse.

Pronto descubrí que yo no era la únicamadre o profesional de la salud en malinterpretar los signos de cansancio infantil. De todos los padres con los que he trabajado, pocos interpretan todas las señales que indican el cansancio del bebé. La mayoría de los padres se sorprendieron cuando les señalaron esos signos. Muchos esperaban que los párpados pesados o los bostezos fuesen la primera señal. Otros pensaban que su bebé simplemente se dormiría cuando estuviera cansado.

## Señales de cansancio

Tu bebé no te puede decir cuando está listo para dormir, pero va a mostrar signos que indican que está fatigado. Identificar con precisión estas señales y responder adecuadamente al proporcionarle la oportunidad de dormir, depende de ti.

## Desde nacimiento hasta los tres meses

Los bebés pequeños rara vez muestran las señales típicas de cansancio de los niños y los adultos. Esto es porque sus movimientos corporales son controlados principalmente por los reflejos; respuestas automáticas involuntarias. El comportamiento que comúnmente presentan los bebés menores de tres meses que indican cansancio, y cómo empeoran, incluye:

- lloriqueo → llanto → gritos
- mirada perdida→ apartar la mirada→ girar la cabeza (los bebés no pueden girar la cabeza hasta aproximadamente los dos meses de edad) → arquear la espalda (por lo general no pueden hacerlo hasta más o menos los tres meses de edad)
- fruncir el ceño → muecas faciales (una expresión de dolor que involucra cerrarlos ojos fuertemente y mantener la boca abierta)
- puños apretados fuertemente
- levantamientode rodillas
- agitaciónde brazos y piernas → sacudirse con movimientos rápidos de brazos y piernas
- búsquedad consuelo chupando o comiendo

Si tu bebé regularmente se queda dormido mientras come o toma biberón, podría parecer que tiene hambre cuando en realidad está cansado. Como se discutió en el Capítulo 1, el hecho de quedarse dormido repetidamente mientras se alimenta pudo haberlo hecho vincular psicológicamente la alimentación con el acto de quedarse dormido.

## Bebés de más de tres meses

A los tres meses de edad, muchos de los reflejos infantiles se han desvanecido y tu bebé ha logrado un mayor control voluntario de los movimientos de brazos y piernas. Ya no sacude frenéticamente los brazos y las piernas cuando lo acuestas. Las señales de comportamiento que indican cansancio son más fáciles de reconocer a esta edad (en comparación con bebés más pequeños). Estas incluyen:

- gemir, llorar, gritar
- perder interés en los juguetes o en jugar

- tener una mirada perdida
- chupar los dedos o las manos
- tirar de las orejas o del pelo
- frotarse los ojos o la nariz
- bostezar
- aferrarse
- Tener estallidos de malhumor.

> **Bostezar**
>
> La mayoría de los bebés no bostezan cuando están cansados. Así que si estás esperando a que el bebé bostece antes de acostarlo a dormir , podrías estar haciéndolo demasiado tarde.

No todos los bebés muestran exactamente las mismas señales ni con la misma intensidad. El temperamento de un bebé (rasgos de personalidad innatos) influirá en cómo se comporta en diferentes circunstancias. Puede que algunos bebés sólo muestren signos sutiles de cansancio, mientras que pareciera que otros omitieron las señales sutiles y sacaron la artillería pesada. Pero en realidad la mayoría mostrará los primeros signos de cansancio. Reconocer cuando tu bebé está cansado depende de ti.

## Observa el panorama general

Aliciamalinterpretó los signos de cansancio de su bebé como gases. Y, como resultado, ella podía pasar hasta una hora tratando de hacer eructar a su bebé, quien se ponía cada vez más molesto. Tina confundió el deseo de su bebé de succionar cuando está cansado con hambre, y lo interpretó erróneamente como que ella no estaba produciendo suficiente leche materna. Ángela confundió las primeras señales de su bebé con aburrimiento. Mientras que hacer eructar a un bebé por una hora es excesivo, los gases, el hambre y el aburrimiento pueden ser razones válidas para que los bebés muestren muchas de las mismas señales de comportamiento. Entonces, ¿cómo puedes saber la diferencia? Evaluando el contexto de la situación.

## Estados de comportamiento

Los siguientes estados de comportamiento muestran las etapas por las que pasan los bebés desde el sueño hasta que se despiertan y se molestan:

sueño profundo → sueño ligero → somnolencia → estado de alerta tranquilo → estado de alerta activo/quisquilloso → llanto

Identificar donde está tu bebé en esta secuencia te puede ayudar a determinar el curso de acción más apropiado. Anticipa que él va a pasar al estado de alerta activo, un buen momento para jugar, después de un estado de alerta tranquilo. En algún momento en el estado de alerta activo empezará a mostrar signos de berrinche. Cuando lo hace, significa que quiere o necesita algo. Puede que esté cansado y listo para dormir. Pero también podría indicar hambre, aburrimiento, sobre estimulación o miedo. Utiliza el contexto de la situación para ayudarte a decidir sobre la causa más probable. Hazte las siguientes preguntas:

- ¿Cuánto tiempo ha pasado desde la última vez que comió?
- ¿Sería razonable pensar que tiene hambre?
- ¿Cuánto tiempo ha estado despierto?
- ¿Ha estado solo por mucho tiempo?
- ¿ Puede que esté aburrido o sobre estimulado?

Si respondes adecuadamente a las señales de comportamiento de tu bebé cuando empieza a quejarse, podrás evitar o reducir al mínimo el siguiente estado, el llanto.

## Cuándo anticipar los signos de cansancio

Además de aprender las señales de comportamiento a las que hay que estar atento, es posible que desees anticipar cuándo es probable que tu bebé se canse. A continuación, encontrarás los periodos diurnos promedio que pasan despiertos antes de necesitar una siesta. Durante la noche no quieres animarlo a que esté despiertomás tiempo del que se necesita para alimentarlo. Promover activamente tal momento, a través de luces brillantes, de muchaplática o de actividades lúdicas durante la noche, podría jugarte en contra si el bebé aprende que la noche es tiempo de fiesta con mamá o papá.

Tabla 3.1: Tiempo promedio por el que el bebé permanece despierto según su edad

| Edad | Tiempo estimado por el que permanece despierto durante el día (incluyendo las comidas) |
|---|---|
| 2–6 Semanas | 1–1-1/4 Horas |
| 6 Semanas –3 Meses | 1–2 Horas |
| 3–6 Meses | 2–2-1/2 Horas |
| 6–9 Meses | 2-1/2–3 Horas |
| 9–12 Meses | 3–4 Horas |

Considera el plazo pertinente, pero estate atento a las señales de cansancio antes de intentar que tu bebé se duerma. Si el tiempo es el adecuado y notas signos de que se está poniendo inquieto, deberías sentirte razonablemente segura de que la razón es el cansancio.

La cantidad de tiempo que tu bebé puede tolerar cómodamente antes de que necesite dormir puede variar. Generalmente, los bebés están despiertos por períodos más cortos en la mañana en comparación con las tardes o noches. Esto podría ser lo contrario de lo que esperarías después de que tu bebé hubiera tenido una larga noche de sueño o un día lleno de actividad. Las variaciones día a día también son comunes, especialmente para los bebés menores de tres meses. Si tu bebé no ha estado durmiendo lo suficiente, probablemente estará de mal humor, y el tiempo que pase en un estado alerta tranquilo no será demasiado. Un bebé con falta de sueño podría estar listo para volver a dormirse mucho antes de lo que indican los periodos de tiempo sugeridos. Tu bebé tendrá que recuperar el sueño que tanto necesita antes de que sea capaz de disfrutar de su tiempo despierto. Por estas razones, es importante no obsesionarse demasiado con los periodos de tiempo; estos son sólo una guía.

### Cómo actuar frente a las señales infantiles de cansancio

Puede ser difícil reconocer las señales sutiles de cansancio mientras sostienes al bebé en tus brazos. Cuando creas que tu bebé debería empezar a sentirse cansado, bájale el ritmo a las cosas. Si es un recién nacido, apóyalo en tus piernas, de forma que te mire. Si es mayor, acuéstalo en una alfombra de juego o en una manta en el suelo. Proporciónale actividades tranquilas: hablarle, leerle o cantarle, acariciarlo, darle un masaje o interactuar calmadamente con él, en vez de proporcionarle un juego más animado. Una vez que te das cuenta de que presenta alguna de las primeras señales de cansancio discutidas aquí, es hora de dormir.

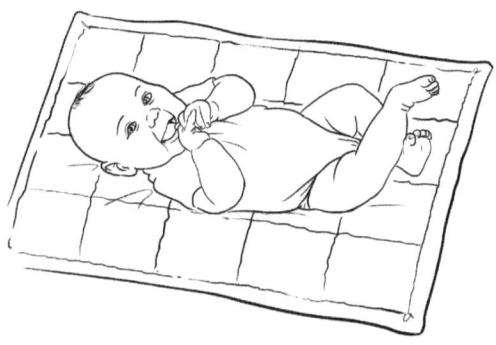

**Puntos clave**
- Cuando los bebés tienen menos de tres meses, sus movimientos corporales son controlados principalmente por acciones reflejas. Esto significa que ellos muestran un comportamiento similar para cualquier cosa que les moleste.
- Los bebés rara vez muestran los típicos signos que asociamos con el cansancio, por ejemplo, los párpados pesados y los bostezos.
- A muchos bebés menores de cinco meses les gusta chupar cuando están cansados.
- Los signos infantiles de cansancio son comúnmente confundidos con hambre, aburrimiento o dolor.
- Si no se reconocen los primeros signos de cansancio, tu bebé corre el riesgo de estar afligido debido al cansancio excesivo.

# 4
# Fundamentos del sueño

> **Temas**
> ¿Cómo duermen los bebés?
> ¿Qué ocurre durante el sueño?
> ¿De qué están conscientes los bebés mientras duermen?
> ¿Por qué los bebés se despiertan de su sueño?

No es difícil saber cuándo tu bebé necesita dormir. Ella quiere que la abraces, que la entretengas, que la calmes. Está cansada, de mal humor, exigente e impaciente. Ella te mira con ojos desesperados y sobresaltados. Estás a la expectativa porque sabes que va a estallar en lágrimas en cualquier momento. Sabes que no es su culpa; ella quiere dormir. Intentas cada truco que sabes para ayudarla. Finalmente, después de mucho esfuerzo, lo consigues. Ella está dormida. Suspiras con alivio. Por fin. Ahora tienes tiempo para atender tus propias necesidades. Pero, por desgracia, no. Ella se despierta de nuevo. Llora incluso antes de abrir los ojos. Ella todavía está cansada, y de mal humor. No entiendes qué la mantiene despierta. Le haces a tus familiares, a tus amigos y a profesionales de la salud la misma pregunta: '¿Por qué ella no es capaz de mantener el sueño?'

Cuanto más sepas de la mecánica del sueño tu bebé, más claro será cómo tus acciones (como padre o cuidador) influirán en su sueño.

## Mecánica del sueño

La mecánica del sueño abarca lo siguiente:
- etapas
- ciclos y
- patrones.

## Etapas del sueño

¿Por qué mi bebé puede estar durmiendo en mis brazos y al momento en que la acuesto se despierta de nuevo?
Andrea

El sueño es un estado natural de descanso para la mente y el cuerpo, en el que se pierde parcial o totalmente la conciencia. La conciencia de un bebé y la capacidad de respuesta a su entorno de sueño difieren dependiendo de la etapa del sueño en la que estén. Es probable que la bebé de Andrea se despiertecuando la acuestan porque se encuentra en una etapa ligera de sueño .

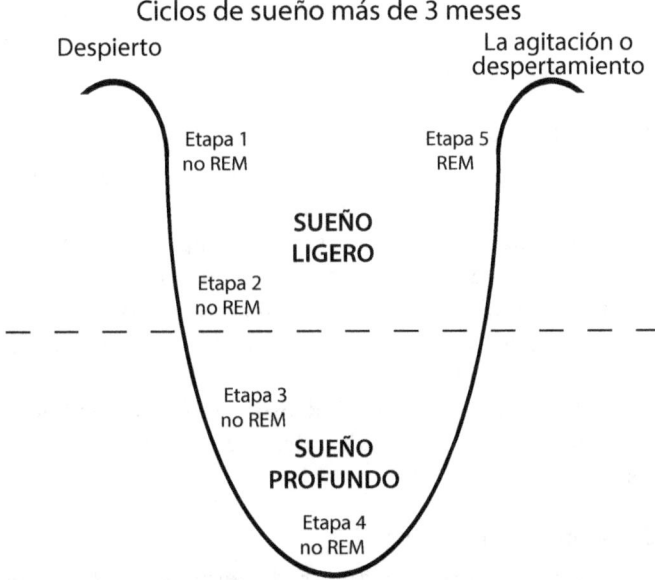

Las etapas del sueño dependen del desarrollo del cerebro. Estudios electro-fisiológicos a recién nacidos muestran que tienen dos etapas del sueño: sueño MOR (movimiento ocular rápido), que es una fase de sueño ligero y el sueño profundo.[15] Aproximadamente a los dos meses de edad se puede identificar una secuencia de cinco etapas del sueño, el sueño MOR y cuatro etapas de sueño no MOR. Al observar el comportamiento de tu bebé, puedes ser capaz de saberen qué etapa del sueño está, lo que te ayudará a tomar decisiones sobre su cuidado.

### Etapa 1: El sueño no-MOR

La etapa 1 de sueño no MOR se relaciona con la transición despierta-dormida– es decir, conciliar el sueño. Cuando tu bebé pasa de un estado de somnolencia a uno de sueño ligero, puede que tenga una mirada aturdida; sus ojos se pondrán en blanco y sus párpados superiores bajarán. Puede que succione, sonría o haga muecas. Sus ojos y boca pueden cerrarse y volverse a abrir. Su cuerpo puede dar un tirón repentino en un 'inicio de sueño' normal, haciendo que se despierte.

A medida que se duerme, ella sigue semi-consciente de lo que está sucediendo en su entorno de sueño inmediato y puede despertarse fácilmente. Ella puede reconocer cualquier cambio, tal como ser movida, perder su chupete, o dejar de ser mimada o mecida. Si ella detecta un cambio, sus ojos pueden abrirse inmediatamente o llorar sin siquiera abrirlos. Esta etapa del sueño dura de 30 segundos a aproximadamente cinco minutos.

### Etapa 2: El sueño no-MOR

La etapa 2 no-MOR es el inicio del verdadero sueño. La frecuencia cardíaca de tu bebé se vuelve más lenta y su temperatura corporal disminuye. Puede que incluso necesite una capa de ropa extra o un cobertor adicional cuando se acuesta. Su respiración se regulariza. Ella es menos consciente de su entorno en comparación con la etapa 1, pero todavía puede despertarse y podría sobresaltarse o pegar un salto si la mueves o haces un ruido fuerte y repentino. Algunos bebés avanzarán a la siguiente etapa, un sueño no-MOR profundo, con bastante rapidez, mientras que otros pueden pasar de cinco a 20 minutos en esta segunda etapa del sueño.

### Etapas 3 y 4: El sueño no-MOR

Sólo hay una pequeña diferencia entre las etapas 3 y 4 del sueño no-MOR. Tu bebé está profundamente dormida en ambos. Su respiración es lenta y regular, sus músculos están relajados y sus brazos y piernas lánguidos. Su cerebro es menos sensible a lo que le está sucediendo a ella y a su alrededor. En este momento es poco probable que le molesten sonidos, movimientos, ser tocada y los cambios de temperatura. Es muy difícil despertarla y, de ser despertada, ella va a reaccionar lentamente y volverá a dormirse fácilmente.

Si Andrea espera y acuesta a su bebé mientras está en un sueño profundo, probablemente se mantendrá dormida, al menos por un rato, hasta que vuelva a entrar en una etapa de sueño ligero y sea capaz de reconocer que ha sido acostada.

### Etapa 5: El sueño MOR

MOR es una etapa de sueño ligero donde se producen los sueños. El sueño MOR en los bebés se suele llamar "sueño activo', porque, a diferencia de los adultos que permanecen inmóviles excepto por movimientos rápidos de los ojos durante esta etapa del sueño, los bebés se mueven. Además del movimiento de los ojos, el ritmo cardiaco y la respiraciónde tu bebé se aceleran y se vuelven irregulares, su cara, sus manos o sus piernas pueden contorsionarse o sacudirse, y ella podría sonreír brevemente o realizar movimientos de succión o deglución. Ella puede despertarse fácilmente del sueño MOR.

Al nacer, los bebés pasan la mitad de su sueño total en sueño MOR, a diferencia de los adultos que sólo pasan 20 por ciento en esta etapa.[16] A partir de las dos semanas de edad, tu bebé pasa cada vez más tiempo en sueño profundo. A partir de los seis meses, el sueño profundo constituye cerca del 70 por ciento del sueño de tu bebé, y la mayor parte del resto es sueño MOR.[17] El sueño MOR surge con mayor regularidad durante el sueño de un bebé, lo que resulta en ciclos más cortos de sueño para los bebés en comparación con los adultos. Algunos investigadores creen que el aumento en la cantidad de sueño MOR en los bebés puede ser importante para el desarrollo del cerebro.

Hasta aproximadamente los tres meses de edad, un bebé entrará primero al sueño MOR. Para el resto de su vida, mantendrá el ciclo normal de cuatro etapas de sueño no MORprimero, con un período de sueño MOR hacia el final del ciclo de sueño.

## Ciclos de sueño

Las cinco etapas del sueño representan un ciclo de sueño. Un solo ciclo de sueño puede durar de 20 a 60 minutos dependiendo de la etapa de desarrollo de tu bebé, qué tan cansada esté, y la hora que sea.

### El sueño durante el día

Los ciclos de sueño durante el día tienden a ser más cortos que los de la primera parte de la noche. El promedio de tiempo para un ciclo de sueño durante el día es:

- 20-40 minutos para bebés de hasta tres meses
- 30-60 minutos para bebés de tres a doce meses y
- 60-90 minutos parabebés mayores de doce meses.

En general, cuanto más joven sea el niño, más corto es el ciclo de sueño. Una siesta durante el día puede consistir de uno o más ciclos de sueño. Para recibir la cantidad necesaria de sueño, los bebés suelen requerir al menos una o dos siestas diurnas que consisten de dos o más ciclos de sueño unidos entre sí.

### Sueño nocturno

> Mariana suele dormir por lo menos cinco horas por la noche, a veces hasta siete después de que por fin se acuesta. Pero a partir de las 2 am en adelante ella se despierta cada hora. ¿Por qué ocurre esto?
> Valentina

Lo que Valentina describe es un patrón de sueño nocturno bastante normal para un bebé. De las nueve a las doce semanas de edad, un bebé pasa la primera mitad de la noche en el sueño profundo principalmente, la etapa de sueño más reparadora deenergía. Más tiempo de sueño profundo da como resultado ciclos de sueñomás largos. Ciclosde sueño más largos implicanque el bebé se despierte menos durante la primera parte de la noche.

Durante la segunda mitad de la noche la bebé va a pasar más tiempo en sueño MOR, una etapa de sueño ligero y activo, y pasará sólo períodos cortos en el sueño profundo, por lo que sus ciclos de sueño en general serán más cortos. Recuerda, tu bebé está más consciente de su entorno cuando está en una etapa de sueño ligero, por lo que ella se despertará más fácilmente durante las primeras horas de la mañana. Esto podría explicar por qué Mariana se despierta con frecuencia a partir de las 2 am.

## Microdespertares y despertares

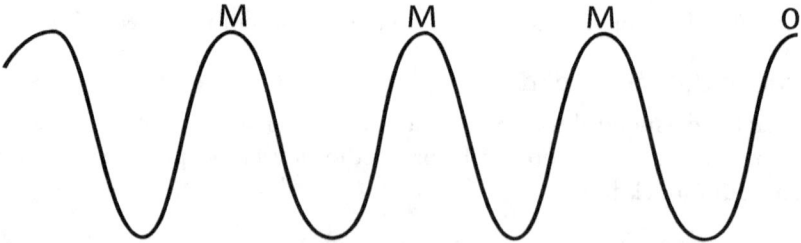

Lucia se sigue despertando. A veces sólo se mueve, se gira, gruñe y gimotea y luego se vuelve a dormir. Pero otras veces se despierta llorando y me puedo dar cuenta que todavía está cansada. ¿Debo dejarla o levantarla?
Milena

Lo que describe Milena son microdespertares y despertares entre los ciclos de sueño. Los ciclos de sueño se unen en bloques de lo que parece ser un sueño ininterrumpido, sin embargo, en realidad están separados por un micro despertar parcial o un despertar completo. Todos podemos despertarnos antes de que hayamos dormido lo suficiente, incluidos los bebés. Milena debe primero darle a Lucia la oportunidad de volver a dormirse si se despierta demasiado pronto.

## Microdespertares parciales

Como adultos, nos despertamos con regularidad entre los ciclos de sueño. Puede quecambiemos de posición durante un micro despertar pero, ya que no nos despertamos completamente, progresamos rápidamente hacia el próximo ciclo de sueño y seguimosdurmiendo. En la mañana, no recordamos cuántas veces ocurrió esto.

Puesto que los bebés tienen ciclos de sueño más cortos, ellos sedespiertan con más frecuencia que los adultos. Reconocerás estos micro despertares si ves a tu bebé moverse, tal vez abrir los ojos, hacer movimientos de succión, y lloriquear o llorar brevemente antes de volverse a dormir segundos o minutos después. Durante estos micro despertares los recién nacidos suelen gruñir, gimotear o incluso pasar gases antes de volverse a dormir. Éstoes evidente especialmente durante las primeras horas de la mañana.

Cuando observas al bebé hacer estos movimientos, evita la tentación de alzarla, pensando que está despertándose. Ella puede caer de nuevo en otro ciclo de sueño. Si la levantas durante un micro despertar es muy probable que hagas que se despierte completamente.

## Despertares completos

Nos despertamos completamente cuando hemos tenido suficiente sueño. Sin embargo, como sabes, es posible despertarse por completo antes de haber dormido lo suficiente. Si tu bebé ha recibido suficiente sueño, al despertar ella estará relajada, despertará poco a poco, abriendo los ojos y tal vez estirándose. Un bebé joven permanecerá en silencio durante un periodo breve antes de empezar a quejarse o llorar por atención. Un bebé de más edad podría jugar tranquilamente antes de finalmente llorarpor su mamá o papá. Si tu bebé se despierta aún cansada, va a llorar casi de inmediato, incluso antes de que sus ojos estén abiertos.

La capacidad de despertar durante el sueño es esencial para nuestra supervivencia. Por ejemplo, durante el sueño nos puede dar frío o calor, o podríamos necesitar cambiar de posición, tomar agua, o ir al baño; todas las soluciones requieren que nos despertemos. Pero tus necesidades de confort no son todo lo que tu subconsciente está monitoreando durante el sueño, también supervisa tus necesidades de seguridad. Si, durante un micro despertar, detectas un cambio en tu entorno de sueño inmediato, como por ejemplo, que la luz está encendida, esto puede hacer que te despiertes completamente. Un cambio en tu entorno puede ser indicio de una amenaza potencial, por lo que es vital para tu seguridad despertarte completamente para investigar. Podría no llegar a ser una verdadera amenaza, pero no vas a saber qué acciones tomar, en dado caso que sea necesario, hasta que te despiertes.

El subconsciente de tu bebé también supervisa sus necesidades de confort y seguridad. Las razones de confort incluyen:

- hambre o sed
- sensación de calor o frío
- malestar físico, que va desde un pañal mojado a sentir dolor.

Ya que tu bebé no puede hacer nada para satisfacer sus propias necesidades de confort, se despierta y se queja o llora hasta que llegues aayudarla. Puedes pensar que estas son las razones más comunes por las cuales los bebés se despiertan durante el sueño. No lo son.

Un bebé físicamente sanose despierta varias veces si detecta un cambio en las condiciones que aprendió a asociar con el sueño. El cambio amenaza su sentido de seguridad. Así que en lugar de pasar de un ciclo de sueño al siguiente sin problemas, se despierta completamente y llora. A medida que madura se vuelve cada vez más consciente de cualquier cambio que pudiese producirse. Si reconocesque está es la razón de su despertar, puedes volver a establecer las condiciones que ella asocia con el sueño.

## Cómo apoyar el sueño del bebé

Tu bebé depende en parte de ti u otros cuidadores para que la ayuden a dormir lo suficiente, cuando lo necesita. Tus prácticas de cuidado infantil, en particular tus practicas para acostarla, afectan su capacidad de lograrlo. La Tabla 4.1 a continuación describe las formas en que puedesayudar a tu bebé a dormir y lo que podría suceder si no recibe el tipo de apoyo que necesita.

Tabla 4.1: Lo que la bebé necesita para dormir bien

| Lo que la bebé necesita | Cuando la bebé no recibe lo que necesita |
| --- | --- |
| Alguien que reconozca cuando está cansada y le proporcione la oportunidad de dormir. | Si se pasan por alto o se malinterpretan sus señales de cansancio el riesgo de exceso de cansancio aumenta. Una vez está estresada debido a la fatiga física le resultará difícil conciliar el sueño. |
| Un ambiente para dormir con pocos estímulos. | Si el ambiente es demasiado estimulante ella puede permanecer despierta a pesar de su buena disposición para dormir, lo que aumenta el riesgo de que ella se canse en exceso. |
| Asociaciones de sueño familiares – las condiciones que ella aprendió a asociar con el sueño. | Sin sus asociaciones del sueño familiares cuando está lista para dormir, ella puede permanecer despierta y corre el riesgo de cansarse en exceso. |
| Ella puede necesitar ayuda para calmarse si se molesta mientras intenta conciliar el sueño (esto depende de su edad, capacidades físicas y su habilidad para reconfortarse a sí misma). | Si vas más allá de calmar al bebé y ayudas activamente a que se duerma le vas a enseñar a depender de tu ayuda para conciliar el sueño. Puedes esperar que ella se despierta cada vez que se da cuenta de que la ayuda que sueles proporcionarle no se encuentra presente. |

| | |
|---|---|
| Ella no necesita ayuda para conciliar el sueño. Puede que ella quiera ayuda para conciliar el sueño porque esto es lo que ha aprendido a esperar. | Si fomentas que, para dormir, ella dependa de apoyos o ayudas que, o bien se caen, se apagan o cambian después de que ella se ha dormido, es probable que ella note esto durante un micro despertar y se despierte de forma prematura. |
| Ayuda para estabilizar su ritmo biológico/circadiano de 24 horas. | Ella puede desarrollar un patrón de sueño día-noche o de alimentación anormal, que puede estresar tanto a la bebé como a los padres. |

Tú ejerces una influencia considerable sobre los patrones de sueño y el comportamiento de tu bebé. Lo que tu bebé aprende a asociar con el sueño, combinado con tu capacidad para proporcionárselo tan a menudo como ella necesita, dictará si duerme bien o no. Ser conscientes de estos factores y fomentar buenos hábitos es la clave para que tu bebé obtenga el sueño que necesita.

**Puntos clave**

- Tu bebé es semi-consciente de lo que le está pasando y lo que pasa a su alrededor mientras que está en una fase de sueño ligero.
- Es normal que tu bebé se despierte mientras duerme. Despertarse no significa necesariamente que haya dormido suficiente.
- Durante un micro despertar, el subconsciente de tu bebé supervisa sus necesidades de confort y seguridad.
- Si tu bebé nota un cambio en las condiciones que ella ha aprendido a asociar con dormir esto puede amenazar su sentido de seguridad y hacer que se despierte antes de tiempo.

# 5
# Asociaciones del sueño

---

**Temas**

¿Qué son las asociaciones del sueño?
¿Cómo aprendemos las asociaciones del sueño?
¿Por qué desarrollamos asociaciones del sueño?
¿Cómo las asociaciones del sueño afectan el sueño del bebé?
¿Cómo ayudar al bebé a dormirse y permanecer dormido?
Asociaciones del sueño positivas.
Asociaciones del sueño negativas.

---

Elías (de 3 meses) tiene problemas para dormir. Él no está durmiendo lo suficiente y yo tampoco. A veces puedo tardar una hora en hacer que se duerma. Apenas lo acuesto, se despierta de nuevo. La mayoría de las veces lo único que quiere es su muñeco y una palmadita para volverse a dormir. Si eso no funciona, lo abrazo y lo mezo. Él no está enfermo y no parece ser la dentición, así que no puedo entender por qué está teniendo tantos problemas para permanecer dormido. ¿Puedes clarificarme un poco esta cuestión?
Sandra

Como padres y cuidadores, ejercemos una gran influencia sobre el sueño de nuestros bebés, incluso más de lo que piensas. Conscientemente o no, les enseñamos a nuestros bebés a asociar ciertas condiciones con el sueño. Promover asociaciones del sueño positivas minimiza las posibilidades de que tu bebé se despierte antes de tiempo, y reduce el riesgo de la falta de sueño para tu bebé y para ti. Si sin saberlo fomentas asociaciones del sueño negativas, el mantenerla dormida puede ser una batalla. Elías ha aprendido a dependerde asociaciones del sueñonegativas. Es por eso que sigue despertándose.

Las palmaditas en la espalda, los arrullos y los abrazos son por supuesto cosas enriquecedoras y esenciales para crear vínculos con tu bebé, pero Elías ha aprendido a depender de éstos para conciliar el sueño. Elías se despierta cada vez que el chupete se cae, y tan pronto como se da cuenta de que ya no está siendo abrazado, arrullado o consentido.

Las asociaciones del sueño tienen un profundo efecto en la capacidad de un bebé de conciliar el sueño y permanecer dormido. Entender qué son las asociaciones del sueño, por qué las necesitamos, y qué impacto tienen en nosotros, puede ahorrarte a ti y a tu bebé muchos dolores de cabeza.

## ¿Qué son las asociaciones del sueño?

Las asociaciones del sueño son las condiciones, actividades y apoyos que asociamos psicológicamentecon dormir. Todos las tenemos. A algunas personas les gusta tener una cama firme y una almohada cómoda. Algunos quieren dormir de lado, otros de espaldas o sobre el estómago. La mayoría prefiere la oscuridad y la tranquilidad. Cada persona dependede su propia combinación única de asociaciones del sueño y puede tener problemas para dormir si estas condiciones no se cumplen.

Los bebés, como los adultos, aprenden a depender de las asociaciones del sueño para descansar y dormirse. Al igual que tú, tu bebé puede tener problemas para conciliar el sueño o para permanecer dormido si una o más de sus asociaciones del sueño están ausentes cuando necesita dormir. A Diego (de 6 semanas) le gusta ser mecido en su moisés, acostado boca arriba, con un chupete en la boca, mientras que su madre, Catalina, hace sonidos para arrullarlo. Si falta un ingrediente, él va a llorar. Catalina ha aprendido lo qué le gusta y rápidamente se da cuenta de qué falta. Pero muchos padres no son conscientes del impacto que tienen las asociaciones del sueño.

Las asociaciones del sueño de tu bebé pueden incluir su entorno de sueño, rutinas a la hora de dormir, tus tácticas para calmar bebés y cualquier ayuda o apoyo que se brinde para ayudarlo a conciliar el sueño. Si ayudas activamente a que se duerma, entonces todo lo que estás haciendo hasta que tu bebé se duerme, y en particular en el momento en que concilia elsueño, puede convertirse (y es probable que lo haga) en una asociación del sueño. Por ejemplo, si lo meces en su cochecito para dormir, él aprende a asociar dormir con ser mecido en su cochecito. Si también está chupando un chupete, entonces aprende a asociar el sueño con un chupete mientras es mecido en su cochecito. Si él siempre es envuelto antes de acostarse a dormir en su cochecito, entonces es probable que esto sea otra asociación del sueño.

## ¿Cómo aprendemos las asociaciones del sueño?

Desde el día en que nacemos hasta el día en que morimos, aprendemos constantementecosas nuevas por asociación. Conocido como el aprendizaje asociativo, por lo general no nos damos cuenta de que estamos aprendiendo. El aprendizaje asociativo se trata de realizar conexiones entre las cosas que suceden.

Por ejemplo, hace aproximadamente 10 años empecé a encender un ventilador cuando me iba a la cama. Mis hijos eran adolescentes, con frecuenciase acostaban más tarde que yo, y yo quería bloquear el ruido del hogar. Pronto aprendí a asociar el sonido de un ventilador con dormir. Lo sigo haciendo. Ahora, es más difícil para mí conciliar el sueño sin él. El zumbido me hace sentir relajada o adormecida, incluso cuando no me estoy por acostar. Los psicólogos se refieren a esto como una 'respuesta condicionada'.

El aprendizaje asociativo no se limita a las asociaciones del sueño. Por ejemplo, un semáforo en rojo provocará quepongas inmediatamente tu pie en el freno cuando conduces, sin tomar una decisión consciente. La mecanografía al tacto es otro ejemplo. Una vez que has aprendido a mecanografiar ya no necesitas mirar las teclas para saber qué presionar.

### La forma en la que los bebés realizan asociaciones de sueño

Entre las asociaciones que tu bebé aprende primero están las relacionadas con el sueño y la alimentación, sus actividades primarias. A través de tus acciones, conscientes o no, lo animas a asociar ciertas condiciones, actividades o apoyos con el sueño. Estas se convierten en sus asociaciones del sueño.

Si tu bebé se queda dormido mientras lo abrazas en tus brazos regularmente, él aprende rápidamente a conectar las dos cosas. Con el tiempo, él realizará asociaciones del sueño adicionales o las cambiará dependiendo de sus experiencias y el cuidado que le proporciones. Por ejemplo, como recién nacido, es probable que ser muy feliz de quedarse dormido en tus brazos mientras estás sentado. Pero, para cuando tenga tres meses, puede queprefiera que te pares y lo mezas o balancees mientras él está acurrucado en tus brazos, si esto es lo que sueles hacer. Él podría acostumbrarse a querer un chupete mientras esmecido en tus brazos. Sean cual sean las condiciones, apoyos o actividades que proporciones a tu bebé al momento de dormir, estas serán lo que él aprenderá a asociar con el sueño. Él entonces querrá que estas condiciones, apoyos o actividades estén presentes cada vez que necesite dormir. La repetición crea hábitos.

Podrías pensar, 'Sin duda un bebé recién nacido es demasiado joven para desarrollar asociaciones del sueño.' De hecho, los bebés recién nacidos tienen una enorme capacidad para el aprendizaje, ¡y aprenden rápidamente! Por ejemplo, con apenas unos días de nacido, un bebé puede reconocer el olor de su madre, su voz, e incluso diferenciar entre la leche materna de su madre y la de otra mujer. Lo hace por medio del aprendizaje asociativo. Si tenemos en cuenta las razones por las que desarrollamos asociaciones del sueño, es fácil entender por qué los bebés las desarrollan a tan temprana edad.

---

### ¿Verdadero o falso?

**Es posible enseñar a un bebé a dormir en múltiples situaciones diferentes.**

TAL VEZ: Un bebé puede aprender a depender de una serie variada de asociaciones del sueño, pero normalmente querrá que todas estén presente cuando necesite dormir. Por lo general, no es una cuestión de poder alternar entre diferentes métodos. Intentar hacer dormir a un bebé de maneras diferentes o en diversos lugares tiene un alto riesgo de causarle cansancio en exceso.

---

## ¿Por qué desarrollamos asociaciones del sueño?

Elegimos ciertas condiciones para dormir porque éstas se ajustan a nuestras necesidades de comodidad o las de nuestro bebé. Pero la razón por la que asociamos psicológicamente ciertas condiciones con el sueño se debe a que la familiaridad de nuestras asociaciones del sueño nos proporciona una sensación de seguridad.

Una de nuestras necesidades humanas más básicas es la de sentirnos seguro. Tu cerebro procesa constantemente toda la información sensorial –imágenes, sonidos, olores, contacto físico, sabores –a un nivel subconsciente para confirmar tu seguridad, con la excepción de cuando estás en un sueño profundo y no eres consciente de lo que sucede a tu alrededor. Cuando nos encontramos en situaciones o lugares desconocidos, estamos naturalmente alerta incluso cuando no nos sentimos amenazados; tenemos un sentido elevado de conciencia. En situaciones o entornos familiares, aquellos que ya consideramos seguros, bajamos la guardia y nos relajamos. Nos sentimos más relajados cuando estamos en casa.

Las asociaciones del sueño familiares actúan como una manta de seguridad. Las necesitamos para poder relajarnos lo suficiente como para conciliar el sueño y permanecer dormidos. Durante unmicro despertar entre ciclos de sueño, podemos sentir si nuestras asociaciones del sueño están presentes o no. Dormiremos en diferentes lugares siempre y cuando las condiciones sean similares a lo que hemos aprendido a asociar con el sueño, pero no dormiremos tan bien como lo hacemos en nuestra propia cama, en nuestra propia casa.

Los bebés aprenden a asociar psicológicamente ciertas condiciones con dormir por la misma razón por la que nosotros lo hacemos: la necesidad de sentirse seguros. Sin embargo, su necesidad es aún mayor que la nuestra, ya que carecen de la experiencia para entender lo que es seguro y lo que no lo es. Es la familiaridad de las asociaciones del sueño las que le proporciona al bebé la sensación de seguridad que le permite relajarse y conciliar el sueño. Los niños prosperan cuando la vida es familiar y predecible porque los hace sentirse seguros.

## ¿Cómo afectan las asociaciones del sueño al sueño del bebé?

La mayoría de los bebés duermen bien durante los primeros días o semanas después de su nacimiento. Un bebé recién nacido conciliaráel sueño fácilmente en muchas situaciones y entornos y dormirá por periodos largos entre comidas porque todavía no ha aprendido a asociar alguna condición específicacon dormir, con excepcióndel deseo de sentirse contenido, esa familiaridad de dormir en el útero. Abrazarlo en tus brazos, envolverlo, un mecedor o un columpio, un moisés, una hamaca para bebé, una silla de bebé para autos – pueden hacer que se sienta contenido y, por lo tanto, seguro. Él conciliará el sueño rápidamente en cualquiera de estos lugares. Duerme en cualquier lugar, en cualquier momento que esté cansado. Podrías tener una falsa sensación de seguridad creyendo que has sido bendecido con bebé dormilón, sin necesidad de fomentar buenos hábitos de sueño.

Esto cambia, sin embargo, a medida que tu bebé se vuelve más consciente de sus alrededores. En cuestión de días o semanas después del nacimiento, él comienza a asociar otras circunstancias con el sueño. Por ejemplo, puede que concilie el sueño regularmente mientras toma pecho o mientras es mecido en una mecedora. Si estas situaciones se repiten con suficiente frecuencia, él las asocia con dormir. Con el tiempo puede aprender aún más asociaciones del sueño.

Cuando un bebé aprende a asociar ciertas condiciones con dormir, su capacidad para hacerlo ya no depende únicamente de la sensación de estar contenido. Ahora quiere que todas sus asociaciones del sueño estén presentes cuando está listo para quedarse dormido. Para cuando el bebé tiene dos semanas de edad o menos, tu dormilón puede convertirse en un bebé que duerme poco, simplemente por el tipo de condiciones que ha aprendido a asociar con el sueño.

### ¿Cómo ayudar al bebé a conciliar el sueño?

Como adulto te puedes ir a acostar y establecer tus asociaciones del sueño de la forma que quieras. Tu bebé no puede hacer esto. Él dependede ti para que reconozcas cuando está cansado y le proporciones sus asociaciones del sueño. Recuerda que al hacer esto le estás haciendo saber que es seguro irse a dormir.

Cuando el bebé comienza a mostrar signos de cansancio, tienes una pequeña oportunidad para ofrecerle asociaciones del sueño familiares y alentarlo a conciliar el sueño con facilidad. Esta oportunidad aparece cuando el bebé estáfisiológicamente listo para dormir; él no se dormirá antes de estar listo. Esta oportunidad desaparece cuando se vuelve intranquilo porque está demasiado cansado. El tiempo que dura esta oportunidad varía dependiendo de la edad, la hora que sea y de si tu bebé está recibiendo suficiente sueño. Podría durar tan poco como 10 minutos para algunos o media hora o más para otros. La clave es reconocer los primeros signos de cansancio.

Si reconoces las señales de cansancio de tu bebé con precisión y le ayudasa conciliar el sueño durante esta oportunidad reduciendo la estimulación sensorial y proporcionándole las condiciones, los apoyos y las actividades que ha aprendido a asociar con el sueño, él se quedará dormido con relativa facilidad. Sin embargo, si pasas por alto o malinterpretas las señales de su comportamiento que indican cansancio, como muchos padres comprensiblemente hacen, o si no proporcionas cada una de sus asociaciones del sueño en el momento oportuno, o si el entorno es demasiado estimulante, él podría no dormirse a pesar de su disposición para hacerlo. (Un ambiente estimulante puede ser cualquier ambiente con luces brillantes, el sonido de voces o ruido fuerte o repentino.)

¿Qué significa esto en términos de adultos? Digamos, por ejemplo, que tú generalmente te alistas para dormir a las 10 pm. Si vas a la cama en este momento y todas tus asociaciones del sueño familiares se cumplen– tu almohada favorita o, como yo, un ventilador zumbando – es probable que te duermas con relativa rapidez, siempre y cuando no estés demasiado cansado o estresado. Pero si saliste a cenar con amigos, aunque pueda que te sientas cansado a las 10 pm, no te permites dormir porque las condiciones no son las adecuadas para dormir. Es lo misma para tu bebé. Él tiene que estar cansado y listo para dormir, pero también debe tener las condiciones adecuadas para dormir, y esto incluye sus asociaciones del sueño.

Cuanto más permanezca despierto tu bebédespués del punto en el que está fisiológicamente listo para dormir, más se cansará. Una vez que esté inquieto y llorando, puede ser demasiado tarde para una transición suave a la tierra de los sueños. Una vez que se alcanza el punto de cansancio excesivo, incluso si le proporcionas entonces sus asociaciones del sueño familiares, él va a tener dificultades para conciliar el sueño. Puede parecer como si estuviera luchando para mantenerse despierto, porque el cansancio excesivo provoca la liberación de hormonas del estrés, lo que lo pone activo. Un bebé cansado en exceso podría necesitar de tu ayuda para calmarse y relajarse antes de que pueda conciliar el sueño.

En algún momento, nuestra necesidad de sueño puede llegar a ser tan grande que supera nuestra necesidad de asociaciones del sueño familiares. La fatiga física puede acumularse hasta un punto en que ya no podemos permanecer despiertos. Por lo que te quedas dormido en lugares donde no dormiríasnormalmente. Cabeceas frente al televisor o en una obra de teatro; estás somnoliento mientras coges el tren desde el trabajo; o tienes micro-sueños mientras conduce el auto. Los bebés también llegan a un punto en el que se duermen sin sus asociaciones del sueño familiares, pero normalmente no lo harán hasta que la necesidad física de dormir se vuelva tan grande que no puedan permanecer despiertos ni un minutomás .

| Cansancio | → Cansancio excesivo | → Agotamiento |
|---|---|---|
| El bebé requiere asociaciones del sueño familiares para conciliar el sueño. | El bebé experimenta dificultad para conciliar el sueño incluso con las asociaciones del sueño familiares. | La necesidad urgente de dormir que tiene el bebé anula su necesidad de asociaciones del sueño familiares. |

### ¿Cómo ayudar al bebé a permanecer dormido?

Las condiciones presentes cuando el bebé se queda dormido tendrán la mayor influencia en su capacidad para permanecer dormido o no. Casi cualquier forma de asociación del sueño puede ayudar a tu bebé a dormir, siempre y cuando sea algo que él ha aprendido a asociar psicológicamente con el sueño.

No todas las asociaciones del sueño son iguales cuando se trata de ayudar a tu bebé a permanecer dormido el tiempo suficiente para conseguir la cantidad de sueño que necesita. Las asociaciones del sueño a las que los bebés suelen aprender a depender encajan en dos categorías, positivas y negativas. La Tabla 5.1 muestra cómo se comparan estas dos categorías.

### Tabla 5.1: Asociaciones del sueño positivas versus negativas

| Asociaciones del sueño positivas | Asociaciones del sueño negativas |
|---|---|
| Están presentes cuando el bebé se queda dormido y permanecen constantes durante todo el sueño del bebé. Estas ayudan que la transición sea suave entre los ciclos de sueño. | Están presentes cuando el bebé se queda dormido, pero luego se alteran de alguna manera, perturbando la transición entre los ciclos de sueño. |
| La presencia de asociaciones del sueño le darán al bebé una sensación de seguridad. | La ausencia o cambio en las asociaciones de sueño del bebé puede amenazar su sensación de seguridad. |

| | |
|---|---|
| Estas ayudan a que se alisten para dormir y concilien el sueño de manera independiente. La presencia constante de asociaciones del sueño positivas ayudan al bebea auto-regular sus patrones de sueño. | Estas fomentan la dependencia en ayuda externa para conciliar el sueño. El bebé puede despertar cada vez que se da cuenta de un cambio en sus asociaciones del sueño, y llora para que estas regresen. La dependencia de asociaciones del sueño negativas puede evitar que el bebé auto-regule sus patrones de sueño. La dependencia de asociaciones del sueño negativas aumenta el riesgo de falta de sueño para el bebé y sus padres. |

**Dormir toda la noche no significa que un bebé no se despierte.** Significa que, cuando se despierta, él puede volver a dormirse de forma independiente, sin despertar a los demás.

Si animas a tu bebé a aprender asociaciones del sueño positivas en lugar de negativas, un bebé que no duerme bien puede convertirse en un gran dormilón. Por otro lado, un dormilón puede convertirse en un bebé que no duerme bien en cualquier etapa, si posteriormente aprende a dependerde una asociación del sueño negativa.

Si estás teniendo dificultades para mantener a tu bebé dormido, es útil identificar sus asociaciones del sueño y saber a qué categoría pertenecen: negativa o positiva.

## Asociaciones del sueño positivas

Belinda prepara a Noé de ocho meses de edad para dormir, vistiéndolo con un saco de dormir infantil. Ella atenúa las luces, cierra las cortinas y lo pone en su cuna mientras él todavía está despierto. Él abraza su suave dinosaurio de juguete, se pone de lado y se deja llevar por el sueño. De vez en cuando, él se queja y Belinda regresa. Ella lo acaricia hasta que se tranquiliza, le recuerda que es hora de dormir y se va mientras él todavía está despierto. Belinda ha alentado constantemente a Noé para que concilie el sueño por su cuenta desde su nacimiento. El único cambio fue colocarle un saco de dormir infantil en lugar de envolverlo en una manta cuando Noé tenía tres meses. Ella también le dio el juguete suave con el que dormir cuando tenía seis meses de edad.

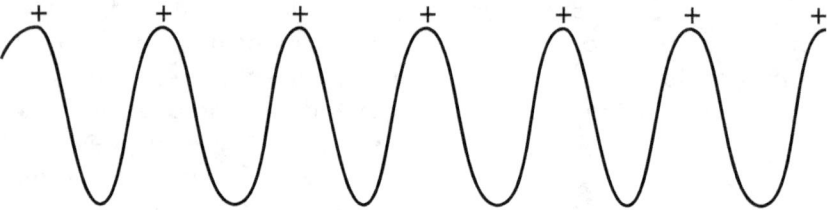

Diagrama 5.1: Asociaciones del sueño en cada micro despertar

Una asociación del sueño positiva es algo que el bebé aprende a asociar con el sueño cuando se duerme por primera vez y que todavía está allí cada vez que entra en una etapa de sueño ligero y durante un micro despertar parcial. La presencia de sus asociaciones del sueño le ayuda a tener una transición suave de un ciclo de sueño al siguiente, minimizando el riesgo de despertares prematuros. Noé fue colocada en su cuna en un ambiente tranquilo y oscuro mientras que se chupaba los dedos, y más tarde, mientras abrazaba su dinosaurio. Otros padres suelen decirle a Belinda, 'Tienes suerte de tener un buen bebé que duerme tan bien,' pero la suerte no tiene nada que ver con esto. Noé duerme bien porque Belinda le ayuda a auto-regular sus patrones de sueño proporcionando asociaciones del sueño positivas.

Las asociaciones del sueño positivas incluyen las siguientes:

- un entorno para dormir adecuado y consistente
- cama de bebé (cuna, moisés)
- manta para envolverlo
- saco de dormir infantil
- chuparse el pulgar o el dedo (cuando el bebé se tranquiliza a sí mismo chupando sus propias manos)
- objetos transicionales
- ayudas de sueño seguras que permanecen consistentes a lo largo del sueño del bebé.

## Entorno de sueño adecuado y consistente

El entorno inmediato del bebé influirá en su capacidad de conciliar el sueño y permanecer dormido, como lo hace en cualquier persona. Si quieresayudar a tu bebé a dormir por más tiempo o a tener una mejor calidad de sueño, debes proporcionarle un entorno de sueño adecuado, familiar y consistente.

Un entorno de sueño adecuado es aquel en el que el bebé está seguro y cómodo para dormir. Piensa en el tipo de ambiente en el que tú duermes. La mayoría de los adultos duermen mejor en un ambiente con pocos estímulos, uno con ruido e iluminación reducida. La estimulación sensorial externa, sea imágenes, sonidos, olores o la temperatura, o bien nos molesta cuando estamos cansados o estimula la actividad cerebral, lo que nos impide conciliar el sueño. Tu bebé es incapaz de bloquear la estimulación sensorial no deseada tan efectivamente como tú, por lo que también necesita un entorno con pocos estímulos.

Incluso en un entorno genéricamente ideal para dormir, puede que no necesariamente durmamos bien. También tiene que serfamiliar. La familiaridad de nuestro entorno de sueño nos proporciona una sensación de seguridad. Tendemos a dormir mejor en nuestras propias camas en nuestros propios hogares. Tiendas de campaña, habitaciones de hotel, una cama en la casa de un amigo, por muy lujosa y cómoda, se sienten diferentes, sin el mismo sentido de seguridad que uno siente en casa.

---

### Bebé Manuel

Manuel, de tres meses, era un bebé infeliz. Su madre, Brenda, estaba preocupada de que tuviera un problema de gases. Manuel no dormía tan bien como sus hijos mayores, de dos y cuatro años de edad, lo hacían cuando eran bebés. Cuando se le preguntó donde dormía, Brenda respondió: 'Dondequiera que estemos en ese momento: en su cochecito, asiento de bebé para el auto, en el cargador o sobre mí.' Él sólo tomaba una siesta en su cama en su casa porque casi siempre estaban salían por la mayor parte del día. Por la noche, se dormía en un porta-cuna en la habitación de sus padres. Brenda y su joven familia tenían una vida familiar activa. Brenda llevaba a Manuel

> con sus hijos mayores al preescolar, al grupo de juego, a clases de natación, de compras, y a visitar la abuela. Brenda admitió que había estado en casa mucho más tiempo cuando sus otros hijos eran bebés. No es de extrañar que durmieran mejor.
>
> No había ningún problema físico con Manuel además del cansancio excesivo. Se esperaba que Manuel durmiera en cualquier lugar, eso simplemente no es algo que pudiera hacer. Brenda tuvo que tomar una decisión muy dura entre poner freno a las actividades familiares temporalmente o tener un bebé con cansancio y malhumor crónico.

Tu bebé va a dormir mejor en el lugar más familiar para él, el lugar donde concilia el sueño regularmente. Sin embargo, un ambiente para dormir familiar no es necesariamente consistente. Marcos, de 10 semanas, se duerme en los brazos de Clara. Un lugar familiar para él, donde se duerme rápidamente. Pero, una vez dormido, Clara lo coloca en su cuna, cambiando el entorno donde duerme, y por lo tanto se despierta. Si está en un sueño ligero, se despierta rápidamente; si está en un sueño profundo, podría no despertarse de inmediato, pero lo hace en el próximo micro despertar entre ciclos de sueño.

Un entorno de sueño consistente significa que el bebé se despierta donde se quedó dormido. El lugar más seguro y más consistente para que un bebé duerma es en una cama diseñada para bebés – una cuna o moisés. Su entorno inmediato tiene que ser propicio para dormir. Considera lo que podría hacer ruido, causar movimiento o cambiar la iluminación. Incluso los cambios sutiles pueden ser suficientes para perturbar el sueño de un bebé.

Tú, de todas formas, puedes salir. Pero, el sueño de tu bebé puede retrasarse o interrumpirse si no se encuentra en un entorno de sueño adecuado, familiar y consistente. Si no logra ponerse al día en su siguiente siesta, entonces podría estar demasiado cansado por la noche.

### Cama (moisés o cuna)

Los bebés que se llevan a la cama cansados – pero antes de que se hayan quedado dormidos – son menos propensos a despertarse entre los ciclos de sueño y más propensos a calmarse a sí mismos y dormirse solos cuando se despiertan, en comparación con los bebés que se llevan a la cama después de que se hayan dormido en otro lugar.[18]Llevar tu bebé a la cama cuando todavía está despierto y ayudar a que concilie el sueño mientras él está allí le proporciona un entorno de sueño consistente.

El permitir que tu bebé se quede dormido mientras está en su cama hace que aprenda que su cama es un lugar seguro para dormir. Con el tiempo, aprenderá a asociar la cama con el sueño, de la misma manera que lo hacemos nosotros. Una vez que reconozca que la cama significa que es tiempo de dormir, él querrá ir a la cama cuando esté cansado, como lo hacemos nosotros, y se relajará poco después de ser colocado en ella. Tomará unos cuantos días de conciliar el sueñoen su cama de forma consistente para aprender a asociar su cama con el sueño. Él sólo puede aprender esto si le das la oportunidad de aprender.

Esto no significa que nunca podrá dormir en otro lugar, pero trata de proporcionar un entorno de sueño tan similar a su cama como sea posible, por ejemplo, otra cuna, una cuna portátil, el asiento para bebés del auto o su cochecito. Si estás de compras, por ejemplo, presta atención a los signos de cansancio. Entonces llévalo a un entorno tranquilo, baja la parte de atrás de su cochecito para que sea lo más plano posible, prepáralo para dormir envolviéndolo si tiene menos de tres meses de edad, y reduce la estimulación visual colocando una envoltura de muselina sobre la parte delantera de su cochecito. De ser posible, evitamecerlo para que se duerma ya que esto podría convertirse en una asociación negativa del sueño si se repite. Mécelo para calmarlo, si es necesario, pero detente antes de que se duerma. Una vez que está dormido, puedes seguir comprando.

## Envolver

Envolver implica envolver con firmeza a un bebé, sin dejar apretado, en una frazada para envolver, cobija de cuna o manta ligera. Envolver aplica una presión suave a las extremidades del bebé, recreando la sensación de contención y seguridad que experimentó en el útero.

Envolver promueve un sueño más prolongado y reduce la frecuencia de los despertares en bebés menores de cuatro meses.[19] La sensación de contención tranquiliza a los bebés recién nacidos. Además, los recién nacidos a suelen asustarse mientras se quedan dormidos, y durante los micro despertares entre los ciclos de sueño.[20]Envolverlos evita los movimientos involuntarios de las extremidades asociados con el reflejo de sobresalto que pueden despertar al bebé. Asegúrate de que siga firmemente envuelto a lo largo de su sueño. Si se afloja, su entorno ha cambiado y puede despertarse. El truco está en aprender a envolverlo correctamente.

> **Cómo envolver a un bebé**
>
> - Coloca la frazada, manta o sábana para envolver sobre una superficie plana, como una cama.
> - Coloca a tu bebé sobre su espalda en el centro de la envoltura con el borde superior de la envoltura a la altura de la parte posterior de su cuello.
> - Con una mano, sostén suavemente su brazo izquierdo sobre su pecho en una posición cómoda. Tira de la esquina más cercana al hombro izquierdo del bebé en diagonal sobre el brazo y el cuerpo y mete el borde bajo su espalda. Haz lo mismo con el lado derecho.
> - Abre ligeramente el borde inferior de la envoltura y tira de él hacia la barbilla de tu bebé, asegurándote de que sus piernas tengan espacio para estirarse.
> - Mete ambas esquinas bajo su espalda (una de las esquinas a la izquierda la otra a la derecha). Luego mete un extremo en el otro, o coloca un gancho o cinta en el extremo de abajo, para evitar que se afloje.

Hay muchas maneras de envolver a un bebé; ésta es sólo una de ellas. Si tienes dificultades para envolver a tu bebé, pídele a tu médico, enfermera comunitaria o a una madre con experiencia que te muestre cómo hacerlo.

Usar una envoltura hecha de tela que se estire poco le permite a tu bebé moverse un poco sin llegar a desenvolverse. Asegúrate de usar una tela ligera, como la muselina, cuando hace calor.

Asociaciones del sueño | 73

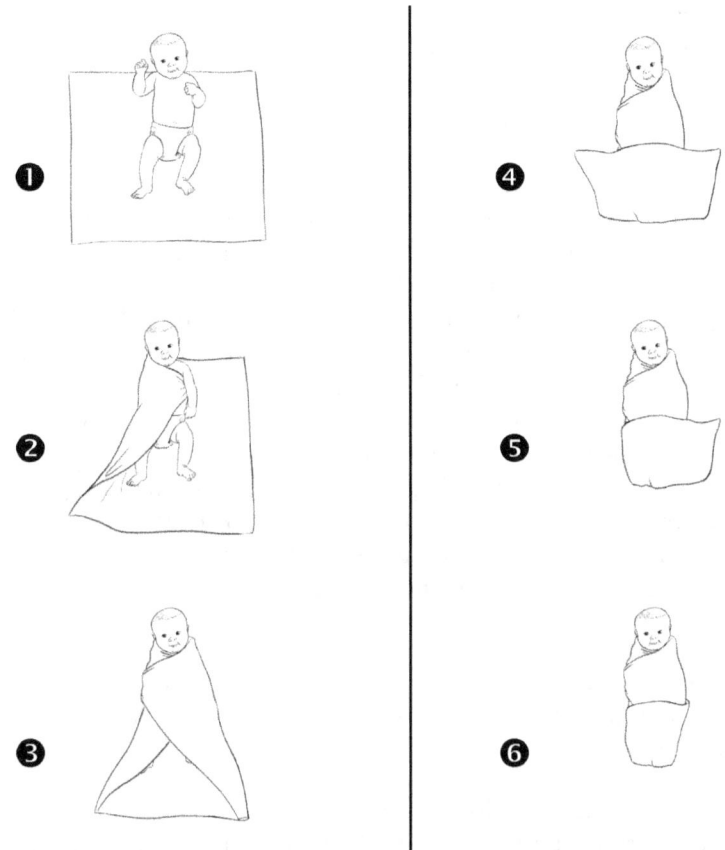

**Diagrama 5.2: Pasos para envolver un bebé**

Los beneficios de envolver en relación el sueño una vez tu bebé disminuye cuando cumple los tres o cuatro meses de edad. Para entonces, el reflejo de sobresalto de tu bebé se habrá desvanecido y tendrá un mayor control delmovimiento de sus extremidades y podráchupar sus manos para auto-calmarse. Si notas que tu bebé chupa sus manos, considera envolverlo con un brazo por fuera o dejar de envolverlo por completo y vestirlo en cambio con un saco de dormir para bebés. Muchos padres confunden la recién descubierta capacidad de su bebé dechupar repetidamente sus puños a los tres meses de edad como un signo de dentición. No tiene nada que ver con la dentición. El bebé se está calmando a sí mismo. Una habilidad que no tenía a una edad más temprana.

Si tu bebé tiene más de ocho semanas de edad y nunca antes ha sido envuelto para dormir, no vale la pena hacerlo si le molesta. Prueba en cambio un saco de dormir para bebés.

## Saco de dormir para bebés

A medida que tu bebé madura físicamente, naturalmente tendrá más movilidad. Una vez que comienza a darse la vuelta – generalmente alrededor de los cuatro meses – el riesgo de que se dé la vuelta porfuera de las cobijasmientras duerme y se despierte sintiendo frío aumenta. Un saco de dormir para bebés tiene mangas o agujeros en los brazos para que el bebé pueda mover libremente los brazos, y están diseñados para proporcionar calor sin otra ropa de cama.

Tu bebé no se puede escapar de un saco de dormir, así que, como siempre, es necesario tener cuidado para evitar el sobrecalentamiento. Algunos fabricantes ofrecen un Nivel TOG (calificación térmica global) que indica qué tan caliente va a ponerse el saco, para ayudar a los padres a elegir el saco de dormir correcto. Cuanto mayor sea el TOG, más caliente será el producto. Unnivel TOG de:

- 0.5 es muy ligero, para el clima cálido
- 1 es para sacos de dormir ligeros para el verano
- 3 es para los sacos de dormir acolchados o lanosos para invierno.

Además, debes considerar los factores externos al elegir un saco de dormir, tales como el tipo de ropa usada, la temperatura ambiente, y el estado de salud de tu bebé.

## Chupar el dedo

Chupar es reconfortante para los bebés. Es la forma principal de calmarse. Chuparse el dedo le permite a un bebé a auto-calmarse. También puede ayudarle a acomodarse y reacomodarsepara dormir sin ayuda. La capacidad de un bebé de controlar voluntariamente los movimientos de sus brazos y chupar el pulgar o los dedos cuando él quiera generalmente comienza a desarrollarse alrededor de los tres meses de edad. Pero se necesita práctica antes de que domine las habilidades que necesita para auto-calmarse.

Muchos padres evitan que su bebé se calme a si mismosacando la mano de su boca o dándoles un chupete, por temor a futuros problemas dentales, pero esto sólo es un problema si el niño continúa una vez que los dientes permanentes comienzan a surgir, por lo general después de los seis años de edad. Algunos padres piensan que el hecho de que los bebés se chupen el dedo es antihigiénico, pero no lo es si se mantienen limpias sus manos. Mantener sus uñas cortas y suaves también evita arañazos.

## Objetos transicionales

Jean Piaget, experto Suizo en psicología evolutiva, afirmó que, a partir de aproximadamente los cuatro meses de edad, los bebés se vuelven más conscientes del entorno más allá de sus propios cuerpos.[21] Mientras que los bebés de tres meses de edad son más propensos a chupar sus pulgares y dedos para auto-calmarse, a los seis meses suelen utilizar un objeto externo suave para calmarse.[22] El uso de objetos suaves para ayudar a calmarse llega a su pico en algún momento después del primer año de vida.[23]

El psicólogo, Dr. Richard Passman ha realizado una amplia investigación sobre el uso de objetos transicionales de niños y el efecto que éstos tienen sobre el desarrollo. A través de su investigación, Passman ha descubierto que los objetos transicionales ofrecen beneficios positivos para los bebés y los niños. Por ejemplo, pueden reducir el estrés y por lo tanto el llanto, ayudarles a adaptarse a nuevas situaciones y ayuda en su aprendizaje.[24] Los bebés que utilizan objetos suaves tienen mayores porcentajes de auto-consuelo en comparación con aquellos que utilizan otros tipos de ayudas para dormir o no utilizan nada.[25]

La Academia Americana de Pediatría recomienda a los padres dar a sus hijos un objeto transicional a la hora de dormir a partir de los cuatro meses de vida.[26] SMSL y Niños Australia recomiendan que la práctica más segura es no depositar nada en la cama de un niño antes de que cumpla los dos años. Teniendo en cuenta esas opiniones tan diferentes debes decidir si un objeto transicional será seguro y apropiadopara utilizar con tu bebé.

---

**¿Verdadero o falso?**

**El apego a un objeto transicional pone en peligro al apego emocional que el bebé tiene con sus padres.**

FALSO: Un objeto transicional no tendrá un impacto en el vínculo especial que tienes con tu bebé. Su apego surge

> de su familiaridad. El olor y la sensación de su objeto transicional le recuerdan las cosas en las que encuentra consuelo: como los mimos que recibe en tus brazos. Un objeto transicional ayuda al bebé a sentirse seguro en los momentos en que está separado de ti, como cuando se va a la cama, o es cuidado por otros. Si no te es posible estar con tu bebé cada minuto de cada día, ¿no querrías que él tenga algo que le brinde una sensación de seguridad y confort?

### Ayudas del sueño positivas

Las ayudas para dormir pueden tener un efecto positivo en el sueño de un bebé, siempre y cuando no se modifiquen. Una ayuda ideal para dormir es algo que puedes llevar contigo si se espera que tu bebé duerma fuera de casa.

Sonidos que imitan los del útero, música de relajación y ruido blanco, como un ventilador en bajo, un aire acondicionado o un radio con volumen bajo, pueden ayudar a relajar a los bebés si aprenden a asociar estos sonidos con dormir. La música y el ruido blanco también pueden amortiguar el ruido de fondo repentino o no deseado, como el ruido de la casa, el tráfico de la mañana, pájaros cantando o perros ladrando. Puedes reducir gradualmente el volumen con el tiempo para que tu bebé aprenda a dormir sin él.

> Si tu bebé depende de al menos una asociación del sueño negativa, esto puede contrarrestar los beneficios de las asociaciones del sueño positivas.

## Asociaciones del sueño negativas

Hugo, de ocho semanas, se despierta varias veces mientras duerme. Él toma siestas breves durante el día y sigue cansado cuando se despierta. Por la noche, se despierta aproximadamente cada dos horas. Su madre, Lina, sospecha que es un problema físico, pero no hay nada malo con Hugo. Su sueño interrumpido se debe a que depende de una serie de asociaciones del sueño negativas. Está acostumbrado a ser abrazado en los brazos de Lina y sacudido de arriba abajo. También utiliza un chupete. Después de que se queda dormido, Lina lo coloca en su cuna y, poco después, su chupete se cae de su boca.

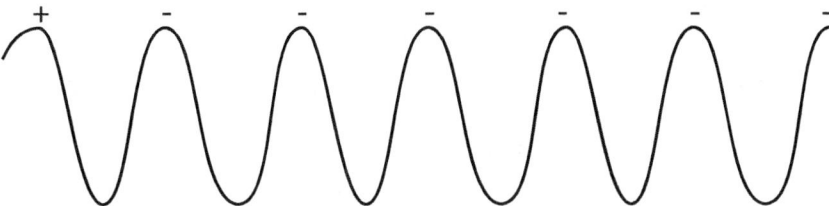

**Diagrama 5.3:** Asociaciones del sueño en el inicio del sueño y su ausencia en cada despertar

La ausencia de asociaciones del sueño familiares para un bebé cuando se despierta entre los ciclos de sueño puede causar que se despierte completamente y comience a llorar, para que estascondiciones regresen con el fin de volver a dormirse. Al mover a Hugo después de que él se ha quedado dormido, Lina quita sin saberlo las asociaciones del sueño de Hugo. Esto es como si alguien tequitaratu almohada mientras estabas en un sueño profundo.

Las asociaciones del sueño negativas se dividen en varios subgrupos:

- entorno de sueño inadecuado o inconsistente
- métodos para conciliar el sueño con ayuda de los padres
- ayudas negativas del sueño.

### Entorno de sueño inadecuado o inconsistente

Es común tener la percepción errónea de que los bebés dormirán siempre que están cansados. ¿Te resultará difícil dormir en un concurrido centro comercial, en un partido de fútbol o en un asado familiar? Probablemente. Tu bebé no es diferente. Por supuesto, los bebés duermen en este tipo de ambientes si están agotados. Nosotros también dormiremos en lugares inverosímiles cuando nuestra necesidad de dormir se vuelve demasiado grande. ¿Alguna vez te has quedado dormido en un aeropuerto a la espera de un vuelo nocturno? No es porque el aeropuerto sea particularmente cómodo o relajante; lo más probable es que estuvieras tan cansado que ya no podías permanecer despierto. La mayoría de los bebés duermen en lugares desconocidos, pero no se calmaran o dormirántan bien como si estuvieran en un entorno de descanso familiar.

Imagina quedarte dormido en tu cama y despertarte en el sofá. Estarías asustado, incluso confundido, tal vez. ¿Y si esto sucedió en varias ocasiones? Puedes incluso llegar a estarpreocupado acerca de ir a dormir, incapaz de relajarte. Algunos bebés aceptarán un entorno de sueño inconsistente y aun así van a dormir bien; otros no lo harán. Tu bebé va a obtener un mayor sentido de seguridad si sedespierta en el mismo lugar en el que se quedó dormido.

Cambiar el entorno de sueño de tu bebé después de que él se ha quedado dormido no proporcionará el mismo sentido de seguridad que le ofrece un entorno de sueño estable. A veces esto es inevitable. Inevitable o no, si tu bebé pierde sueño durante el día, por la noche puede llegar a estar demasiado cansado y puede ser difícil de calmar.

### Métodos para conciliar el sueño con ayuda de los padres

Cualquier actividad que hagas en el momento en que tu bebé se queda dormido podría convertirse en una asociación del sueño. Por ejemplo:

- alimentación, eructos o caricias
- llevarlo en una cangurerao un cargadorde espalda para bebe
- darle palmaditas, caricias, o tocarlo para hacerle saber que estás ahí
- mecerlo en su moisés, cuna, cochecito o mecedora infantil
- acostarse junto a él en el sofá o en la cama
- conducir
- empujarlo en un cochecito mientras pasean.

Ya sea intencionalmente o no, recuerda que solo se necesita de la repetición para crear una asociación. Si utilizas una o más de estas actividades en alguna ocasión para animar a tu bebé a conciliar el sueño, no se convertirá necesariamente en una asociación del sueño. Sin embargo, si tu bebé se queda dormido regularmente durante una de estas actividades, podría aprender a asociar la actividad con el sueño.

Puedes decir '¡Pero estos métodos funcionan!'. Sí,es cierto. Pero, a largo plazo, pueden privarte tanto a ti como a tu bebé del sueño. La razón es que aprendera depender de la ayuda de otros para conciliar el sueño puede impedir que un bebé auto-regulesus patrones de sueño. Si tu bebé aprende a dependerde tu ayuda para conciliar el sueño, puede que necesite la misma ayuda para *permanecer* dormido o *volverse* a dormir. Corre el riesgo de sufrir defalta de sueño si tú no puedes proporcionar esta ayuda durante todo el tiempo que necesite dormir, las 24 horas del día.Si lo haces, tú correrás el riesgo de sufrir de falta de sueño.

Al ayudar a tu bebé a conciliar el sueño puedes minimizar o evitar las lágrimas en el momento en el que se va a dormir. Sin embargo, si no está durmiendo lo suficiente debido a su dependencia en la ayuda de otros para regular sus patrones de sueño, él va a sentirse incómodo o triste, y puede que llore aún más en otros momentos. Si él está demasiado cansado probablemente va a llorar, incluso cuando intentas ayudarlo a conciliar el sueño, por lo que después de todo podrías no evitar las lágrimas.

### ¿Verdadero o falso?

**1. Los bebés necesitan ayuda para conciliar el sueño.**

FALSO: Los bebés son capaces de conciliar el sueño sin ayuda externa desde el nacimiento. Se van a dormir sin ayuda cuando se encuentran en el útero. Inconscientemente, los patrones de cuidado de los padres animan a los bebés a asociar el sueño con ciertas actividades que requieren de su participación. Los bebés luego quieren ayuda porque eso es lo que han aprendido a esperar. Esto no es lo mismo a necesitar ayuda para conciliar el sueño.

**2. Los bebés con el tiempo aprenden a dormir sin ayuda.**

VERDADERO: La mayoría de los niños aprenden a dormir de forma independiente con el tiempo. Si los padres no los alientan a hacerlo cuando son bebés,, la edad promedio para que esto suceda es a los tres a cuatro años. Algunos niños aún quieren la ayuda de sus padres para irse a dormir por la tarde y durante la noche a los siete años. Entre el 15 y el 27 por ciento de los niños en edad escolar experimentan problemas de sueño.[27] Los hábitos de sueño se aprenden. Los padres pueden animar y apoyar hábitos saludables de sueño durante la infancia y evitar años de estrés para sus hijos y para ellos mismos.

## Ayudas del sueño negativas

Una vez que tu bebé depende de tu ayuda para conciliar el sueño y permanecer dormido, te agotarás y, en su lugar, intentarás fomentar que dependa de algún tipo de ayuda para dormir. Una ayuda para dormir es cualquier elemento o dispositivo que calme al bebé en tu ausencia. Las ayudas para dormir incluyen:

- chupetes (chupones)
- columpios mecánicos infantiles
- música, canciones de cuna en CD o la radio
- ruido blanco, por ejemplo ventiladores, aspiradoras o secadores de pelo
- móviles de cuerda
- hamaca de bebé
- dispositivos que vibran o mecen la cuna o moisés de un bebé.

Una vez que tu bebé ha aprendido a depender de una ayuda del sueño en particular para ir a dormir, laayuda del sueño debe permanecer presente; los cambios pueden perturbar su sueño. Si la ayuda no se mantiene presente y sin cambios durante todo el sueño de tu bebé entonces es probable que encaje en la categoría de asociaciones del sueño negativas. Si la ayuda no es portátil, a tu bebé puede resultarle difícil dormir en otro lugar. Ten ésto en mente cuando elijas las ayudas del sueño.

## Chupetes

Los chupetes son la ayuda para dormir más promovida. Muchos padres proporcionarán un chupete durante las primeras semanas de vida, cuando el bebé no logra llevar su pequeño puño a la boca para satisfacer su necesidad de chupar. En consecuencia, el bebé puede aprender a dependerde un chupete para conciliar el sueño. Si bien un chupete puede ayudar a un bebe a conciliar el sueño sin lágrimas, puede que existan desventajas para los bebés asociadas con usarlos, incluyendo:

- **Tiempo que tarda en irse a dormir (transición despierto-dormido):** Si el bebé ha aprendido a asociar un chupete con conciliar el sueño, a medida que comienza a entrar en la etapa 1 del sueño, el naturalmente va a dejar de chupar. Irónicamente, esta pausa crea un cambio en sus asociaciones del sueño que podría causar que se despierte. Él puede repetir esto varias veces antes de dormirse. Si el chupete se sigue cayendo de su boca mientras que él está tratando de quedarse dormido, esto va a retrasar el inicio del sueño, especialmente si tiene que gritar para que se lo devuelvan.

- **Desvelo:** Cuando el bebé entra en un sueño profundo, su cuerpo, incluyendo su mandíbula, se relaja, y el chupete se cae. Casi dos tercios de los bebés pierden sus chupetes a los 30 minutos de quedarse dormidos.[28] Una vez más, el cambio en sus asociaciones del sueño, la ausencia de su chupete, puede despertarlo antes de que él hayadormido lo suficiente. Durante la noche, la mayoría de los bebés suelen volver a dormirse rápidamente una vez que su chupete ha sido devuelto. Sin embargo, durante el día, los chupetes pueden hacer que las siestas duren solamente un ciclo de sueño. Durante las siestas diurnas, una vez que el bebé se ha despertado y llorapara que le devuelvan su chupete, podría estar demasiado molesto o alerta para volver a dormirse incluso si todavía está cansado. Una siesta breve puede ser suficiente para calmar un poco el cansancio y evitar que se vuelva a dormir, pero puede no recargar sus energías. Pronto estará quejándose y necesitará dormir de nuevo.
- **Falta de sueño infantil:** Si tu bebé no duerme lo suficiente durante el día, su deuda de sueño se acumula. Esto provoca que esté inquietoal final de la tarde o al anochecer.
- **Falta de sueño de los padres:** Los padres de bebés que dependen de chupetes como una asociación del sueño pueden sufrir si son despertados varias veces durante la noche, a menudo de un sueño profundo, para levantarse, encontrar y devolver el chupete a su bebé.
- **Inhibición de las habilidades auto-calmantes:** Cuando un bebé usa un chupete para satisfacer sus necesidades de succión, tiene pocos incentivos para aprender a auto-calmarsechupándose los dedos.
- **Problemas de lactancia:** El uso del chupete está vinculado con problemas para establecer la lactancia materna.[29] Los chupetes también están conectados a una interrupción temprana de la lactancia materna.[30]
- **Candidiasis oral:** El uso de chupetes no esterilizados está asociado con un mayor riesgo de contraer candidiasis oral.[31]
- **Infecciones de oído:** Chupar un chupete mientras se está acostado está vinculado a un mayor riesgo de infecciones de oído medio en bebés de más de seis meses.[32]

- **Retraso de habla:** El uso excesivo de chupetes ha sido asociado con el retraso en el habla.[33] Es difícil para el bebé practicar hacer sonidos con un chupete en la boca.
- **Problemas dentales:** El uso prolongado de chupete pueden causar dientes torcidos.[34]

Los chupetes no son del todo negativos. Los bebés que usan chupetes parecen tener un menor riesgo de sufrir Síndrome de Muerte Súbita del Lactante (SMSL), posiblemente porque los bebés que usan chupete tienen un sueño más ligero.[35]

No todos los bebés experimentan las desventajas del uso del chupete. Algunos duermen bien, tengan o no un chupete en la boca. Para Carlos y Nelson, sin embargo, no era así. María no sospechaba que el chupete de Carlos fuese el responsable de sus siestas de 20 minutos durante el día porque él dormía durante largos períodos durante la noche después de que se le había caído. La razón por la que Carlos dormía tan profundamente por la noche era porque no estaba durmiendo lo suficiente durante el día debido a que su chupete se caía e interrumpía sus siestas. Por la noche, él simplemente estaba demasiado agotado para hacer un escándalo para que le devuelvan su chupete.

La madre de Nelson no sospechaba que su dependencia del chupete fuese la causa de su estado de desvelo durante la noche porque Nelson había utilizado un chupete desde su nacimiento, y durante los primeros meses había dormido bien. Pero cuando llegó a los cuatro meses, se comenzó a despertar excesivamente durante la noche. A esa edad, los bebés pasan por una etapa de crecimiento intelectual donde la conciencia de su entorno se expande.[36] Lo que no había sido un problema en el pasado ahora se había convertido en uno, debido a la mayor conciencia de Nelson sobre su entorno y su memoria mejorada.

---

### ¿Verdadero o falso?

**1. Quitarle el chupete a tu bebé después de que él se ha quedado dormido evitará que se despierte mientras duerme.**

FALSO: Si el sueño de tu bebé se altera porque su chupete no está presente, no hará ninguna diferencia si se cae o si se lo quitas, de cualquier manera le hará falta.

> **2. Colocar uno o varios chupetes en la cuna fáciles de alcanzar o pegar un chupete a la ropa del bebé le permitirá encontrar su chupete.**
>
> VERDADERO: Entre las edades de 12 y 18 meses, muchos niños empiezan a buscar sus chupetes cuando se despiertan de dormir, pero para hacerlo, deben estar completamente despiertos. Una vez que tu niño se despierta, lo más probable es que no termine su siesta durante el día, por lo tanto, es posible que pierda sueño. Puede que por la noche él llore para ser tranquilizado por la presencia de mamá o papá.

Profesionales de la salud y educadores de crianza bien intencionados aconsejan rutinariamente a los padres dormir a sus bebés con cólicos o reflujo mediante uno o más métodos para conciliar el sueño con ayuda de los padres, o proporcionando un chupete. Sin embargo, el fomentar que un bebé dependa de asociaciones del sueño negativas puede contribuir a, o ser el único responsable de la aflicción del bebé. **La dependencia aprendida incluso una sola asociación del sueño negativa puede aumentar el riesgo de la falta de sueño.** El malestar mostrado por bebés que sufren de falta de sueño con frecuencia se atribuye erróneamente a los cólicos, al reflujo y otros problemas físicos. No sabrás hasta qué punto las asociaciones del sueño negativas pueden afectar el sueño de tu bebé, y así contribuir a su comportamiento inquieto, hasta que él aprenda a dormir sin ellas. Puede que descubras que tu bebé con cólicos o reflujo se ha "curado" de repente.

## Identificar asociaciones del sueño del bebé

Observa cómo tu bebé se queda dormido normalmente, tomando nota de cada asociación del sueño. Divídelas en ayudas de los padres y ayudas pada dormir positivas, y anótalas en las tablas correspondientes a continuación. También, incluye cualquiera que sientas que podría ser apropiada para su etapa de desarrollo pero que no estás proporcionando actualmente.

## Tabla 5.2: Asociaciones del sueño positivas

| Señales del sueño positivas |
| --- |
| Por ejemplo, la cama del bebé, envolverlo, el saco de dormir infantil, chupar dedo, manta de seguridad o juguete. |
|  |
|  |
|  |

## Tabla 5.3: Métodos para conciliar el sueño con ayuda de los padres

| Métodos para conciliar el sueño con ayuda de los padres |
| --- |
| Por ejemplo, alimentarlo hasta que se duerma, que se quede dormido en tus brazos, cargador, cabestrillo de bebé, darle palmaditas, acariciarlo, mecerlo, mientras está en un carro en movimiento o un cochecito. |
|  |
|  |
|  |

Para la siguiente tabla, recuerda que una ayuda para dormir debe permanecer de manera consistentea lo largo de todo el sueño del bebé con el fin de ser clasificado como una asociación del sueño positiva. Anota si la ayuda para dormir es positiva o negativa.

## Tabla 5.4: Ayudas para dormir

| Ayudas para dormir |
| --- |
| Por ejemplo, el chupete, el columpio, música, ruido blanco, un móvil y cualquier cosa en el entorno de sueño que proporcione luz, movimiento o ruido al quedarse dormido. |
|  |
|  |
|  |

## Decidir qué hacer

No hay prácticas correctas o incorrectas para acostar a dormir un niño. Es una cuestión de encontrar la manera que mejor funcione para tu bebé y tu familia. Si tu bebé es feliz, saludable y próspero y tú estás satisfecho con la forma en que duerme, entonces no es necesario realizar ningún cambio, a pesar de lo que digan los demás. Sin embargo, si las cosas no son color de rosa en tu casa – ya sea porque el bebé no está durmiendo lo tanto como necesita o tú no estás durmiendo lo suficiente debido a sus hábitos de dormir – entonces debes decidir qué hacer.

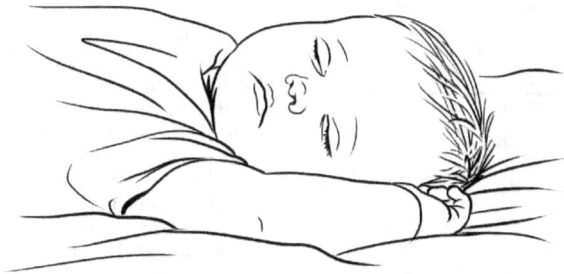

## Diagrama 5.4: ¿Cómo decidir?

**P1: ¿El problema de sueño de tu bebé es un inconveniente menor?**

→ SI → Es posible que prefieras dejar las cosas como están o considerar las opciones disponibles para cambiar la situación. Ver pregunta 2.

↓ NO

**P2: ¿El bebé depende de ayudas para dormir, por ejemplo, chupete, biberón, ruido blanco o columpio para niños, para ir a dormir?**

→ SI → Asegúrate de que la ayuda para dormir esté disponible cada vez que se duerma y que permanezca constante mientras duerme. Si eso no es posible, considera suspender la ayuda para dormir para desalentar la dependencia. Ver pregunta 3.

↓ NO

**P3: ¿Ayudas activamente al bebé a que se duerma de alguna manera, por ejemplo, dándole pecho, abrazos, palmaditas o meciéndolo para que se duerma?**

→ NO → Si tu bebé no depende de ninguna asociación del sueño negativa, consulta el Capítulo 14 para posibles problemas con el ritmo circadiano.

↓ SI

**P4: ¿Eres feliz ayudando a tu bebé a conciliar el sueño y volver a quedarse dormido todo el tiempo y con la frecuencia que él quiera?**

→ SI → Cuando tu bebé muestra signos tempranos de cansancio, proporciónale sus asociaciones del sueño, aceptando que puede que se despierte prematuramente si retiras la ayuda. A medida que se despierta entre los ciclos de sueño, ayúdale a volver a dormirse. Puedes encontrar útiles los métodos para dormir con ayuda de los padres como el *colecho* (Capítulo 8) o el *tranquilizar de manera practica* (Capítulo 10).

→ NO → Proporcionar ese nivel de apoyo puede ser física, emocional y socialmente inalcanzable. Ver pregunta 5.

↓

**P5: ¿Estás dispuesto a fomentar que tu bebé se duerma sin tu ayuda?**

→ SI → Consulta el Capítulo 5 sobre como cambiar las asociaciones del sueño infantil a asociaciones positivas para mejorar la calidad del sueño tanto para ti como para tu bebé.

→ NO → Si no puedes ayudar constantemente a tu bebé a dormirse, pero no estás dispuesto a alentarlo a aprender a dormirse sin tu ayuda, averigua si familia y/o amigos pueden proporcionartedescansos periódicos.

↓

**Q6. ¿Te estás ahogando en la depresión? ¿Existe el riesgo de que lastimes a tu bebé por estar muy cansado?**

→ SI → Obtén ayuda inmediatamente. Consulta a tu médico de cabecera. Averigua si tu conyugue/pareja, familia o amigos pueden ayudarte a manejar o ayudar a cambiar las asociaciones de sueño de tu bebé, para que las cosas sean más fáciles de sobrellevar.

→ NO → Consulta el Capítulo 11 para obtener una lista de los métodos de conciliar el sueño de manera independiente.

**Puntos clave**

- Un bebé puede aprender asociaciones del sueño a los pocos días de nacer. Les enseñamos a depender de este tipo de asociaciones con las prácticas queempleamos para hacerlos dormir.
- La dependencia de asociaciones del sueño negativas aprendida es la causa más común por la cual todos los bebés y niños saludables y prósperos experimentan sueño interrumpido.
- No todos los bebés experimentan trastornos del sueño cuando dependen de asociaciones del sueño en base a la ayuda de los padres o ayudas del sueño negativas.
- Un bebé cambiará las asociaciones del sueño en función del tipo de atención recibida por los padres y cuidadores.
- Un bebé necesita orientación y apoyo para cambiar sus asociaciones del sueño.
- Si te siente deprimido o piensas en hacerle daño a tu bebé, busca ayuda profesional tan pronto como sea posible.

# 6
# Entrenamiento para dormir

> **Temas**
>
> ¿Qué es el entrenamiento para dormir?
> ¿Qué implica?
> ¿Cómo funciona?
> ¿A qué edad se puede iniciar el entrenamiento para dormir?
> El gran debate: ¿Qué dicen los seguidores y los detractores acerca del entrenamiento para dormir?
> Las cinco preocupaciones más frecuentes acerca del entrenamiento para dormir - ¿Son validas?

Yo estaba sentada junto a Juan en el avión y nos pusimos a hablar. Él me preguntó qué hacía. Después de decirle, me preguntó: "¿Qué piensas del entrenamiento para dormir?" Antes de que tuviera la oportunidad de responder, continuó, "Yo creo que es cruel. Las personas tienen un bebé y después lo ponen en una cuna en el otro extremo de la casa para que no puedan oírlo llorar."

"¿Tienes hijos?" Le pregunté.

"Sí, uno. Durmió en la cama con nosotros todas las noches hasta que cumplió siete."

"¿Siete meses?"

"No, siete años." Él se rió entre dientes. "Algunas noches yo tenía que dormir en la cama de repuesto, pero hicimos lo que teníamos que hacer. Los niños deben dormir con sus padres. Esto les ayuda a sentirse seguros."

Juan ciertamente tenía opiniones fuertes sobre lo que los padres deben hacer en base a sus creencias personales. A veces me parece que debo desafiar las creencias preconcebidas de los padres acerca de lo que es el entrenamiento para dormir y lo que implica. Sin embargo, Juan no estaba experimentando una crisis de sueño del bebé, así que cambié el tema y disfruté el vuelo.

La sola mención de las palabras 'entrenamiento para dormir' puede enfurecer a algunas personas. Afirman que es inhumano, que traumatiza psicológicamente a los bebés, rompe su confianza, y los entrena para que no lloren. Si estas cosas son ciertas, ¿por qué es el entrenamiento para dormir promovido por tantos profesionales de la salud con conocimientos en desarrollo infantil? ¿Y por qué innumerables padres juran que el entrenamiento para dormir mejora la felicidad de su bebé, y la calidad de vida de toda la familia? ¿Quién tiene la razón?

Durante muchos años tuve la firme creencia de que el entrenamiento para dormir no era aconsejable. Mis propios bebés fueron amamantados o abrazados para dormir desde recién nacidos y, más tarde, mecidos con palmaditas en la espalda hasta quedarse dormidos. No me di cuenta de que podía enseñarles a conciliar el sueño por su cuenta sin dejarlos llorando. Dejar a mis bebés llorar solos hasta que llegaran a estar tan exhaustos que se durmieranno era algo que estaba dispuesta a hacer. En consecuencia, mis hijos aprendieron a depender de mi ayuda para conciliar el sueño. Uno o más se despertaban durante la noche y lloraban hasta que mi esposo o yo íbamos a ayudarlos a volverse a dormir.

Tomó nueve años desdeel nacimiento de mi primer hijo hasta que el más joven durmió toda la noche. Durante nueve años crié, trabajé y sobreviví en un estado crónico de falta de sueño. No tengo ninguna duda de que fue una contribución importante a los episodios de depresión postnatal que sufrí durante ese tiempo. La depresión y la fatiga físicaconstante causaron tensión en nuestra familia hasta el punto que mi matrimonio estaba al borde del colapso.

Sólo cuando me convertí en enfermera de salud infantil cambió mi opinión sobre el entrenamiento para dormir. Llegué a presenciar de primera mano los muchos beneficios que el entrenamiento para dormirbrinda a los bebés y sus familias. Descubrí que mis preocupaciones anteriores con respecto al entrenamiento para dormir estaban basadas en concepciones erróneas.

## ¿Qué es el entrenamiento para dormir?

Sea que te des cuenta o no, tú le enseñas, en otras palabras *entrenas*, a tu bebé cómo dormir desde el momento de su nacimiento. La mayoría de los bebés aprenden a asociar condiciones particulares, actividades u objetos con dormir en tan solo semanas o incluso unos días después denacer. Probablemente ya conoces el modo preferido de conciliar el sueño de tú bebé: con un chupete, biberón o pecho en la boca, en su cuna o alzado en brazos, cuando le dan palmaditas o la mecenpara dormir o tal vez cuando pasean en el auto.

Pocos padres piensan acerca de cómo sus acciones influyen en los hábitos de sueño de su bebé. De ahí que la mayoría de los bebés están entrenados accidentalmente a asociar ciertas condiciones con dormir. Estas pueden ser asociaciones del sueño positivas o negativas dependiendo de las acciones de los padres o cuidadores cuando el bebé se queda dormido.

> **Asociaciones del sueño positivas y negativas: ¿Cuál es la diferencia?**
>
> Si algo ayuda a tu bebé a conciliar el sueño y está presente cuando ella despierta entre los ciclos del sueño, es una asociación positiva. Si ha desaparecido cuando ella despierta entre los ciclos del sueño, es una asociación negativa.

Los bebés que aprenden a depender de asociaciones del sueño negativas son más propensos a sufrir problemas del sueño, incluyendo patrones de sueño interrumpido dificultad para conciliar el sueño.

Tu bebé aprende a realizar asociaciones del sueño. Estas pueden ser alteradas cambiando la forma en que se acuesta a dormir a la bebé. Sólo se necesita de la repetición para que se pueden aprender nuevas asociaciones. 'El entrenamiento para dormir' es una frase acuñada por el pediatra estadounidense, el Dr. Marc Weissbluth, parasugerir que los padres pueden ayudar a sus hijos a aprender hábitos para dormir.[37]La diferencia entre el entrenamiento accidental y el entrenamiento para dormir se reduce a estar consciente de ello. La mayoría de los padres sólo consideranel entrenamiento para dormir después de haber descubierto que su entrenamiento accidental ha dado lugar a problemas de sueño.

El entrenamiento para dormir está diseñado para resolver los problemas de sueño de un bebé, al desalentar la dependencia de asociaciones del sueño negativas. Si los problemas de sueño del bebé se relacionan con alguna otra causa, tal como un problema físico o los horarios de los patrones de alimentación y sueño, el entrenamiento para dormir podría no ayudar.

## ¿Cómo funciona el entrenamiento para dormir?

Las estrategias más eficaces de entrenamiento para dormir implican el uso de 'extinción', una técnica de modificación de comportamiento. La extinción funciona sobre el principio de que si un determinado comportamiento no se refuerza, este se desvanecerá y eventualmente desaparecerá. Por lo tanto, cuando tu bebé depende de una asociación del sueño negativa, por ejemplo ser abrazadapara dormir, y dejas de abrazarla hasta que se duerme, su dependencia de quedarse dormida de esta manera se desvanece y desaparece.

La extinción *no* es algo nuevo. Los padres siempre la han utilizado instintivamente para modificar el comportamiento de los niños. El reconocido psicólogo, BF Skinner, simplemente le dio un nombre. La extinción se puede utilizar de varias maneras para cambiar las asociaciones del sueño que un bebé aprendió previamente, incluyendo:

- **Extinción no modificada:**detenerlas asociaciones del sueño negativas consistentemente y dejarque el bebé llore.
- **Extinción modificada:**detener las asociaciones del sueño negativasconsistentemente, pero consolar o tranquilizar al bebé de vez en cuando si se molesta.
- **Extinción gradual:**detener las asociaciones del sueño negativas en ocasiones, pero brindarlasotras veces. Por ejemplo, ya no ayudas a tu bebé a conciliar el sueño por la noche, pero si lo haces durante el día (o viceversa).

La extinción gradual normalmente toma más tiempo y tiene un mayor índice de fracaso porque el bebé está provisto de asociaciones del sueño negativas de a ratos.

## ¿En qué consiste el entrenamiento para dormir?

El entrenamiento para dormir implica:

- cambiar las prácticas de dormir del bebé
- una fase de aprendizaje y
- consistencia para reforzar los nuevos hábitos de sueño de tu bebé.

### Cambiar las prácticas de dormir del bebé

Tu bebé no tiene la capacidad de cambiar sus asociaciones del sueño sin tu orientación y apoyo. Recuerda, tus acciones la llevaron a desarrollar ciertas asociaciones del sueño, positivas o negativas, en primer lugar. Mientras continúes haciéndola dormir de la misma manera, ella no va a aprender nuevas asociaciones del sueño, y cualquier problema del sueño asociado a dicho modo de hacerla dormir probablemente continuará. La única forma de hacer que tu bebé aprenda nuevas asociaciones de sueño será cambiar tus prácticas para dormirla.

En el capítulo anterior, identificastelas asociaciones del sueño de tu bebé. Piensa con cuidado acerca de cuáles deseasextinguir y cuáles deseas fomentar.

> Las claves para la extinción son la consistencia, la paciencia y la perseverancia. Los hábitos de sueño no se aprenden en un día; tampoco olvidan en un día.

### Fase de aprendizaje

Aprender nuevas asociaciones del sueño lleva tiempo. La duración de la fase de aprendizaje puede variar desde unos pocos días a unas cuantas semanas o incluso algunos meses. El tiempo que tarde depende del tipo de método que elijas y lo consistente que seas.

Durante la fase de aprendizaje, la consistencia es la clave del éxito. La inconsistencia engendra confusión, lo cual es comprensible. Sin consistencia, no hay manera de estar seguro de que los hábitos de sueño del bebé van a cambiar.

Ya sea el caso de un niño o un adulto, el tiempo que toma cambiar nuestras asociaciones del sueño es casi igual. Por lo tanto, esperar hasta que tu bebé sea mayor no lo hará más fácil.

Durante la fase de aprendizaje, debes estar preparado para hallar resistencia.

### Llanto de protesta

Tu bebé no tiene *ningún* deseo de cambiar los hábitos de sueño que le son familiares por algo que en un principio se sentirá extraño para ella. Así que, comprensiblemente, se resistirá a tus intentos de cambiar sus asociaciones del sueño. Durante la fase de aprendizaje, puedes esperar una 'explosión de respuesta post-extinción' (ERPE): es decir, aumento en el llanto, también conocido como llanto de protesta. El llanto de protesta se detendrá tan pronto como entres a la habitación, o cuando alces a tu bebé, o si restauras sus asociaciones del sueño familiares. En otras palabras, se detiene cuando ella consigue lo que quiere o cree que va a conseguir lo que quiere. (Ella también va a llorar si tiene hambre así que asegúrate de descartar eso primero.)

El punto en el que tu bebé dejará de llorar dependerá de su capacidad para vincular una serie de eventos. Un bebé de más edad podría dejar de llorar cuando tú entras en la habitación, o tan pronto como la levantes, pero empieza de nuevo una vez que se da cuenta de que no vas a darle lo que quiere. Un bebé más pequeño podría seguir llorando hasta que restaures sus asociaciones del sueño familiares o la calmes de una manera diferente. Inicialmente ella continuará con la protesta hasta que esté demasiado cansada como para seguir más.

La razón por la que ella protesta es que las condiciones, actividades o apoyos que ha aprendido a asociar con el sueño ya no están ahí para ayudarla a sentirse segura. Es comprensible que, en un principio, el cambio la haga que sentir confundida, frustrada, enojada o molesta. Desde la perspectiva de tu bebé, las cosas no están bien y ella te lo hará saber. Esto no significa que no debas continuar. Su estado de confusión y malestar disminuirá a medida que aprenda nuevas asociaciones del sueño. El llanto de protesta suele ser temporal. Siempre y cuando seas consistente y persistente animándola a conciliar el sueño en la nueva forma, su llanto de protesta disminuirá a medida que la fase de aprendizaje progrese, e incluso puede que llegue a llorar menos que antes de empezar el entrenamiento para dormir, especialmente si antes sufría de falta de sueño.

### ¿Puede evitarse el llanto?

¡A nadie le gusta oír a su bebé llorar! A todos nos gustaría que exista un método rápido y eficazparahacer dormir a nuestro bebé que arregle su problema de sueño sin lágrimas. Si esto es realista o no, depende de muchos factores, tales como:

- el método que elijas para hacer dormir a tu bebé
- la asociación del sueño que deseas desalentar
- la presencia de otras asociaciones del sueño
- la edad de tu bebé
- el temperamento de tu bebé y
- si tu bebé ya está afligida debido a la falta de sueño.

Como regla general, cuanto más rápido desees resolver el problema, más significativos y abruptos deberán ser cambios y más probable será que tu bebé llore en señal de protesta. Pero si puedes tomar las cosas con calma y hacer una serie de cambios pequeños en un período de tiempo más largo, esto puede hacer de su llanto de protesta un alboroto pequeño. Sin embargo, si tu bebé llora o no, no depende únicamente de tu elección de un método para dormir, sino también de la o las asociaciones del sueño que deseas desalentar. Si, por ejemplo, tu bebé ha aprendido a depender de la alimentación o de chupar como una manera de conciliar el sueño esto será muy de difícil cambiar sin que llore en señal de protesta. Una vez que ya no se le permite dormirse mientras que come o con un chupete, no habrá más que hacer que dejarla llorar. Si persistes, ella puede aprender a auto-calmarse chupándose el dedo si tiene más de tres meses de edad, o aprender a dormirse sin chupar. Algunos – pero no todos –bebés aprenden muy rápidamente.

Entre más significativos o numerosos sean los cambios en tu práctica parahacer dormir, más probable será que tu bebé proteste. Si eliminas varias asociaciones del sueño negativas a la vez, es probable que ella llore. Si eliminas uno a la vez puedes limitar el llanto o la angustia, pero debes aceptar que se necesitará más tiempo para resolver su problema de sueño. Si tu bebé tiene la ayuda de asociaciones del sueño positivas, como quedarse dormida en su cama, estar envuelta, tiene saco de dormir infantil, se chupa el dedo o tiene una manta de seguridad o un juguete, que ya ha aprendido a asociar con el sueño, estos pueden ayudar a dormirla con un mínimo de quejas o llanto cuando detienes una asociación del sueño negativa. Sin embargo, si aún no ha aprendido a asociar estas cosas con el sueño, estas requerirán de una fase de aprendizaje.

Cuanto mayor sea tu bebé, mayor es la conciencia global que tiene. A medida que madure, ella reconocerá incluso pequeños cambios en sus prácticas de dormir. Es por esto que muchos padres se dan cuenta de que el sueño de su bebé se deteriora alrededor de los cuatro meses. En general, los recién nacidos (desde el nacimiento hasta los tres meses) se pueden calmar de una manera diferente sin volver a las asociación del sueño problemática. Pero a partir de los cuatro meses una bebé sabe exactamente lo que quiere, lo cual es tener de vuelta sus asociaciones del sueño familiares, y probablemente no se va a calmarcon otra cosa.

Qué tan intensamente reacciona tu bebé durante la fase de aprendizaje depende también de su temperamento. Los bebés con temperamentos fáciles se adaptan más rápidamente a los cambios. Si tienesuna bebé con un temperamento efusivo, tendrá una menor tolerancia a la frustración, no aceptará tan fácilmente el cambio, y se inclinará a protestar enérgicamente incluso a los cambios más pequeños. Pero incluso una bebé de espíritu efusivo eventualmente entra en razón, si persistes.

Independientemente de estas consideraciones, si tu bebé ya se está quejando debido a la fatiga física o se siente molesta por el cansancio excesivo, es probable que no puedas resolver su problema de sueño sin que llore. Incluso si logras evitar que llore mientras ella se acuesta a dormir, su inquietud o angustia continuarán en otras ocasiones hasta que tenga el descanso que necesita.

## Mantenimiento

Un hábito debe ser reforzado o dejará de ser un hábito. Piensa en el esfuerzo necesario para ponerse en forma. Es necesario hacer ejercicio para ponerse en forma, pero también se necesita hacer ejercicio para mantenerse en forma. Es lo mismo para los hábitos de sueño de tu bebé. Es necesario alentar constantemente a tu bebé a conciliar el sueño de una forma que refuerce sus nuevos hábitos. El mantenimiento de los nuevos hábitos de sueño de tu bebé no le resultará tan difícil como la fase de aprendizajea ninguno de ustedes.

### Qué esperar durante el mantenimiento

Incluso después de que ha pasado la fase de aprendizaje, es posible que tu bebé siga llorando cuando la llevas a la cama. Algunos bebés y niños son tan curiosos y activos que parecen no reconocer cuando están cansados. Ellos pueden ponerse irritables y torpes debido a la fatiga física y aún así protestan cuando se les lleva a la cama. Por lo general el llanto es breve una vez haya pasado la fase de aprendizaje, excepto cuando la bebé está molesta debido al cansancio excesivo. La clave para evitar el cansancio excesivo es reconocer los signos tempranos de cansancio de tu bebé y proporcionarle una oportunidad para que se duerma.

### Cuando los hábitos de sueño podrían decaer

En ciertos momentos, los hábitos de sueño de los niños tienen una regresión significativa, incluyendo:

- enfermedad
- al lograr una nueva meta en el desarrollo, por ejemplo, darse la vuelta, sentarse o ponerse de pie

- mudarse de casa
- visitantes durante la noche
- vacaciones fuera de casa
- comenzar la guardería o con una niñera nueva
- el nacimiento de un hermano.

Estos son momentos en los que es probable que cambien las prácticas de acostar al bebé. Si promueves asociaciones del sueño negativas puedes esperar que los patrones de sueño y el comportamiento de tu bebé sufran una regresión.

Si encuentras que los patrones de sueño y el comportamiento de la bebé se están deteriorando, asegúrate de que otro cuidador no está acostando tu bebé mediante asociaciones del sueño negativas como abrazarla, mecerla, etc.

Habrá momentos, como cuando se enferma, en que tu bebé puede necesitar consuelo extra para conciliar el sueño. Ten en cuenta que si esto se repite con bastante frecuencia, la animará a aprender nuevas asociaciones del sueño, unas que dependen de tu ayuda. Si esto sucede, espera como resultado que se desvele con más frecuencia. El patrón de sueño interrumpido puede continuar por mucho tiempo después de que tu bebé se haya recuperado de la enfermedad. Esto no significa que no debas consolar a un niño enfermo. Los bebés y los niños necesitan consuelo adicional cuando están enfermos. Sólo significa que necesitas anticipar que podría desarrollarse un problema de comportamiento del sueño y necesitarás remediarlo después. Si deseas promover hábitos de sueño saludables una vez tu bebé esté bien otra vez, tendrás que empezar el entrenamiento para dormir desde cero. Es importante esperar hasta que tu bebé está físicamente saludable, sin embargo; asegúrate de no realizar el entrenamiento para dormir cuando tu hija está enferma.

Aunque no es técnicamente más fácil la segunda vez, y la fase de aprendizaje tampoco es más rápida, a los padres suele resultarle más fácil, ya que ya han pasado por el proceso antes y saben qué esperar. Pero, a pesar de que tu bebé ha pasado por esto antes, no va a estar más feliz por el entrenamiento y le resultará más fácil la segunda vez.

Si te preguntas si el entrenamiento para dormir es realmente necesario, dado que la fase de aprendizaje puede ser estresante para el bebé y los padres, todo se reduce a la cantidad de estrés que el problema de sueño le está causando a tu bebé, a ti y otros miembros de la familia. Sólo tú puedes decidir si vale la pena o no. El entrenamiento para dormir no es tu única opción. Consulta las Capítulo 15para otras opciones.

## ¿A qué edad se puede comenzar el entrenamiento para dormir?

El entrenamiento para dormir puede realizarse a cualquier edad. Dejar que llore y el llanto controlado no se recomiendan para bebés menores de seis meses, otros métodos se pueden utilizar con los bebés más pequeños. Una serie de métodos pueden ser utilizados con éxito en bebés de todas las edades, incluyendo recién nacidos (ver Capítulo 6).

Ten en cuenta que la mayoría de los bebés menores de seis meses, requieren de alimentación nocturna, por lo que el entrenamiento para dormir no debe usarse para detener la alimentación por la noche. Sin embargo, si tu bebé parece alimentarse en exceso durante la noche, puede que existan medidas que puedas tomar (consulta la Capítulo 15).

## El gran debate

> Soy una profesional de la salud que trabaja con madres y bebés. Me esfuerzo para proporcionar información fiable a los padres y por esta razón leo mucho. Por cada libro que he leído que respalda el entrenamiento para dormir hay otro que afirma que traumatiza psicológicamente a los bebés. Ambas partes tienen buenos argumentos y suenan muy convincentes. Sin embargo, dos puntos de vista opuestos no pueden ser correctos a la vez. ¿Podrías esclarecer esto?
> Lisa

Como profesionales de la salud tenemos el deber de proporcionarle a las familias con las que trabajamos información basada en evidencia en lugar de opiniones basadas en creencias de crianza personales o de otra persona. Esto puede ser una tarea difícil cuando estamos expuestos a información contradictoria. Con la mayoría de los temas de crianza, hay opiniones a favoracerca de qué proporciona el mejor cuidado, pero no cuando se trata del tema del entrenamiento para dormir.

### Lo que dicen los partidarios

Alrededor del 60 por ciento de los libros para padres apoyan el uso del entrenamiento para dormir.[38] Por ejemplo:

- El Dr. Marc Weissbluth es Profesor de Pediatría en la Universidad Northwestern en Chicago, EE.UU., y autor de varios libros que tratan los trastornos de sueño en niños pequeños. En su libro, *Hábitos Saludables del Sueño, niño feliz*, Weissbluth promueve un método para acostar a dormir dejando llorar al niño para bebés mayores de cuatro meses. Afirma: "Con frecuencia me referiré a ignorar todos los llantos o extinguir [dejar llorar] como la solución preferida para ayudar a tu hijo a dormir mejor porque creo que esto funciona mejor para el 20 por ciento de los bebés que tienen irritabilidad/cólico extremo; después de los cuatro meses de edad".[39] Sin embargo, él recomienda que los padres consideren probar primero con otras opciones que implican menos llanto.
- El Dr. Richard Ferber es un pediatra estadounidense y el director del Centro Pediátrico para Trastornos del Sueño en el Hospital de Niños de Boston, EE.UU., y autor de *Resuelve los problemas de sueño de tu hijo*, así como muchos artículos académicos sobre los trastornos del sueño en niños. Él es mejor conocido por su método para hacer dormir a los niños llamado 'llanto controlado', una forma modificada de extinción que implica tiempos programados para revisar y tranquilizar al niño. Ferber afirma: "El tratamiento de asociaciones del sueño inapropiadas es bastante simple y el cambio va a ser muy rápido. El sueño de un bebé joven mostrará una mejoría marcada por lo general a los pocos días, y tardará como máximo una semana o dos." [40]
- La Dra. Jodi A Mindell es profesora de Psicología en la Universidad de Saint Joseph, directora asociada del Centro de Trastornos del Sueño en el Hospital de Niños de Filadelfia, EE.UU., y autora del libro para padres *Durmiendo toda la noche* y muchas otras publicaciones sobre trastornos del sueño en niños. Mindell recomienda el uso de la extinción gradual para resolver problemas del sueño relacionados con asociaciones del sueño negativas en bebés y niños. Ella anima a los padres a enseñarles a sus niños a aprender primero a conciliar el sueño de forma independiente cuando se los hace dormir por la tarde, pero a ayudarles a volverse a dormir de forma habitual durante los despertares nocturnos.[41] Esto se basa en la teoría de que una vez que el niño aprende a dormir sin ayuda de los padres por la tarde, eventualmente aprenderá

- a volverse a dormir independientemente después de los despertares nocturnos.
- La Dra. HarrietHiscock es pediatra, Miembro de Investigación Sénior en el Centro para Salud Infantil Comunitario del Hospital Real deNiños de Melbourne, Australia, y autora de numerosos trabajos académicos sobre el llanto infantil y problemas de sueño, la prevención de problemas de conducta en etapas tempranas de la infancia, y la depresión postnatal. Hiscock promueve el uso del llanto controlado para los bebés mayores de seis meses para resolver problemas de sueño infantil y reducir la incidencia, la gravedad y la duración de la depresión postnatal materna.[42]

Estos especialistas en trastornos del sueño todos recomiendan el uso de la extinción, la extinción modificada o la extinción gradual. Un gran número de estudios muestran que estos métodos son efectivos.[43]

Una vez más, el dejar llorar y el llanto controlado generalmente no se recomiendan para bebés menores de seis meses.

## Lo que dicen los críticos

Un tercio de los libros sobre sueño infantil se oponen a utilizar cualquier método para dormir que implique ignorar el llanto de un niño, incluso por períodos breves.[44]La preocupación deriva de los posibles efectos emocionales y psicológicos de detener temporalmente tu respuesta al llanto del bebé a la hora de dormir. La mayoría de quienes se oponen al entrenamiento para dormir abogan por una respuesta rápida a la angustia del niño o del bebé para calmarlo. Por lo general promueven las prácticas de dormir con ayuda de los padres, tales como el compartir la cama, alimentar a tu bebé para dormir y acariciarlo o mecerlohasta que se duerma. (Como asociaciones del sueño negativas, tales prácticas de dormir son con frecuencia la razón por la qué los bebés duermen siestas muy breves y se despiertan con frecuencia durante la noche.) La siguiente es sólo una pequeña muestra de lo que los críticos tienen que decir acerca del entrenamiento para dormir.

- La Dra. Margot Sunderland, directora de educación en el Centro de Salud Mental Infantil en Londres, se opone a los métodos de entrenamiento para dormir que implican 'llanto prolongado'. Sin embargo, ella no define lo que constituye el llanto prolongado. En su libro, *La Ciencia de la crianza de los hijos*, Sunderland comenta: "Un bebé que es entrenado para eliminar su instinto para llorar separándolo de sus padres nunca debe confundirse con un bebé que está en un estado de calma. Sus niveles de estrés han subido, no bajado... Los bebés que son entrenados a no llorar con frecuencia se pueden ver mirando al vacío de forma fija. Allan Schore, un neuro-psicoanalista, lo llama "el punto negro en ir-a-ser" o "conservación-retirada"."[45]

- El Dr. William Sears, pediatra estadounidense y escritor de *Noches para padres* afirma que, "no responder al llanto quebranta la confianza del niño".[46] En el libro *El libro del bebé quisquilloso*, Sears afirma: "Los bebés que son "entrenados" a no expresar sus necesidades pueden parecer dóciles, obedientes, o "buenos" bebés. Sin embargo, estos bebés podrían ser bebés deprimidos que están bloqueando la expresión de sus necesidades"[47]
- Robin Grille, psicólogo y autor de *Crianza para un mundo en paz*, afirma: "Cuando el llanto controlado "tiene éxito" en enseñarle a un bebé a dormirse solo, se debe a un proceso que el neuro-biólogo Bruce Perry llama la "respuesta de la derrota"."[48]
- En su libro *Ayudando a tu bebé a dormir*, el psicólogo Beth Macgregor y la científica social AnniGethin afirman: "En términos neurológicos el entrenamiento para dormir fuerza un desajuste ampliado, o una ruptura del vinculo, dentro de un bebé... Si esto se hace en repetidas ocasiones tendrá un efecto negativo en el niño." También afirman: "El ingrediente esencial del entrenamiento para dormir es la retención de amor y comodidad de los padres."[49]
- PinkyMcKay, madre de cinco hijos y autora de *100 maneras de calmar el llanto*, afirma: "Hoy en día surgen pruebas de que la angustia por haber dejado al niño llorar (abandono) cambia la fisiología del cerebro y puede predisponer a los niños a trastornos de estrés como el pánico, la ansiedad y la depresión en la edad adulta."[50]

Estos autores, la mayoría de los cuales son profesionales de la salud capacitados, hacen algunas afirmaciones muy graves en relación con las consecuencias del entrenamiento para dormir. Pero estas afirmaciones ¿están fundadas en evidencia o opinión? Echemos un vistazo más de cerca.

## Las cinco preocupaciones principales

Los cinco preocupaciones principales son:

- daño psicológico
- daño cerebral
- enseñar al bebé a no llorar
- romper la confianza del bebé
- apego emocional inseguro.

La mayoría de las afirmaciones se derivan de estudios sobre los efectos psicológicos (el desarrollo del cerebro) y neurobiológicos (la química del cerebro) de un cuidado negligente y abusivo hacia los niños. Algunos autores incluso van tan lejos como para comparar los efectos del entrenamiento para dormir con el trauma que devastó las vidas de niños en los infames orfanatos rumanos durante la dictadura de NicolaeCeauşescu.

> ### Orfanatos rumanos
>
> Durante el gobierno del presidente Nicolae Ceausescu (1965-1989), la anticoncepción y el aborto para las mujeres menores de 40 años estaban prohibidos. Ceauşescu quería aumentar la población del país en un 50 porciento en el marco de una sola generación. La población en general era pobre, y las familias eran incapaces de mantener múltiples niños. Decenas de miles de niños (la mayoría de los cuales no eran huérfanos), fueron abandonados en orfanatos estatales por los cuales el país se hizo famoso. La difícil situación de estos niños no salió a la luz hasta que se les permitió el acceso a periodistas occidentales en 1990. El mundo entonces llegó a ver imágenes de bebés durmiendo de a tres o cuatro en una cama, sin recibir ninguna atención del poco personal de guardia. Los niños estaban desnutridos, algunos atados a sus camas. Habían sido gravemente descuidados, y abusados física y sexualmente. Muchos niños tenían alteraciones en el desarrollo cerebral, y problemas psicológicos y emocionales. Los niños estaban tan mal tratados que las tasas de mortalidad de algunos orfanatos alcanzaron más del 50 porciento en un solo año.[51]

Nadie discute los efectos físicos y psicológicos que sufren los niños indefensos maltratados a manos de sus supuestos cuidadores. Pero las afirmaciones que sostienen que el entrenamiento para dormir tiene como resultado un daño similar al de los niños en el caso de estudio anterior son infundadas. Examinemos estas cinco preocupaciones principales más de cerca.

## 1. ¿El entrenamiento para dormir causa daño psicológico?

En el 2003, la Asociación Australiana para la Salud Mental Infantil (AAIMH por sus siglas en inglés) publicó un documento que detalla su punto de vista y expresa la preocupación de que "el llanto controlado no es consistente con la necesidad infantil de salud emocional o psicológica óptima y puede tener consecuencias negativas no deseadas". Desde ese momento, el documento de dos páginas sobre la posición de la AAIMH ha sido visto por algunos como evidencia de que el llanto controlado y, por asociación, otros métodos de dormir que implican un retraso en la respuesta al llanto, traumatiza psicológicamente a los niños. Sin embargo, el documento no proporciona pruebas para apoyar las afirmaciones de daño psicológico; simplemente plantea las preocupaciones.

Varios estudios han demostrado que las intervenciones conductuales, como el llanto controlado, no causan ningún signo discernible de daño psicológico.[52]De hecho, estos estudios identifican efectos positivos del entrenamiento para dormir relacionados con el alivio del estrés asociado con los problemas de sueño de los infantes que afectan tanto al bebé como de los padres. Tal vez la evidencia más convincente de que el entrenamiento para dormir no causa daño psicológico proviene de un estudio de seis años realizado por el Instituto para la Investigación Infantil Murdoch, en Melbourne, Australia, en el 2009. La Dra. Anna Price y sus colaboradores evaluaron la salud y el bienestar emocional, el comportamiento y las relaciones padre-hijo de 225 niños de seis años de edad que habían sido sometidos a modificaciones del comportamiento de llanto controlado cuando eran bebés. El estudio concluyó que técnicas como el llanto controlado, no conducen a problemas emocionales o de comportamiento más tarde en la vida. Price añadió que, "sin intervención, los problemas de sueño también son más propensos a persistir en la infancia, lo que puede derivar en problemas cognitivos y de comportamiento como la agresividad, la ansiedad y dificultad de atención y de aprendizaje". Price afirmaque "los profesionales de la salud pueden sentirse cómodos ofreciendo estas intervenciones [instrucciones sobre cómo utilizar el llanto controlado] a las familias que presentan problemas de sueño infantil. Los padres también pueden sentirse tranquilos de que no dañarán a sus bebés mediante el uso de las intervenciones del sueño".[53]

Durante más de 15 años he trabajado como enfermera de salud infantil en un centro residencial de educación para padres donde 20 nuevas familias eran admitidas cada semana durante un período de cuatro a cinco días y noches para resolver problemas en el cuidado de los bebés. Al trabajar con los padres, he observado de cerca el comportamiento de cientos de bebés a medida que avanzaban a través de la fase de aprendizaje del entrenamiento para dormir. Yo no presencié ningún comportamiento que pudiese indicar que un bebé o un niño estuvieran siendo traumatizados psicológica o emocionalmente como resultado de los métodos para dormir que incluían algo de llanto.

Cuando los bebés fueron admitidos en el centro con sus padres, su comportamiento era normalmente apegado, quisquilloso, inquieto, irritable y exigente, con frecuencia porque sufrían de falta de sueño crónico. Una vez que estos bebés aprendieron a dormirse sin ayuda de sus padres, dormían más y ya no estaban agobiados por el cansancio constante. Estos mismos bebés y niños luego jugaban con más facilidad, sonreían y reían con más frecuencia en comparación a antes de que iniciaran el entrenamiento para dormir; no era el comportamiento de bebés y niños traumatizados psicológicamente.

## 2. ¿Puede el estrés asociado con el entrenamiento para dormir causar daño cerebral?

Los detractores del entrenamiento para dormir suelen citar estudios realizados por Allan Schore, Bruce Perry y otros, que indican que la exposición prolongada a altos niveles de cortisol y otras hormonas del estrés puede deteriorar permanentemente la forma en la que un cerebro en desarrollo procesa los estímulos de estrés. El Dr. Allan Schore es una autoridad importante en el área de la psico-neurobiología. En "Los efectos del trauma relacional temprano en el desarrollo del hemisferio derecho del cerebro, afectan la regulación y la salud mental infantil", Schore describe los efectos del maltrato en el desarrollo temprano del cerebro 'asociado con el abuso y la negligencia'.[54] El Dr. Bruce Perry, un médico e investigador en salud mental infantil y las neurociencias, y una autoridad en lo que respecta a niños en situaciones de crisis reconocido internacionalmente, afirma que "el abuso físico o sexual, vivir con las secuelas de la violencia doméstica o comunitaria, o sobrevivir a un accidente automovilístico grave, todos tienen un impacto en el desarrollo del niño".[55] Ni Schore ni Perry mencionan el entrenamiento para dormir. Es un gran salto comparar la experiencia de abuso y negligencia con la del entrenamiento para dormir. La única explicación lógica de por qué los detractores del entrenamiento para dormir citan repetidamente la información obtenida de los estudios sobre los efectos de la atención abusiva y negligente es que ellos tienen la opinión personal de que el entrenamiento para dormir es una forma de abuso o negligencia.

El cambio es estresante. Cambiar los hábitos de sueño no es una tarea fácil. A ninguno de nosotros nos gusta el cambio, incluso cuando sabemos que es bueno para nosotros. Tu bebé no puede entender que el cambio de sus asociaciones del sueño mejorará su calidad de sueño y la beneficiará en última instancia. Ella se molesta cuando cambias tus prácticas para hacerla dormir para modificar sus asociaciones del sueño. Los niveles de estrés de tu bebé aumentan porque ella está cansada y molesta por los cambios. No se ha demostrado que un aumento de cortisol a corto plazo sea nocivo.[56]

Si el estrés a corto plazo diera como resultado daño cerebral, cada vez que un bebé o niño se molesta porque se les niega algo, sufriría de daño cerebral. El estrés crónico es perjudicial, pero no se ha demostrado que el estrés a corto plazo lo sea. Nuestro sistema de respuesta al estrés puede sobrellevar cortos períodos de estrés, pero no estrés a largo plazo.

Los padres realizan el entrenamiento para dormir para aliviar el estrés a largo plazo que un problema de sueño infantil le causa al bebé, a ellos mismos y a otros miembros de la familia. Los padres deben evaluar qué es menos estresante en su situación particular, cambiar las prácticas para acostar al bebé para resolver un problema de sueño y correr el riesgo de un aumento de estrés durante la breve fase de aprendizaje, o seguir las prácticas de dormir que perpetúan el problema de sueño del bebé y cualquier situación estresante en la que ésto podría derivar y esperar que, de alguna manera, esto se resuelva de manera espontánea en algún momento.

Ser padre no es fácil. A veces tenemos que tomar decisiones difíciles por el bien de nuestros hijos. A ellos no siempre van a gustarles las decisiones que tomamos en su nombre. Si tu bebé necesita medicamentos o cirugía para arreglar un problema físico ¿le negarías esto porque podría molestarla? Por supuesto que no. Tú sabes que los beneficios del tratamiento serán mayores que cualquier estrés a corto plazo que ella pueda sufrir. Si tu bebé experimenta estrés crónico u otros problemas relacionados con la falta de sueño, valdrá la pena que tenga que sufrir estrés a corto plazo, lo que puede ocurrir mientras se aprenden nuevas asociaciones del sueño, en vistas de los beneficios de un mejor sueño.

### 3. ¿El entrenamiento para dormir le enseña a los bebés a no llorar?

Muchas personas creen que el entrenamiento para dormir les enseña a los bebés a no llorar, citando lo que Schore llama "conservación-abstinencia" y a lo que Perry se refiere como "respuesta de la derrota" para respaldar tales afirmaciones. Schore y Perry, sin embargo, se refieren a los niños abandonados y maltratados que aprenden a no llorar cuando sus gritos nunca obtienen respuesta. Afirmar que el entrenamiento para dormir provoca este tipo de respuesta muestra una falta de comprensión de lo que implica el proceso del entrenamiento para dormir.

No es el llanto del bebé lo que se busca extinguir durante el entrenamiento para dormir; es la dependencia aprendida del bebé de asociaciones del sueño negativas, que incluyen abrazos, ser mecido, palmaditas en la espalda, comer o la dependenciade chupetes, cuyo único fin es facilitar el sueño. Tu bebé probablemente va a llorar en señal de protesta durante la fase de aprendizaje en el entrenamiento para dormir, pero, una vez que esa fase ha pasado y la nueva forma de conciliar el sueño se ha vuelto familiar, su llanto de protesta disminuirá. Una vez que tu bebé vuelva a aprender a cómo auto-dormirse, y pase de un estado de tranquilidad a dormirse sin tu ayuda, esto significa que ya no va a llorar por tu ayuda para conciliar el sueño, ella no lo necesita. Ella, sin embargo, todavía depende de ti para reconocer sus signos de cansancio y para que le proporciones asociaciones del sueño positivas para ayudarla a dormir de forma independiente.

Además, después de que tu bebé vuelve a aprender cómo quedarse dormida independientemente de ayuda externa, ella puede moverse entre los ciclos de sueño por su cuenta. El riesgo de que se despierte prematuramente debido a la ausencia de asociaciones del sueño negativas se reduce notablemente. Si ya no se interrumpe su sueño, ella sufre menos de falta de sueño, y, por lo tanto, su tiempo de llanto total en el transcurso del día se disminuye. Si tu bebé aprende también a calmarse a sí misma, por ejemplo, chupándose las manos y los dedos o abrazando su muñeco de peluche, el llanto cuando se acuesta a dormir será mínimo o inexistente, a menos que ella esté demasiado cansada.

Digo "volver a aprender" a dormirse sola porque, cuando un bebé está recién nacido, puede dormir sin la ayuda de otros, siempre y cuando se sienta contenida de manera segura, como si estuviera en el vientre materno. Ella pierde esta capacidad cuando le enseñamos a depender de ayuda para conciliar el sueño. Los bebés no necesitan recibir un entrenamiento para dormir si no los entrenamos accidentalmente primero a depender de asociaciones del sueñonegativas.

### 4. ¿El entrenamiento para dormir rompe la confianza de un niño?

Si sólo el cuidado de un bebé fuese tan simple como darle lo que quiere, entonces todo el mundo sería feliz. Un bebé aprende a confiar en sus padres cuando sus*necesidades* se cumplen de una manera compasiva y consistente. Si está cansada y llorando, es porque ella necesita ir a dormir. Ella *quiere* sus asociaciones del sueño familiares para facilitar el sueño porque esto es lo que le han enseñado a esperar. Acostar a dormir a una bebé de la forma en que ella ya ha aprendido a asociar con dormir será la forma más rápida de que ella concilie el sueño. Pero ayudarla a que se duerma puede no ser la forma más eficaz de conseguir que se quede dormida lo suficiente para satisfacer sus necesidades de sueño. La capacidad de conciliar el sueño de forma independiente permite a una bebé auto-regular sus patrones de sueño, y es la manera más efectiva de asegurar que ella duerma lo suficiente. No tienes que ignorar el llanto de tu bebé para lograr este objetivo.

Imagina que eres un bebe pequeño. Estás cansado y por lo tanto lloras. Mamá te alza y te abraza. Te sientes cálido y seguro en sus brazos. El sonido de su voz y el suave balanceo mientras que ella te mece te arrulla hasta que te duermes. Una vez que estás dormido, ella te coloca en tu cuna. Tú duermes por un rato antes de empezar a despertarte entre los ciclos de sueño. Tú necesita dormir más, pero algo no está bien. Tus ojos se abren inmediatamente. ¿Qué está pasando aquí? ¿Dónde está mi mamá? Comienzas a llorar. La mayoría de las veces mamá viene a ti pronto, pero a veces lloras por lo que se puede sentir como un largo tiempo antes de que ella llegue. Cuando regresa, ella amorosamente te alza y te besa. Si ella reconoce que todavía estás cansado, ella te abraza hasta que te vuelves a dormir de nuevo. Si ella no lo hace, te levanta. No has dormido lo suficiente por lo que pronto comienzas a quejarte de cansancio otra vez. Ella te ha enseñado a depender de su ayuda para conciliar el sueño, pero, cuando necesitas su ayuda para moverte sin problemas de un ciclo de sueño al siguiente, ella no está allí. ¿Y qué sucede si esta ayuda no siempre está disponible cuando la necesitas? ¿Crees que vas a aprender a confiar en que tus necesidades se van a cumplir?

Ahora imagínate a ti mismo como un bebé, cansado y llorando. Mamá te alza y te abraza. Te sientes cálido y seguro en sus brazos mientras ella te mece. El sonido de su voz te relaja. Has aprendido lo que esto significa: es hora de dormir. Mamá te mece durante unos minutos, y luego te coloca en tu cuna. Preferirías mucho más estar en sus brazos por lo que lloras un poco. Ella te acaricia la cabeza y susurra: "Es hora de dormir." Su toque y el sonido de su voz te tranquilizan. Te acuestas en silencio durante unos minutos. Ha sido un día emocionante y todavía no te duermes. Comienzas a llorar. Tu mamá espera unos minutos para darte la oportunidad de calmarte por tu cuenta. Agarras tu peluche favorito, te chupas los dedos y cierras los ojos. Si no te puedes calmar, mamá regresa, te tranquiliza una vez más, y se va antes de que estés dormido. Estás cansado y cómodo por lo que te dejas llevar por el sueño por tu propia cuenta. Debido a que sabes cómo conciliar el sueño sin la ayuda de tu mamá, también puedes pasar de un ciclo de sueño a otro por tu cuenta. Cuando has tenido suficiente sueño, te despiertas sintiéndote renovado. Miras a tu alrededor. Nada ha cambiado. Te quedaste dormido en tu cuna solo y todavía estás en tu cuna. Has tenido suficiente sueño y ya estás listo para levantarte, por lo que lloras para que mamá venga a recogerte. Ella viene y amorosamente te alza y te besa. ¿Crees que porque tu mamá no te abraza hasta que te duermas no puedes confiar en ella? O bien, ¿porque ella deliberadamente retrasó su respuesta para ofrecerte una oportunidad de calmarte por tu propia cuenta?

¿Qué enfoque para hacer dormir es más probable que gane la confianza de una bebé? El método que ayuda al bebé a conciliar el sueño y luego elimina esta ayuda después de que la bebé se ha quedado dormida y por lo tanto no es consciente, o el método que permite a la bebé saber desde el principio "Yo estoy aquí, yo te ayudaré a calmarte si no eres capaz de hacerlo por ti misma, pero voy a permitir que te duermas por tu propia cuenta.",¿qué se hace con el fin de permitir que la bebé auto-regule sus patrones de sueño?

### 5. ¿Puede el entrenamiento para dormir causar un apego inseguro?

La teoría del apego sostiene que los apegos seguros – el vínculo entre la bebé y sus padres – y las interacciones infante-cuidador que los producen, son cruciales para un desarrollo psicológico saludable.[57]La teoría del apego es el trabajo conjunto del psiquiatra británico John Bowlby y la psicóloga evolutiva canadiense, Mary Ainsworth.[58]Los primeros trabajos de John Bowlby se centran en los efectos de la separación madre-hijoprolongada, como la que experimentaron los niños hospitalizados y institucionalizados durante la década de 1940, cuando a los padres no se les permitía permanecer con sus hijos en el hospital. Bowlby concluyó que períodos de separación prolongados de la madre pueden ser perjudiciales para la formación de un vínculo emocional seguro. El trabajo de Ainsworth se relaciona con las interacciones entre la madre y su bebé. Ella estudió la sensibilidad materna a las señales infantiles y su papel en el apego madre-hijo. Ainsworth afirmó que un apego emocional inseguro puede desarrollarse cuando las necesidades del niño son frecuentemente insatisfechas y el niño llega a creer que la comunicación de sus necesidades no tiene influencia sobre el cuidador.

Los detractores del entrenamiento para dormir dicen que este método implica largos periodos de separación y que ignorar el llanto del niño, incluso por períodos de tiempocortos, puede resultar en un apego emocional inseguro. Pero, ¿es este el caso?

Los padres deciden hacer el entrenamiento para dormir porque ya existe un problema. Su bebé podría estar afligida y cansada en exceso, y los padres y otros miembros de la familia podríanestar sufriendo de falta de sueño debido al desvelo de la bebé. El entrenamiento para dormir pretende resolver este tipo de problemas. No se trata de períodos de separación prolongados o abandono. Se trata de que los padres dejen de darlesasociaciones del sueño negativas responsables del patrón de sueño interrumpidode su bebé, y proporcionen oportunidades para que su bebé aprenda nuevas asociaciones del sueño positivas de autorregulación. El bebé recibe amor, cariño y atención en otros momentos para reforzar el apego emocional, posiblemente más que antes, una vez que sus padres ya no están agobiados por la falta de sueño crónica.

El apego entre padres e hijos se forma durante los primeros años de la niña en base a las innumerables interacciones que tienes con ella todos los días. No sólo depende de cómo ella se acueste a dormir. Los bebés y los padres que duermen bien están en una mejor posición para formar un vínculo amoroso estrecho en comparación con quienes están estresados y agotados crónicamente.

La Dra.Karyn G France, una psicóloga clínica y profesora de la Universidad de Canterbury en Nueva Zelanda, comparó las características de comportamiento y las puntuaciones de seguridad de 35 bebés de entre seis y 24 meses tratados con extinción para trastornos del sueño, y concluyó que no había evidencia de cualquier efecto perjudicial en los niños tratados y que, de hecho, sus "calificaciones de seguridad, emocionalidad/tensión y simpatía mejoraron". El pediatra sueco, BerndtEckerberg examinó la relación antes y después del entrenamiento para dormir, y concluyó: "De acuerdo a las calificaciones de los padres, el bienestar familiar y el comportamiento negativo durante el día también han mejorado."[59]A raíz de los resultados del estudio del Instituto de Niños Murdoch sobre los métodos para controlar el llanto, la pediatra e investigadora, la Dra. Harriet Hiscock y sus asociados declararon "La intervención del sueño en la infancia dio como resultado efectos positivos sostenidos en cuanto a síntomas de depresión materna y no se encontró evidencia de efectos adversos a largo plazo ni en las prácticas de crianza de las madres ni en la salud mental de los niños."[60]

Un estudio realizado en elaño 2012 por la Universidad de Flinders, Australia del Sur, descubrió que el llanto controlado no aumentó los niveles de estrés de los bebés ni dio lugar a trastornos de apego como algunos afirman. El estudio encontró niveles bajos de la hormona del estrés cortisol en bebés que fueron sometidos a llanto controlado. En la entrevista citada en www.news.com.au, uno de los investigadoresprincipales, el Dr. Michael Gradsir de la Clínica del Sueño para Niños y Adolescentes de la Facultad de Psicología en Flinders dijo que parecía que el llanto controlado "ayudaba a resolver sus problemas de sueño". Él agregó que era posible que con un aumento de sueño las madres también estuvieran menos estresadas, lo que resulto en una mejor interacción entre madre e hijo.

He observado que los bebés y sus padres son más felices una vez se resuelven los problemas de sueño del bebé como resultado del entrenamiento para dormir. Los bebés se suelen sentir más contentos. El tiempo de llanto total después del entrenamiento para dormir en comparación con antes, cuando el bebé sufría de falta de sueño, se reduce significativamente, y muchos padres dicen que se sienten más confiados y en sintonía con las necesidades y señales de comportamiento de su bebé. Algunos afirman que por fin disfrutan cuidar de su bebé, con frecuencia por primera vez desde el nacimiento de su bebé.

El Círculo de Seguridad, un programa que ayuda a los padres a desarrollar un apego emocional sano con sus hijos, afirma que el apego saludable se logra llenando la "taza emocional" del niño cada día. Llenas la taza emocional de tu bebé con todas las maravillosas interacciones amorosas que tienes con ella. Si su taza emocional se mantiene llena, no se agotará por acontecimientos estresantes a corto plazo, como durante la fase de aprendizaje del entrenamiento para dormir. Y es mucho más fácil llenar la taza emocional de tu bebé con interacciones amorosas una vez que ni ella nitú sufren de falta de sueño.

### ¿Verdadero o falso?

**1. Los bebés pequeños no son capaces de dormirse por si mismos.**
FALSO: Los bebés nacen capaces de conciliar el sueño por sí mismos, pero no todos los bebés puedan recuperar un estado de tranquilidad calmándose a sí mismos una vez que empiecen a llorar. Es posible fomentar que una bebé se calme a sí misma y sin embargo ayudar a tranquilizarla tan frecuentemente como sea necesario. Sólo tienes que retirar tu ayuda una vez se haya calmado, pero antes de que se duerma.

**2. Los bebés que se dejan llorando solos experimentan sentimientos de abandono.**
TAL VEZ: Una vez que el bebé ha desarrollado un fuerte vínculo emocional con su cuidador principal, por lo general a la edad de siete meses, es posible que luego experimente algún grado de ansiedad cuando se separa. La hipótesis de Bowlby es que la ansiedad que siente el niño se relaciona con el miedo al abandono. Ten en cuenta que Bowlby fue el encargado de estudiar los efectos de los niños institucionalizados en orfanatos y niños hospitalizados en un momento cuando los padres eran desalentados de visitar en base a afirmaciones de que esto podría alterar al niño. Los breves periodos de soledad durante el entrenamiento para dormir en la

familiaridad de su propia cama, no son lo mismo que durante largos períodos de separación mientras que sufre una enfermedad o lesión en un lugar anormal rodeada de extraños. Aunque los bebés pueden sufrir de ansiedad de separación, en la mayoría de los casos, no es la separación de los padres lo que molesta al bebé tanto como la separación de las *asociaciones del sueño con ayuda de los padres*, de las cuales el bebé ha aprendido a depender para dormirse. Si estás preocupado de que tu bebé pueda sufrir de ansiedad por separación, puedes hacer el entrenamiento para dormir eficazmente mientras permaneces presente en la habitación.

**3. El entrenamiento para dormir pretende evitar que el bebé se alimente por la noche.**
FALSO: El entrenamiento para dormir no significa Detener alimentaciones nocturnas. Tu bebé debe ser alimentada con la frecuencia que ella necesita. La diferencia es que el entrenamiento para dormir significa que la bebé ya no se alimenta para conciliar el sueño. Alimentar a una bebé para dormirla, una asociación del sueño negativa, puede dar lugar a que tu bebé quiera alimentarse excesivamente día y noche simplemente para conseguir más horas de sueño.

**4. El entrenamiento para dormir va en contra de los instintos naturales de una madre.**
VERDADERO: Los seres humanos están biológicamente programados para responder al llanto de un bebé. El sonido de un bebé llorando provoca la liberación de hormonas del estrés en todos los humanos que alcancen a escucharlo, pero más aún en la madre o cuidador, lo que nos impulsa a responder y calmar al bebé. Si por error has entrenado a tu bebé a querer tu ayuda para conciliar el sueño, ella va a llorar si no la ayudas, y te sentirás obligado a calmarla proporcionando esa ayuda. Actuar por instinto puede ayudarte a limitar tu angustia inmediata, pero puede también impedirte resolver un problema de sueño infantil que está causando a ambos sufrimiento a largo plazo debido a la falta de sueño.

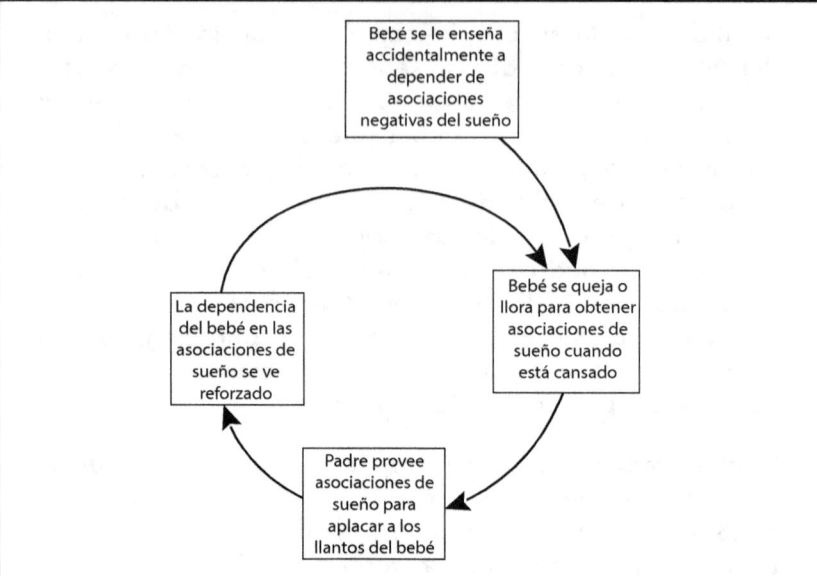

### 5. Los padres que hacen el entrenamiento para dormir son egoístas.
FALSO: Las personas que nunca han experimentado el estrés interminable asociado con la falta de sueño crónica, comprensiblemente pueden no apreciar lo debilitante que puede ser. Los problemas de sueño infantil no sólo son la razón más común de sufrimiento infantil; estos también repercuten negativamente en la salud y el bienestar materno, así como el de otros miembros de la familia. Los padres que actúan para resolver un problema que aflige a sus bebés o a sus familias no son egoístas.

### 6. El entrenamiento para dormir es cruel.
FALSO: Los bebés sufren diversos grados de molestia a causa de la falta de sueño crónica (ver Capítulo 2). El entrenamiento para dormir puede ser estresante a corto plazo para todos los involucrados, pero cuando se hace correctamente, no es cruel. El no tratar la causa subyacente de la falta de sueño de una bebé es cruel (y potencialmente dañino si la mamá o cuidador principal del bebé también está perpetuamente agotada físicamente).

Desafortunadamente, aquellos que no apoyan el entrenamiento para dormir a menudo tergiversan la información obtenida de los estudios sobre la crianza (o cuidado) abusiva y negligente de los hijos como prueba de que el entrenamiento para dormir es perjudicial. Es importante recordar que no hay evidencia documentada (que yo haya encontrado durante extensas revisiones de documentos) de que las intervenciones conductuales, como el llanto controlado u otras técnicas de entrenamiento para dormir, sean físicamente o psicológicamente dañinas.

Sin embargo, no todos los padres que intentan el entrenamiento para dormir tienen éxito. (Lee el Capítulo 12 sobre por qué algunos afirman que el entrenamiento para dormir no funciona.)

**Puntos clave**

- El entrenamiento para dormir es eficaz cuando se utiliza de forma correcta y apropiada.
- El entrenamiento para dormir es más efectivo cuando se ayuda al bebé a conciliar el sueño independiente de la ayuda de otros y sin ayudas del sueño no fiables.
- La extinción (dejar llorar) y la extinción modificada (llanto controlado y consuelo receptivo) son los métodos de entrenamiento para dormir más eficaces cuando se usan de manera consistente. La extinción gradual (que implica retener asociaciones del sueño negativas de manera intermitente) tarda más tiempo y tiene una mayor tasa de fracaso.
- Los estudios que se refieren a trastornos de apego y daño psicológico, están relacionados con la crianza negligente y abusiva, no con el entrenamiento para dormir.

# 7
# Siete maneras de cambiar las asociaciones del sueño del bebé

> **Temas**
> Opciones para acostar al bebé.
> Pros y contras de los métodos para acostar a dormir.
> Encontrar el mejor método para tu bebé.

A muchas personas les gusta compartir su opinión sobre cómo los padres deben o no acostar a dormir a sus bebés. Uno de los temas más debatidos sobre crianza en salas de chat, sitios web, libros y revistas para padres es la mejor manera de conseguir que los bebés se duerman. La verdad es que no existe una única manera efectiva de acostar a dormir a todos los bebés. Tu personalidad, creencias de crianza, salud física y emocional, responsabilidades y compromisos, composición familiar, estilo de vida, ambiente familiar, el temperamento del bebé y, lo más importante, si tú o tu bebé están privados del sueño, todos juegan un papel en tu elección de métodos infantiles para dormir.

Este capítulo identifica siete métodos para acostar a dormir a un bebé y ayudar a los padres a manejar o resolver un problema de sueño infantil derivado de la dependencia aprendida de un bebé a asociaciones del sueño negativas. Cada método se explora en mayor detalle en los siguientes capítulos. El comparar los métodos te puede ayudar a elegir uno para acostar a dormir a tu bebé que se adapte mejor a él y a tus circunstancias familiares.

Siete maneras de cambiar las asociaciones del sueño del bebé | 115

## Opciones para acostar a dormir

> He leído varios libros sobre el sueño de los bebés, y he hablado con mi médico, mi enfermera de salud infantil y otras mamás. Todo el mundo me dice que haga algo diferente. Me siento tan confundida. Ya no sé qué hacer. ¿Me puedes decir cuál es la mejor manera de conseguir que mi bebé se duerma?
> Filomena

Todo padre y profesional de la salud puede tener una forma preferida de dormir a un bebé. La gente tiende a recomendar de forma natural el método que usaron con su bebé o el método que se adapta a sus creencias personales de crianza. Podrías leer o alguien podría decirte sobre muchos métodos diferentes de dormir a un niño. Esto puede ser confuso. Sin embargo, se hace menos complicado una vez que los métodos para acostarlo a dormir se agrupan de acuerdo a la meta alcanzada, la rapidez con que se puede alcanzar tal meta, y la edad recomendada. El siguiente diagrama muestra cómo se agrupan los diferentes métodos para dormir.

### Diagrama 7.1 : ¿Qué quieres lograr?

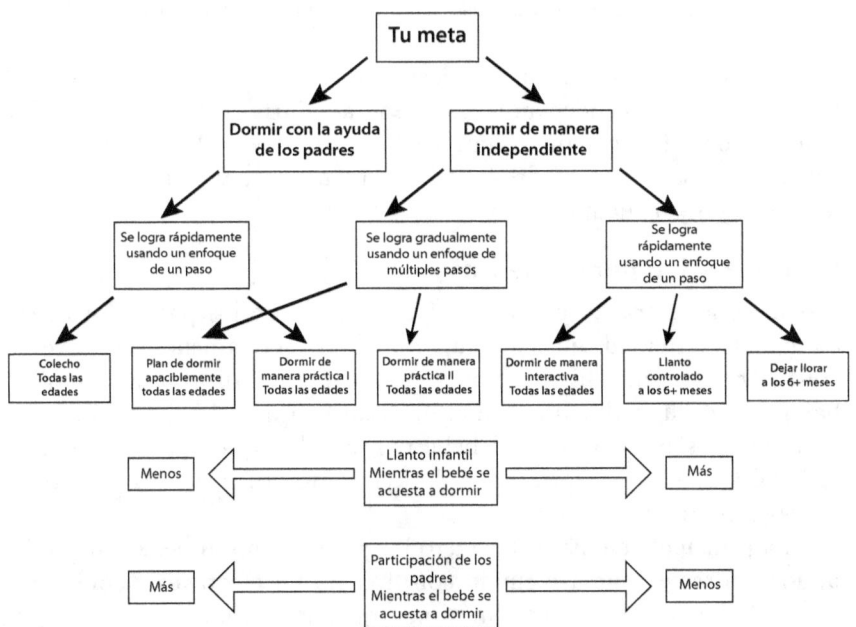

Para determinar el método de dormir que mejor se adapte a tu bebé y a tu familia, es necesario:

1. decidir tu meta
2. elegir un enfoque de uno o de varios pasos
3. seleccionar un método para acostar a dormir dentro de ese enfoque.

## Tu meta

Si tienes claro lo que quieres lograr, identificarás más fácilmente los métodos para acostar a un niño a dormir que concuerden con tu objetivo. Por lo tanto, lo primero que tienes que decidir es si quieres un método para dormir con ayuda de los padres o un método para dormir de manera independiente: site sientes feliz ayudando a tu bebé a conciliar el sueño, y también ayudándole a volverse a dormir si se despierta demasiado pronto, o bien si deseas que tu bebé aprenda a dormirse sin tu ayuda, permitiéndole moverse entre los ciclos del sueño independientemente de tu asistencia.

Tu meta

↙     ↘

Sueño asistido por los padres     Sueño independiente

Conocer las posibles ventajas y desventajas del sueño asistido por los padres y el sueño independiente puede ayudarte a decidir si puedes cumplir con las responsabilidades que conllevan los métodos de sueño asistido por los padres, o alternativamente, ayudar a tu bebé a dormirse por su cuenta.

### Sueño asistido por los padres

Los métodos para dormir al bebé con ayuda de los padres incluyen cualquier actividad que involucre ayudar activamente al bebé a conciliar el sueño. Esto implica cosas como alimentar, abrazar, balancear o dar palmaditas en el momento en que el bebé se duerme. Los métodos para dormir al bebé con ayuda de los padres animan al bebé a asociar el dormir con la ayuda que tú u otros cuidadores proporcionan.

La principal ventaja de los métodos para dormir al bebé con ayuda de los padres es que a menudo son una forma efectiva de conseguir que el bebé se duerma con mínimos quejidos o llantos, por lo que los padres con mucha frecuencia caen en este patrón. Una desventaja importante es que el riesgo de que tu bebé se despierte prematuramente aumenta cada vez que retiras tu ayuda. **Al retirar tu ayuda, vas a quitar las asociaciones del sueño de tu bebé.** Durante el sueño ligero y los despertares entre los ciclos del sueño, él puede llegar a ser consciente de su entorno inmediato, incluyendo la presencia o ausencia de sus asociaciones del sueño. Si se da cuenta de que sus asociaciones del sueño no están presentes, se despertará completamente y llorará hasta que vengas y lo vuelvas a dormir.

Al ayudar a tu bebé a conciliar el sueño, te vuelves responsable de regular sus patrones de sueño. Ahora tu bebé dependerá de tu ayuda para conciliar el sueño, y requerirá la misma ayuda para permanecer dormido o volverse a dormir si se despierta demasiado pronto. Qué tan pesada será esta responsabilidad para ti depende en gran medida del temperamento de tu bebé. Algunos bebés que reciben ayuda para conciliar el sueño duermen bien y se despiertan descansados. Otros son sensibles a los cambios y se darán cuenta de que sus asociaciones del sueño no están presentes, a menos que estén demasiado agotados físicamente como para despertarse; ellos se despiertan demasiado pronto de sus siestas y en exceso durante la noche.

Una vez que entiendas tus responsabilidades en la regulación de los patrones de sueño de tu bebé utilizando métodos para dormir asistidos por los padres, es posible que puedas aumentar la cantidad de tiempo que tu bebé duerme. Así que, si te gusta ayudar a tu bebé a que se duerma y puedes comprometerte fácilmente a hacerlo cada vez que lo necesite, entonces es posible que desees considerar un método para dormir asistido por los padres como el colecho o el método para acostar a dormir de manera práctica I.

## Colecho

Compartir la cama, a veces conocido como el colecho, es cuando tu bebé duerme contigo en tu cama. Compartir la cama no resolverá necesariamente un problema causado por asociaciones del sueño negativas, pero puede ayudarte a manejar la situación. Algunos padres encuentran que compartir la cama es cómodo y agradable para su familia, mientras que para otros es lo contrario.

Si tu bebé se despierta durante la noche porque ha aprendido a asociar el dormir con el contacto físico, por ejemplo al ser abrazado o amamantado para conciliar el sueño, entonces el colecho puede ser una manera en que puedes mantener sus asociaciones del sueño durante toda la noche. Una desventaja potencial de compartir la cama es que tu bebé podría no dormir si no eres capaz de mantener contacto físico con él todo el tiempo que necesita dormir, tanto de día como de noche.

El Capítulo 8 explica con mayor detalle lo que implica el colecho, el efecto que puede tener en el tiempo de sueño nocturno tanto delos padres como del bebé, y el impacto que compartir la cama por la noche podría tener sobre el comportamiento del sueño del bebé durante el día. Si te gusta el colecho, puedes aprender nuevas estrategias para mejorar los problemas de sueño infantil. Alternativamente, te puede ayudar a confirmar si el colecho no es un arreglo para dormir práctico para tu familia.

### Método para acostar a dormir de manera práctica I

El método para acostar a dormir de manera práctica I implica ayudar activamente a tu bebé a que se quede dormido mientras está en su cuna o moisés, acariciándolo, meciéndolo o consintiéndolo. La principal ventaja de este método para que concilie el sueño es que al quedarse dormido en su cama, el entorno de sueño de tu bebé se mantiene constante durante todo su descanso. Esto puede ser suficiente para mejorar la calidad del sueño de algunos bebés, en especial los recién nacidos. Incluso si el método para acostar a dormir de manera práctica no resuelve completamente los problemas de sueño de tu bebé, aprender a quedarse dormido en su cama es un gran paso hacia el sueño independiente, algo que puede resolver el desvelo excesivo para la mayoría de los bebés saludables.

Una desventaja del método para acostar a dormir de manera práctica es que puede haber algunas lágrimas durante la fase de aprendizaje si tu bebé no está familiarizado con quedarse dormido en su cama. Si actualmente prefiere dormir en otro lugar, como en tus brazos, un mecedor de bebé o columpio, es probable que le tome varios días acostumbrarse a quedarse dormido en su cama. Consulta el Capítulo 10 para obtener más información sobre el método para acostar a dormir de manera práctica.

### Sueño independiente

Si simplemente deseas que tu bebé se duerma, puedes elegir un método para dormir asistido por los padres, pero si quieres que tu bebé duerma mejor, entonces fomenta el sueño independiente. La manera más eficaz de resolver un problema de sueño en los niños causado por asociaciones del sueño negativas es empleando un método para dormir que anime al bebé a conciliar el sueño sin estas asociaciones. Eso es porque los métodos para dormir que promueven el sueño independiente permiten a tu bebé autorregular sus patrones de sueño, lo que mejora la calidad y cantidad del descanso. En general, los bebés que autorregulan sus patrones sufren menos de falta de sueño en comparación con aquellos que dependen de otros para ayudarles a conciliar el sueño y permanecer dormidos.

Incluso un recién nacido puede autorregular sus patrones de sueño de acuerdo con su etapa de desarrollo, pero necesita apoyo para lograrlo. Revisa la Tabla 4.1 en la Capítulo 14 para ver el tipo de apoyo que tu bebé requiere de ti y otros cuidadores para obtener el sueño que necesita.

Reconocer e interpretar de manera precisa los signos iniciales de cansancio de tu bebé y luego proporcionarle la oportunidad de dormir son elementos clave para apoyar su sueño. Pero igualmente importante es dónde acomodar a tu bebé para dormir y la forma en que se duerme. Tres elementos clave están involucrados para ayudar a un bebé a autorregular sus patrones de sueño. Algunos de mis clientes se refieren a estos como las Reglas de Oro de Rowena.

> **Reglas de Oro de Rowena**
>
> Proporcionar al bebé un entorno de sueño adecuado y consistente.
> Retirar las ayudas o apoyos del sueño no confiables a la hora de dormir.
> Promover el sueño independiente.

1. Al colocar a tu bebé en su cama para dormir cada vez que tiene sueño, le proporcionas un entorno para dormir adecuado y consistente. Se reduce el riesgo de despertarse demasiado pronto debido a un cambio en su entorno, o como resultado del ruido ambiental, luces brillantes o estimulación visual. Para obtener todos los beneficios de un ambiente de sueño consistente, tu bebé necesita conciliar el sueño mientras que está en su cama.
2. Al dejar de proporcionar los apoyos o ayudas no confiables mientras que tu bebé se queda dormido, él aprende a dormir sin ellos. Esto puede tardar unos días, y debes ser constante

y persistente, pero una vez que aprende a dormirse sin apoyos o ayudas no confiables, entonces su sueño ya no se verá interrumpido cuando estos se caen o se apagan.
3. Al retirar tu ayuda al momento en que tu bebé se duerme, él reaprende a dormirse sin tu ayuda. Luego estará menos predispuesto a despertarse por completo durante los despertares que se producen entre los ciclos de sueño, un momento en que es probable que se dé cuenta de que sus asociaciones del sueño relacionadas con la ayuda de los padres han desaparecido. Cuando se despierta, él también estará en mejores condiciones para volverse a dormir sin tu ayuda.

Proporcionarle al bebé asociaciones del sueño positivas, que permanecen consistentes a lo largo de todo su sueño, como envolturas, un saco para dormir infantil o un objeto de seguridad, dependiendo de lo que sea apropiado para la etapa de desarrollo de tu bebé, fomenta idealmente que concilie el sueño y se mueva entre sus ciclos independientemente de tu ayuda, una vez que aprenda a asociarlos con el dormir.

Logrando las tres Reglas de Oro y fomentando asociaciones del sueño positivas, ayudas a tu bebé a autorregular sus patrones de sueño. Todavía se va a despertar para satisfacer sus necesidades físicas, pero el riesgo de despertarse prematuramente se reduce, lo que significa que aprovechará más el sueño que su cuerpecito necesita.

Si decides apoyar a tu bebé a autorregular sus patrones de sueño promoviendo el conciliar el sueño de manera independiente, entonces debes decidir qué enfoque vas a emplear.

## Enfoque: ¿un solo paso o varios pasos?

Todos los padres con un problema de sueño infantil quieren encontrar una solución en el menor tiempo posible – ¡para ayer mejor! – y evitar molestar al bebé. Algunos métodos para dormir resolverán los problemas de sueño de tu bebé rápidamente, y otros pueden minimizar las lágrimas del bebé. Pero no hay soluciones rápidas sin lágrimas.

Resolver problemas de sueño de un bebé causados por asociaciones del sueño negativas implica que todos los cuidadores cambien sus prácticas para dormir al bebé para alcanzar las tres Reglas de Oro. Sin embargo, a los bebés y a los niños no les gusta el cambio. Por lo tanto, si cambias tus métodos para dormirlo, debes anticipar un poco de resistencia por parte de tu bebé, hasta que la nueva forma de conciliar el sueño se vuelva familiar.

Aquí es donde viene el "enfoque". Tú tienes que tomar una decisión:

- **Resolver el problema rápidamente** haciendo todos los cambios necesarios a la vez. Es probable que esto resulte en algunos períodos a corto plazo de llanto intenso durante la fase de aprendizaje.
- **Reducir al mínimo el malestar** de tu bebé haciendo una serie de cambios más pequeños a lo largo de unos cuantos días, semanas o meses. Esto tomará mucho más tiempo pero si minimizar el malestar de tu bebé es más importante para ti, y puedes manejar el riesgo de la falta de sueño tuya y de tu bebé, esto será potencialmente menos molesto para él.

Los diversos métodos para dormir de manera independiente pueden ser separados en dos grupos, los enfoques de un solo paso y los enfoques de múltiples pasos.

Sueño independiente

↙ ↘

Enfoque de un solo paso     Enfoque de múltiples pasos

Para comparar los enfoques de un solo paso y de varios pasos, considera lo que sucede cuando le quitas una curita a un niño. Algunos padres lo hacen rápidamente. Puede haber lágrimas, pero es más rápido. Otros padres prefieren hacerlo lentamente para disminuir las lágrimas de sus hijos, pero esto lleva tiempo. Del mismo modo, un método para dormir que utiliza un enfoque de un solo paso puede mejorar la calidad y cantidad de sueño de un bebé en cuestión de días, pero rara vez se logra sin un poco de llanto. Puede ser posible cambiar las asociaciones del sueño de tu bebé y aun así minimizar sus lágrimas, pero, al igual que cuando se quita lentamente una curita, no es completamente indoloro y toma más tiempo.

Cada enfoque tiene sus ventajas y desventajas. Cómo estas se agrupan depende de tus circunstancias.

## Enfoque de un solo paso

Un enfoque de un solo paso es más rápido, pero tienes que cumplir las tres Reglas de Oro al mismo tiempo. Esto significa que ya no estás reforzando la dependencia de tu bebé a asociaciones del sueño negativas. Las mejoras generalmente pueden verse en tres a cinco días, si eres constante. Los métodos para dormir de un solo paso incluyen:

- Acostar a dormir de manera interactiva
- Llanto controlado
- Dejar llorar.

Cuando se usan correctamente, estos tres métodos para dormir son efectivos. Una vez más, la desventaja de hacer cambios significativos es que la mayoría de los bebés se pondrán muy molestos durante la fase de aprendizaje. La diferencia principal entre estos tres métodos es cuándo debes calmar a tu bebé cuando está molesto.

### Acostar a dormir de manera interactiva

Cuando se utiliza el acostar a dormir de manera interactiva, vas a ver a tu bebé tan a menudo como sientas que sea necesario para revisarlo, consolarlo o tranquilizarlo, pero, primero, le das una oportunidad de calmarse por si solo resistiendo la tentación de lanzarte en picada y rescatarlo al primer grito. Tú escuchas e interpretas su llanto, y determinas si necesita tu ayuda para calmarse o un poco más de tiempo para resolver las cosas por su cuenta.

El acostar a dormir de manera interactiva pretende fomentar que tu bebé se calme por si solo, que logre hacer la transición de un estado de tranquilidad hasta dormirse sin ayuda. No se espera que un bebé muy pequeño logre calmarse por sí solo, pero se le da la oportunidad de aprender y dominar las habilidades autocalmantes que eventualmente le permitirán lograrlo.

Debido a que el bebé no se ve obligado a autocalmarse, esto hace que el dormirlo de manera interactiva sea adecuado para los bebés de todas las edades. Ya que los problemas de sueño del bebé por lo general se pueden resolver rápidamente, y los padres pueden calmar a su bebé cada vez que sienten que es necesario, la mayoría de los padres optan por este método.

### Llanto controlado

El llanto controlado (también conocido como consuelo controlado o Ferberización) fue popularizado por el Dr. Richard Ferber, un pediatra estadounidense y director del Centro Pediátricopara Trastornos del Sueño del Hospital de Niños de Boston, EE.UU.. Es un método para dormir que te anima a revisar, consolar o tranquilizar al bebé en intervalos de tiempo predeterminados; por ejemplo, después de cinco minutos. Las variaciones de este método implican extender gradualmente el tiempo entre visitas.

Este método suele ser una buena opción para los padres ansiosos que tienen una tendencia a correr a levantar a sus hijos en sus brazos apenas parecen estar remotamente molestos. El uso del llanto controlado puede ser visto como forzar a un bebé a calmarse por sí solo y, por lo tanto, este **método generalmente no se recomienda para bebés menores de seis meses**. (Estos bebés generalmente tienen una capacidad de calmarse a sí mismos más limitada en comparación con los bebés más grandes.)

## Dejar llorar

Dejar llorar, como su nombre indica, consiste en dejar a un bebé llorar sin responder hasta que finalmente se queda dormido. Solo se responde si el bebé tiene necesidades físicas de confort y seguridad que requieran atención.

Dejar llorar es una forma efectiva para resolver un problema de sueño infantil relacionado con asociaciones del sueño negativas porque hay poco margen de error. Sin embargo, puede ser estresante para los bebés y sus padres durante la fase de aprendizaje. Debido a que este método obligará a un bebé a auto-calmarse, **no se recomienda para bebés menores a seis meses**

Todos los métodos para dormir de un solo paso implican períodos de llanto intenso por parte del bebé durante la fase de aprendizaje del entrenamiento para dormir y, por lo tanto, no son métodos que todos los padres encuentren aceptables. La mayoría de los padres prefieren evitar o al menos minimizar el llanto de su bebé si es posible. Tú puedes disminuir cualquier malestar que tu bebé pueda experimentar a la hora de dormir mediante el uso de un enfoque de múltiples pasos.

## Enfoque de múltiples pasos

Puedes evitar las lágrimas haciendo una serie de cambios pequeños a lo largo de un periodo de tiempo utilizando un enfoque de múltiples pasos. Esto tiene como objetivo lograr las tres Reglas de Oro, pero lo hace una a la vez en lugar de todas a la vez. Los dos tipos de métodos de múltiples pasos son mi plan para acostar a dormir de manera apacible y el método para acostar a dormir de manera práctica II.

### Plan para acostar a dormir de manera apacible

Un plan para acostar a dormir de manera apacible tiene como objetivo animar a tu bebé a hacer una transición lenta y suave desde dormir en tus brazos, por ejemplo, a quedarse dormido en su cama, en un principio con tu ayuda y luego sin ella. Puedes utilizar sólo algunos de los pasos si eres feliz con solo lograr que tu bebé se acueste voluntariamente a dormir en su cama con tu ayuda. O puede que prefieras hacer que se duerma en su cama por su propia cuenta. Depende de ti.

El objetivo principal es reducir cualquier malestar que el bebé pueda experimentar al cambiar sus hábitos de sueño. Cuánto llanto puedes evitar depende de si tu bebé ya está afligido por la falta de sueño. La desventaja de usar un enfoque de múltiples pasos como este es que se necesita mucho más tiempo para resolver sus problemas de sueño. El tiempo que tardas en lograr que tu bebé se duerma de forma independiente puede ser desde semanas hasta meses, dependiendo de la rapidez con que seas capaz de ayudarlo y animarlo a progresar a través de todos los pasos.

Este método es el más adecuado para los bebés que no sufren de falta de sueño, y los padres que no tienen prisa para resolver los problemas de sueño de su bebé. Consulta el Capítulo 10 para más información sobre el método para acostar a dormir de manera apacible.

### Método para acostar a dormir de manera práctica II

El método para acostar a dormir de manera práctica II utiliza un enfoque de tres pasos, con cada uno se logra un objetivo diferente. Por ejemplo:

- **Paso 1:** Proporcionar al bebé un entorno para dormir consistente haciendo que concilie el sueño mientras está en su cama.
- **Paso 2:** Desalentar la dependencia del bebé a apoyos o ayudas poco confiables, como un chupete.
- **Paso 3:** Animar al bebé a conciliar el sueño de forma independiente.

El método práctico para dormir II logra las tres Reglas de Oro de a una por vez, lo que permite al bebé autorregular eventualmente sus patrones de sueño. La ventaja de utilizar un enfoque de múltiples pasos como el método para acostar a dormir de manera práctica II es que, al hacer un cambio a la vez, este proceso puede ser más aceptable para el bebé y por lo tanto menos perturbador que un enfoque de un solo paso. La desventaja es que se necesita más tiempo para resolver los problemas de sueño de tu bebé que con un enfoque de un solo paso. El método para acostar a dormir de manera práctica II puede tomar desde nueve días hasta semanas o más, dependiendo de la rapidez con que se logre cada paso.

Este, al igual que mi método para acostar a dormir de manera apacible, es más apropiado para bebés que no sufren de falta de sueño y para los padres que no tienen prisa para resolver los problemas de sueño de su bebé. Consulta el Capítulo 11 para más información sobre el método para acostar a dormir de manera práctica II.

## Tu decisión

Por desgracia, no se puede agitar una varita mágica para resolver un problema de sueño infantil causado por asociaciones del sueño negativas. Los hábitos de dormir se aprenden. Un bebé solo puede aprender nuevos hábitos de sueño con la orientación de los padres y cuidadores. Para guiar a tu bebé debes cambiar las prácticas que utilizas para dormirlo.

Solo tú puede decidir qué método se adapta a tus circunstancias. Como alternativa, puedes seguir haciendo lo que estás haciendo, la forma más rápida de llegar a que tu bebé se duerma a corto plazo con mínimo malestar, pero no va a resolver necesariamente los problemas de sueño de tu bebé.

> "Si siempre haces lo que siempre has hecho, siempre obtendrás lo que siempre has obtenido."

## Las claves del éxito

- **Consistencia:** Esto es imprescindible para tener éxito. La inconsistencia enviará a tu bebé mensajes confusos que pueden obstaculizar su aprendizaje. Hacer cosas diferentes en diferentes momentos puede confundirlo y frustrarlo. Seguir los mismos pasos cada vez que tu bebé se acomoda para dormir, durante el día, la tarde y la noche es clave para tener éxito.

- **Persistencia:** Se necesita tiempo para que un bebé aprenda nuevos hábitos y asociaciones del sueño. Cada método para dormir tiene una fase de aprendizaje. La persistencia de tu parte es necesaria durante esta etapa que puede a veces llegar a ser difícil.
- **Paciencia:** Tu bebé no tiene ningún deseo de cambiar sus asociaciones del sueño, y por lo tanto no será un participante dispuesto. Durante la fase de aprendizaje del entrenamiento para dormir *le puede tomar más tiempo conciliar el sueño y, en algunos casos, el bebé podría llegar a despertarse más.* Esto es sólo temporal hasta que se familiarice con las nuevas asociaciones del sueño positivas. En todo momento, debes mantener la calma y seguir guiándolo pacientemente, a pesar de sus protestas.

## Recomendaciones de seguridad para dormir

Ningún arreglo para dormir es cien por ciento seguro para un niño. Sea cual sea la disposición para dormir que elijas, debes seguir las recomendaciones de seguridad pertinentes para hacer su entorno de sueño lo más seguro posible.

- Asegúrate de que la cuna o cama esté ubicada lejos de puntos de energía, calentadores, aparatos eléctricos, luces y ventanas.
- Mantenlo alejado de cordones de cortinas u otros cables o cuerdas en las que el bebé podría enredarse.
- Asegúrate de que nada en la pared encima de la cuna o la cama pueda caerse sobre tu bebé.
- Utiliza un colchón firme y bien ajustado, sin espacios entre el colchón y el marco de la cuna, o entre el colchón y las barandillas o la pared.
- Evita usar ropa de cama blanda como edredones, pieles de oveja, almohadas o ropa de cama esponjosa.
- Si el bebé tiene menos de 12 meses, colócalo sobre su espalda para dormir. Pero puedes esperar que quizás no permanezca así una vez aprenda a darse la vuelta.
- No cubras la cabeza del bebé con sombreros, capuchas o mantas para dormir.
- Evita calentar en exceso el ambiente.

# Siete maneras de cambiar las asociaciones del sueño del bebé | 127

- Si envuelves a tu bebé, utiliza sólo un abrigo ligero para evitar el sobrecalentamiento. Agrega mantas adicionales si es necesario.
- No vistas al bebé con ropa que contenga una capucha, cordones largos, cintas o cuerdas cuando duerme. Retira cualquier babero. Las cintas usadas para sujetar el chupete del bebé no deben ser de más de seis pulgadas.

**Diagrama 7.2: Forma segura de SMSL para dormir**

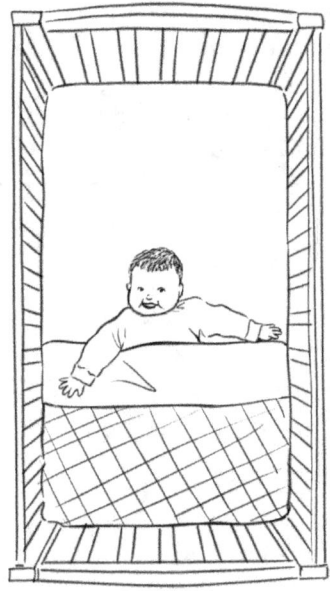

**Puntos clave**

- Ningún método para dormir es mejor que otro o se adapta a todas las familias. Un método para dormir que es aceptable y viable para algunos padres puede ser algo que otros padres encuentran inalcanzable o inaceptable.
- Puede que tengas que elegir entre resolver los problemas de sueño de tu bebé de forma rápida o minimizando el llanto durante la fase de aprendizaje. Depende de ti.
- No te sientas presionado por un método para dormir con el que no te sientes cómoda. No te sientas culpable por elegir un método para dormir con el que otros no están de acuerdo.

# 8

# Colecho

> **Temas**
>
> ¿Qué es el colecho y qué implica?
> Problemas del sueño relacionados con el colecho
> Decidir si el colecho es para ti.
> La controversia del colecho.
> Recomendaciones de seguridad para el colecho.

Mientras asistía a una conferencia sobre lactancia materna, una oradora abordó el tema del sueño infantil. Como esperaba, ella apoyaba el compartir la cama como una forma de promover la lactancia materna y un mejor sueño para los bebés y los padres. Citó otros beneficios, tales como la facilidad de la lactancia nocturna y relaciones más estrechas entre padres e hijos. Afirmó que compartir la cama es la forma 'natural' de satisfacer las necesidades de sueño de los niños. Ella pintó un panorama color de rosa e hizo que el colecho sonara como una disposición para dormir ideal para todas las familias. Como especialista en lactancia, he leído y escuchado tales afirmaciones antes muchas veces, y, como enfermera de salud infantil he entrado en contacto con miles de familias que luchan bajo la tensión de un problema de sueño infantil. Como resultado de ello, me di cuenta de que el colecho no es la solución ideal que algunos profesan que es para las responsabilidades de crianza nocturnas. Aunque compartir la cama tiene ventajas, también tiene desventajas. Mucho depende de las circunstancias individuales de tu familia.

> **Definiciones**
>
> - **Colecho**, a veces llamado 'cama familiar', es tener a tu hijo en la cama contigo, compartiendo la misma superficie, mientras duermen.
> - **Compartir la habitación** implica tener a tu hijo durmiendo en la misma habitación contigo, pero en una superficie diferente.
> - **Co-dormir** se utiliza a menudo para describir colectivamente el colecho y el compartir la habitación. El término 'co-dormir' puede causar confusión porque los beneficios asociados con compartir la habitación a menudo son atribuidos erróneamente al colecho y viceversa.

## Qué implica el colecho

Muchas personas se sorprenden al saber que el colecho es una forma de entrenamiento para dormir. Un bebé aprende a depender de asociaciones del sueño asistidas por los padres, en especial aquellas relacionadas con el contacto físico con uno de los padres, como los abrazos, la lactancia materna, que le den unas palmaditas en la espalda o simplemente tener contacto con la mano de uno de los padres tocándola para tranquilizarla de alguna manera mientras ella se queda dormida. Cualesquiera que sean las condiciones que tu bebé aprenda a asociar con el sueño, estas se convertirán en su forma preferida de dormir durante el día y la noche.

Algunos padres piensan que deben compartir la cama con su bebé debido a creencias personales o culturales. Otros lo hacen de manera reactiva ya que llevan a su bebé a la cama como una respuesta a un problema de sueño que perturba su descanso y el de su bebé. Elegir voluntariamente compartir tu cama con tu bebé no significa que el colecho será una experiencia libre de problemas. El colecho puede mejorar el sueño de algunos bebés y padres, pero puede causar falta de sueño en otros.

## Problemas del sueño relacionados con el colecho

Piensa sobre el colecho en términos de compartir la misma cama con o sin contacto físico con otra persona. A algunos adultos les gusta dormir mientras están en contacto con sus parejas. Otros, aunque comparten la misma cama, prefieren tener su propio espacio mientras duermen. Compartir la cama con tu bebé puede implicar contacto físico, o no. Tu bebé puede estar abrazada junto a tu cuerpo o ella podría estar al alcance de la mano, pero sin estar tocándote realmente mientras duerme.

No es el hecho de compartir la misma cama lo que causa problemas de sueño en los bebés y los padres. El problema es que la bebé aprenda a asociar el dormir con estar en contacto físico con otros. Los adultos que regularmente duermen mientras están en contacto físico con su pareja con frecuencia se quejan de que duermen mal cada vez que su pareja está ausente. Esto puede ser igual para los bebés. Ellos se quejan gritando o llorando. Si tu bebé aprende a depender de contacto físico con otra persona como una forma de conciliar el sueño, ella podría experimentar dificultad para dormirse o permanecer dormida cuando no está en contacto con alguien.

El riesgo de interrumpir el sueño de tu bebé ocurre cada vez que se rompe el contacto físico. Si te separas de ella después de que se ha dormido, por ejemplo, al colocarla en su cuna, dejarla durmiendo en la cama, o simplemente al darte la vuelta, esto puede implicar la eliminación de una o más de sus asociaciones del sueño; incluso si ella es la que se da la vuelta. Los bebés más grandes y los niños pequeños se mueven mucho mientras duermen por lo que el contacto se rompe fácilmente. El bebé podría no detectar la pérdida de contacto mientras que está en una fase de sueño profundo, pero hay una buena probabilidad de que se dé cuenta durante los despertares naturales que se producen entre los ciclos de sueño.

Los padres que comparten la cama con su bebé con frecuencia experimentan trastornos del sueño debido a que su bebé los despierta varias veces durante la noche para restablecer el contacto físico. Es cierto, es fácil acercar a tu bebé y restablecer el contacto mientras que se comparte la cama. Por lo que, a pesar de que puede despertarse con frecuencia, ella puede normalmente calmarse con rapidez y volverse a dormir, con frecuencia antes de que se despierte completamente. Los padres también pueden ser despertados bruscamente por una patada en el estómago o un golpe en la cara por los movimientos de un niño mientras duerme. A algunos padres no les molestan las interrupciones del sueño frecuentes. Una vez que han restablecido el contacto, restaurando las asociaciones del sueño de su bebé, pueden conciliar de nuevo el sueño con tanta rapidez que por la mañana no pueden recordar cuántas veces fueron despertados. Sin embargo, otros padres encuentran bastante molesto ser despertados repetidamente por los movimientos de su bebé o las quejas para que los vuelvan a dormir. No todos los padres pueden volverse a dormir rápidamente después de ser despertados. Algunos padres que comparten la cama afirman que se despiertan cansados por la mañana como consecuencia de tener que restablecer el contacto físico con su bebé en repetidas ocasiones, y recuerdan exactamente cuántas veces se despertaron, en ocasiones hasta 12 o más veces por noche.

Los problemas que pueden ocurrir cuando un bebé asocia el dormir con estar en contacto con uno de los padres no se limitan a la noche. A los padres que comparten cama con frecuencia les resulta frustrante que su bebé se niegue a quedarse dormida en su cuna durante el día, o a hacer una siesta decente después de que se la coloca en su cuna dormida. Los bebés duermen mejor cuando son constantemente consolados por las condiciones que asocian con dormir. Una bebé no va a entender por qué la acuestan a dormir de una manera en la noche, pero no de la misma manera durante el día. Sin embargo, algunos tolerarán las inconsistencias mejor que otros dependiendo de su temperamento.

Desde la perspectiva de un bebé, aprender a depender del contacto físico con otra persona para dormir puede tener consecuencias aún mayores durante el día que la noche. La presencia de las asociaciones del sueño familiares del bebé permite que se relaje y se quede dormida con facilidad. Sin ellos, ella puede permanecer despierta a pesar de su disposición para dormir hasta que llegue a estar tan cansada que no pueda permanecer despierta un momento más. Así pues, si no ayudas a tu bebé a conciliar el sueño durante el día de la misma manera o de una forma similar que en la noche, ella corre el riesgo de cansarse en exceso. Un bebé cansado en exceso estará inquieto o angustiado y les resultará difícil conciliar el sueño, incluso cuando sus asociaciones del sueño finalmente se proporcionen.

Una bebé recién nacida que comparte la cama con los padres en la noche podría estar contenta de ser abrazada o cargada en un cabestrillo mientras duerme durante el día. Sin embargo, una bebé de más edad, que generalmente está más consciente de su entorno en comparación con una recién nacida, con frecuencia asocia condiciones específicas con dormir, y podría no estar contenta de que la abracen o la carguen cuando está cansada. Es posible que quiera acostarse a tu lado en la cama como lo hace en la noche, por lo que puede que tengas que cambiar la forma en que la acuestas a dormir durante el día a medida que crece. Desde aproximadamente los cuatro meses de edad, los bebés aprenden la diferencia entre ser abrazado por la mamá o por el papá, y la mayoría demuestran una preferencia por quien sea la persona más familiar, por lo general la mamá. Para el papá puede ser más difícil ayudar a dormir al bebé y quizá se vea obligado a devolver la responsabilidad de acostar a dormir al bebé a la mamá.

Proporcionar las asociaciones del sueño que la bebé ha aprendido es la forma más rápida para que se duerma. Pero no necesariamente garantiza que permanezca dormida durante el tiempo que ella necesita. Ella espera encontrar que estas asociaciones continúen presentes cuando despierta entre los ciclos de sueño. Si el contacto físico no se mantiene a lo largo de todo el sueño, ella tiene un mayor riesgo de despertarse prematuramente. Si la colocas en su cuna después de que se haya quedado dormida, o si te levantas, dejándola dormida en la cama, ella puede que no duerma el mismo tiempo que lo haría si mantuvieses el contacto.

El colecho solo por la noche no proporciona el nivel de consistencia que algunos bebés necesitan, y puede ser la razón por la cual los bebés que comparten la cama con los papás únicamente por la noche a menudo parecen dormir mal durante el día. Pero no es que la bebé duerma mal; todos los bebés sanos duermen bien si se les proporcionan sus asociaciones del sueño. La falta de sueño se produce cuando a una bebé no se le proporcionan las asociaciones del sueño de las que se le ha enseñado a depender, en la forma en que ayudan su sueño. Por lo tanto, si no eres capaz o no estás dispuesto a proporcionar el mismo nivel de contacto físico durante las siestas diurnas de tu bebé como en la noche, ella puede llegar a molestarse o afligirse porque está cansada en exceso.

### Bebé Alejandra

La madre de Alejandra, Gabriela, había compartido su cama con ella desde que nació y planeaba continuar haciéndolo una vez que regresara a trabajar. Mientras tanto, Alejandra de 10 meses iba a ser cuidada en una guardería local. Sin embargo, las trabajadoras de la guardería tenían dificultades para hacer que Alejandra durmiera durante el día. Gabriela sospechaba que era

> ansiedad de separación, pero no era así; era porque Gabriela le daba pecho para dormirla por la noche, algo que ella ya no podía ofrecer cuando trabajaba, y, obviamente, algo que las trabajadoras de la guardería no podían proporcionar. Compartir la cama había funcionadopara Alejandra y Gabriela antes, pero el cambio significó que ya no funcionaba para Alejandra.

La forma en que acuestas a dormir a tu bebé por la noche puede convertirse en la forma en que ella quiere dormir durante el día. Pero también puede ocurrir lo opuesto . Los padres que regularmente ayudan a sus bebés a que se duerman durante el día, intencionalmente o no, proporcionando contacto físico cercano – dar pecho o abrazar al bebé hasta que se duerma en tus brazos o en tu hombro mientras eructa, mientras está en un cabestrillo, o manteniéndolo en posición vertical después comer – puedendescubrir que su bebé se despierta cada vez que el contacto se rompe. Como resultado de hacer esto durante el día, muchos bebés se despiertan durante la noche, cuando el apoyo de los padres está ausente. Después de despertarse varias veces para ayudar a su bebé a volverse a dormir, muchos padres recurren a compartir la cama, a pesar de que puede que no sea su elección hacerlo.

### Bebé Elsa

Amanda quería ayuda para resolver un problema que estaba experimentando con su hija, Elsa. Elsa sólo se quedaba dormida mientras estaba acostada en el pecho de Amanda. Se despertaba tan pronto como Amanda trataba de moverla. Durante el día, Amanda se sentaba en un sillón reclinable y abrazaba a Elsa hasta que se despertaba. Por la noche, Amanda recurrió a dormir en una posición semivertical en su cama, con el apoyo de almohadas, incapaz de moverse por miedo a despertar a Elsa que dormía sobre ella. Elsa conseguía dormir mucho, pero Amanda no. Ella sufría de una falta de sueño severa y había sido diagnosticada recientemente con depresión postparto.

Algunos padres llevan a sus bebés a sus camas y se encuentran con que ellos no duermen. Liz comentó: "Estaba tan desesperada por conseguir que Abigail (de nueve meses) se volviera a dormir que terminé llevándola a la cama con nosotros. Ella pensó que era un gran juego y se daba vueltas pasando un buen rato, pero no se dormía." Hay varias razones para explicar esto, la más probable es que acostarse al lado de uno de los padres en la cama no proporcione las condiciones que la bebé ya ha aprendido a asociar con el sueño. Tal vez la bebé está afligida por el cansancio excesivo. O ella ha desarrollado un problema del ritmo circadiano del sueño (ver Capítulo 14) y simplemente no está cansada en ese momento, a pesar de que sus padres sí lo estén, como en el caso de Abigail.

## Cómo resolver problemas de sueño mientras se comparte la cama

No todo es triste y angustioso. En muchos casos, los problemas de sueño de los niños se pueden resolver sin dejar de compartir la cama usando una de las siguientes estrategias:

- Mejorar tu capacidad de identificar los signos tempranos de cansancio del bebé (ver Capítulo 3).
- Proporcionar asociaciones del sueño a tu bebé una vez que reconoces signos de cansancio. Esto podría incluir darle pecho, acariciarla, cargarla en un cabestrillo mientras duerme, o acostarla a tu lado en la cama.
- Si vas a quitarte después de que ella se ha dormido, espera entre 5 a 20 minutos después de que se duerme para que llegue a una etapa de sueño profundo. En ese momento, ella estará inmóvil, sus extremidades lánguidas y su respiración profunda y regular.
- Es esperable que se despierte antes de tiempo si no mantienes el contacto físico. Si se despierta todavía cansada, puede ser necesario que le ayudes a volverse a dormir de la misma forma. Pero una vez que la bebé se ha despertado de una siesta puede ser difícil conseguir que se vuelva a dormir, incluso si ella todavía está cansada. Si tu bebé se despierta todavía cansada y no se vuelve a dormir, puede que necesite otra siesta antes de lo que la necesitaría normalmente.

- Si tu bebé con frecuencia se vuelve irritable debido a la falta de sueño, ella podría requerir contacto físico durante toda la siesta para asegurarse de que permanezca dormida lo suficiente como para obtener la cantidad de sueño que necesita. Los bebés requieren muchas horas de sueño, por lo que esto sería un gran compromiso de tu parte, sobre todo si no puedes cambiar de posición.

Puede llevar mucho tiempo para los padres el proporcionar el nivel de apoyo que una bebé necesita durante el día cuando se comparte la cama por la noche, y depende en gran medida del temperamento de tu bebé, tu propia salud, otras responsabilidades además de cuidar de la bebé, y tus circunstancias familiares individuales. Muchos padres pueden y disfrutan de dedicar su tiempo a su bebé y les resulta relajante abrazarla para dormir; a otros comprensiblemente les resulta imposible mantener un nivel tan alto de apoyo a largo plazo.

Si te gusta compartir la cama con la bebé por la noche pero encuentras que eres incapaz de ayudarla a dormir durante el día o si te estás privando de sueño como resultado de sus frecuentes despertares, es posible reducir el número de despertares realizando los siguientes pasos:

- Deja de amamantar a tu bebé hasta el punto en que ella se queda dormida. Esto desalentará una asociación de alimentación-sueño. Ella igual se despertará por hambre genuina, pero puedes reducir el número de veces que te despierta para amamantarla sólo para dormir.
- Si ella se sigue despertando después de aprender a dormirse sin el contacto con el pecho, trata de enseñarle a dormirse sin ningún contacto físico. Puedes tomar ambas medidas al mismo tiempo si decides hacerlo.

Esto no significa que necesites separarte de tu bebé. Ella puede dormir al alcance de la mano mediante el uso de una cuna adyacente, una pequeña cama adjunta suave adecuada para recién nacidos que se coloca en una cama para adultos, o cuna de colecho, una cuna de tres lados para los bebés más grandes que se adhiere firmemente al lado de tu cama. También puedes colocar una cuna normal al lado de tu cama o en la misma habitación.

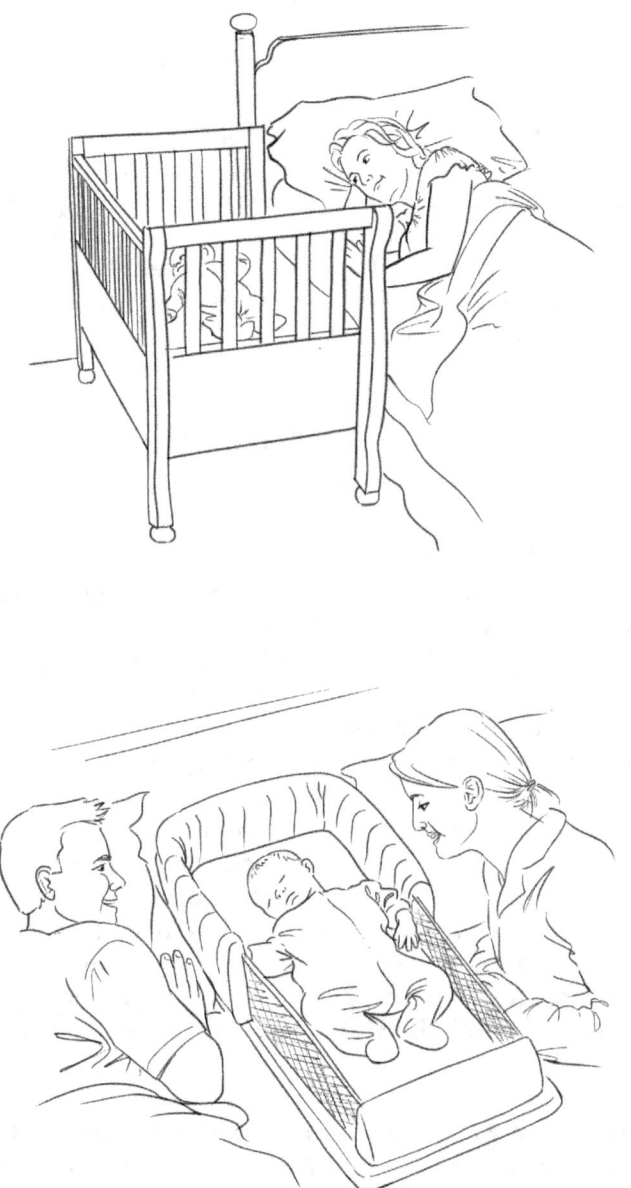

Debes esperar que tu bebé proteste si intentas cambiar sus asociaciones del sueño cambiando tus prácticas para acostarla, pero esto es generalmente temporal. Si eres constante y persistente, ella aprenderá las nuevas asociaciones del sueño que le permitirán a ella y a ti dormir más. Ten en cuenta que si se reemplazas el contacto físico con cualquier otra práctica para dormir asistida por los padres, como palmaditas, mecidas, caricias o arrullos para que se duerma, ella aprenderá a asociar estos con dormir y probablemente continuará despertándose con la misma frecuencia y llorando para que la ayudes a volver a conciliar el sueño. Los bebés que duermen mejor son aquellos que autorregulan sus patrones de sueño durmiéndose de forma independiente. Al aprender a dormirse por si sola, el sueño de tu bebé ya no se verá afectado por la pérdida de contacto contigo mientras duerme. (Consulta el Capítulo 7 para aprender maneras de promover el sueño independiente.)

## Decidir si el colecho es para ti

> Compartimos la cama con nuestro hijo mayor, hasta que cumplió alrededor de 3-1/2 años. Nos encantó tenerlo en nuestra cama. Él ahora duerme felizmente en un colchón en el piso de nuestra habitación. Estamos compartiendo la cama con nuestra hija de 9 meses de edad, lo que hemos hecho desde su nacimiento. No tenemos planes de hacer algo diferente con ella. Yo la amamanto para dormir a la hora de la siesta y por la noche. Es la forma más sencilla y natural de hacerlo. Ella se despierta cada dos horas para amamantar durante la noche. Yo simplemente la pongo en el pecho y las dos nos volvemos a dormir. Las dos dormimos mejor en la misma cama. No puedo imaginarme ponerla en una cuna para dormir. Creo que sería tan paranoica que si ella estuviera en una habitación separada yo no podría dormir.
> Patricia

Patricia obviamente disfruta compartir la cama y considera que es la mejor manera de proveerles a sus hijos y a ella misma sus necesidades de sueño. Como Patricia, quizá consideres que compartir la cama sea la mejor opción para ti y tus hijos. Sin embargo, no todos los padres se sienten así. Rebeca encontró que compartir la cama era problemático.

Mi hija tiene ahora 7 meses. Desde que nació casi siempre es amamantada para dormir. Ella duerme muy mal y no toma buenas siestas. Si no tiene mi pezón en su boca no quiere dormir. Tengo que acostarme y amamantarla para conseguir que tome una siesta. Cada vez que se le sale, se despierta y se asusta. Así que por la noche me despierta constantemente para que se lo vuelva a dar. Me estoy volviendo loca. No lo soporto más. Me duele la espalda de estar costada en la misma posición toda la noche. Estoy total y absolutamente agotada. Siento que voy a colapsar o a enfermarme o algo así. No sé qué hacer. Me preocupa que esto nunca vaya a terminar.
Rebeca

A Rebeca le gusta la idea de compartir la cama, pero encontró que no cumplía con sus expectativas. Ella pensaba que sólo necesitaría ayudar a su bebé a conciliar el sueño y todo estaría bien. No se dio cuenta de que, debido a que su bebé había aprendido a depender del contacto físico con ella para conciliar el sueño, la responsabilidad de apoyar su sueño abarcaría las 24 horas del día. Rebeca en última instancia resolvió su dilema enseñándole a su bebé a dormirse independientemente de su ayuda. Ella colocó la cuna de su bebé junto a su cama para poder ayudarla rápidamente durante la noche si era necesario, pero rara vez lo fue. En una semana, para su alivio, su bebé empezó a dormir toda la noche.

Al igual que con muchos padres en las sociedades occidentales, Rebeca había leído acerca de los aspectos positivos de compartir la cama, pero no estaba preparada para las posibles consecuencias negativas asociadas con esto.

## La controversia del colecho

Así como el entrenamiento para dormir genera debate entre críticos y simpatizantes, también lo hace el colecho.

El Dr. James McKenna PhD, Profesor de Antropología y director del Laboratorio de Comportamiento del Sueño Madre-Bebé en la Universidad de Notre Dame, Indiana, EE.UU., es una figura prominente en el debate a favor del colecho. McKenna es también el autor de *Dormir con tu bebé: Guía para padres sobre el colecho*, así como muchos trabajos académicos relacionados. Otros partidarios del colecho incluyen el pediatra estadounidense y gurú sobre la crianza con apego, el Dr. William Sears, y asociaciones de lactancia materna como la Liga Internacional La Leche y la Asociación Australiana de Lactancia Materna. Sus defensores afirman que compartir la cama:

- es una disposición natural para dormir
- promueve un mejor sueño para los bebés y los padres
- ayuda a establecer y mantener la lactancia materna
- mejora el desarrollo emocional del bebé y promueve un apego seguro con sus padres
- reduce el riesgo del síndrome de muerte súbita del lactante (SMSL).

En la primera parte de este capítulo expliqué cómo el compartir la cama puede ser responsable de la falta de sueño en lugar de mejorar el sueño para muchos bebés y sus padres. ¿Podría haber otra cara para dichos beneficios de compartir la cama?

### Perspectivas históricas y culturales

El Dr. McKenna afirma que, desde una perspectiva antropológica, el colecho – que define como tener al bebé durmiendo al alcance de la mano – es una forma de dormir natural para las familias. Señala que a lo largo de la evolución humana los bebés han dormido mientras son amamantados, se quedan dormidos mientras son abrazados o cargados durante el día y duermen junto a sus madres en la noche.[61] En la mayoría de las culturas alrededor del mundo hoy en día, el colecho es considerado como una forma de dormir normal y esperada, con la notable excepción de la cultura occidental; nosotros. Muchos padres de familia en las sociedades occidentales ponen a sus bebés en cunas para dormir, ya sea en el dormitorio de los padres o en una habitación separada. McKenna afirma que los padres de culturas en las que compartir la cama es la norma por lo general no se quejan de problemas de sueño infantil, a diferencia de los padres que viven en sociedades occidentales. El colecho a menudo se promueve entre las familias occidentales como unadisposición para dormir más natural y una solución a los problemas de sueño de los niños.

Desde la perspectiva de la supervivencia, es esencial para una bebé permanecer cerca de alguien que pueda protegerla y proveer sus necesidades. Como su padre, madre o cuidador, esa es tu responsabilidad. Pero ¿Qué tan cerca se necesita estar físicamente? ¿Es necesario que la bebé comparta tu cama? ¿Está bien si ella duerme en una superficie diferente, pero de fácil acceso? ¿Y si ella duerme en una cuna en la misma habitación contigo? ¿Puede dormir en una cuna en una habitación separada, siempre y cuando se pueda escuchar si ella llora?

Nuestro entorno dicta la proximidad aceptable que necesita ser mantenida para proporcionar protección y responder a las necesidades de la bebé. La observación de que la mayoría de los padres de hoy, como en el pasado, comparten su cama con sus hijos puede tener más que ver con la necesidad que la elección. Según UNICEF, mil millones de niños, la mitad de la población infantil del mundo, viven actualmente en la pobreza.[62] Imagina cuidar de un bebé viviendo en una choza o tugurio. Puede que no sea seguro bajarla o dejarla sola durante cualquier periodo de tiempo. Podría haber ratas, serpientes, arañas u otros insectos o animales capaces de tener acceso a tu casa y a tu bebé. Ella no tiene medios para defenderse. Por su seguridad sería esencial que permanezcas muy cerca de ella en todo momento, incluso durante la noche. ¿Qué tan diferente es esto en tu casa? Es probable que puedas dejar sola a tu bebé de forma segura mientras estás en la habitación de al lado, sin ninguna amenaza de ataque. Pero debes estar cerca para proveer sus necesidades. La estructura y la seguridad de tu hogar te permiten decidir la distancia que necesitas mantener con el fin de proteger a tu bebé y responder a sus necesidades. La abundancia te brinda la libertad de elección; la pobreza inhibe la elección. Esto no implica que sea mejor para un bebé dormir solo, simplemente explica por qué nuestros antepasados compartían la cama con sus hijos, y por qué se considera la norma en la mayoría de culturas hoy en día.

*En 1975, después de pasar dos años y medio viviendo en la selva en Sudamérica en un pueblo que pertenece a la tribu Yequana de Venezuela, Jean Liedloff, una escritora estadounidense, escribió un libro sobre sus experiencias titulado El Concepto del Continuum. En este, ella describió la felicidad de los bebés de la aldea.* Ella atribuye esto a lo que llama la "Fase de brazos", que consiste en que el bebé está en contacto físico ya sea con un adulto o un niño mayor las 24 horas del día, comenzando desde el nacimiento y terminando cuando el bebé comienza a gatear, generalmente alrededor de los nueve meses. *Las estrategias de crianza descritos por Liedloff se han convertido en la base para muchos libros sobre la crianza con apego, todos los cuales promueven la lactancia a demanda, compartir la cama y cargar al bebé en un cabestrillo durante el día. Por desgracia, muchos padres occidentales encuentran que estos no promueven el nivel de felicidad infantil descrito por Liedloff.* Es más, algunas madres sufren de agotamiento físico cuando tratan de mantener el contacto con su bebé las 24 horas del día. ¿Por qué? Porque no se puede escoger y elegir elementos de una cultura e insertarlos en otra y esperar resultados idénticos. A menudo se pasa por alto la gran ventaja, entre los innumerables inconvenientes, que los padres en muchas otras culturas tienen, que por lo general nosotros no tenemos, y es la disponibilidad de apoyo físico de los miembros de la familia extendida que viven en la misma casa o muy cerca. Los bebés criados en un pueblo con frecuencia son cargados en brazos mientras duermen durante el día. Aunque rara vez se los baja, ellos son a veces colgados, suspendidos de las vigas o de una rama de un árbol en un cabestrillo. Esos bebés duermen junto a otros por la noche, pero no es siempre la madre la que cuida de sus hijos las 24 horas del día. Abuelas, tías, hermanos y vecinos comparten la responsabilidad del cuidado de los niños. Las mujeres que amamantan a veces alimentan a otros bebés si la madre no está disponible. Los bebés del pueblo, que aprenden a depender del contacto físico para dormir, permanecen dormidos porque el contacto rara vez se rompe. Por lo tanto, estos bebés no experimentan problemas asociados con exceso de cansancio. Y las madres del pueblo que comparten las responsabilidades del cuidado de los niños con otros son menos propensas a sufrir de la falta de sueño. Por lo tanto, es poco probable que estos padres se quejen de problemas de sueño infantil.

La "Fase de brazos" implica cargar a la bebé las 24 horas. Una vez que la bebé aprende a depender del contacto físico para dormir, no puedes elegir cuándo abrazarla y cuándo dejarla en el suelo. Bueno, sí puedes, técnicamente, pero es probable que ella se vuelva irritable si no le proporcionan contacto cada vez que necesita dormir. Existen múltiples situaciones, únicas de nuestra cultura, que pueden hacer que sea imposible que un padre cargue a su bebé todo el tiempo que necesita para dormir. Por ejemplo, estás legalmente obligado a asegurar a tu bebé a un asiento de seguridad infantil cada vez que viajas en un auto. Es posible que desees tomar una ducha cuando no hay nadie más disponible para cargarla. Puede que tengas que recoger y consolar a tu hijo que está llorando, lo cual es difícil con un bebé en tus brazos. O puede que tengas que trabajar para pagar las cuentas. Tratar de cocinar una comida con un bebé en tus brazos o incluso en un cabestrillo puede ser peligroso, especialmente si hay calor involucrado. Esto no es algo con lo que las madres de estos pueblos tengan que lidiar. Sería maravilloso si las madres que viven en las sociedades occidentales también tuvieran el apoyo de un pueblo para ayudar a criar a sus hijos. Pero la realidad es que las familias occidentales con frecuencia están aisladas de los miembros de la familia. La responsabilidad de proveer las necesidades diarias de sus hijos por lo general recae exclusivamente sobre los hombros de los padres, las madres en particular. Desde una perspectiva antropológica, esto está lejos de ser una disposición natural. La falta de apoyo es el por qué los padres en las sociedades occidentales están en riesgo de agotarse físicamente y, con frecuencia, se quejan de problemas de sueño infantil. Si bien las necesidades de los bebés no han cambiado, nuestra sociedad ha evolucionado. Nuestro entorno de vida y estilos de vida difieren radicalmente de la de nuestros antepasados y de muchas otras culturas hoy en día. Compartir la cama puede ser realmente una disposición natural para dormir para algunos, pero esto no quiere decir que vaya a encajar en el contexto de nuestro estilo de vida que no es tan natural. Dependiendo de las circunstancias individuales y los sistemas de apoyo, algunos padres que viven en sociedades occidentales encuentran que compartir la cama funciona para ellos y para sus bebés. Para otros, podría ser comparado a forzar una clavija cuadrada en un agujero redondo.

Se podría teorizar sobre cuál es la mejor forma o la más natural para que los bebés duerman e incluso discutir sobre esto si quieres, o puedes simplemente adaptar tus prácticas de crianza para que coincidan con las necesidades de tu bebé en el contexto de tu entorno de vida y tus circunstancias familiares y sociales. Eso podría incluir compartir la cama; tal vez no.

Si compartir la cama no está funcionando, la mayoría de nosotros puede elegir hacer otra cosa. Es cierto que no siempre es tan sencillo para los padres que vienen de culturas con creencias firmemente arraigadas de que los bebés deben dormir con sus padres.

### Ching Lan

Ching Lan emigró de China a Australia con su esposo, Qiang, tres años antes de quedar embarazada de su primer hijo. Tanto ella como los padres de Qiang vivían en China; la pareja no tenía familia en Australia. Ching Lan fue criada con fuertes creencias culturales de que los bebés deben dormir con sus padres y nunca se deben dejar llorar. El problema era que, debido a que ella compartía su cama con Cái de cuatro meses, Ching Lan sufría seriamente de falta de sueño. Ella no podía recuperar el sueño durante el día porque Cái constantemente exigía que lo alzara en sus brazos. Le expliqué las razones del comportamiento de Cái y le sugerí que lo acostara a dormir al alcance de la mano durante la noche en lugar que en sus abrazos. Una vez se acostumbrara a esta disposición, le expliqué, él podría no despertarse tantas veces durante la noche para restablecer el contacto físico. Ching Lan también sería capaz de acostarlo a dormir durante el día. Le advertí que debía esperar que Cái molestara por unos días y noches hasta que aprendiera a dormir sin contacto físico, Ching Lan dijo que ella entendía. Al final resultó que Ching Lan no era capaz de ignorar sus quejidos. Ella cedía tan pronto como él se molestaba, y lo abrazaba para dormir. Al día siguiente se lamentaba: "Mi madre va a pensar que soy cruel si no abrazo a Cái para dormirlo." Sospecho que Ching Lan pensó que era cruel, posiblemente debido a sus creencias culturales de que los bebés nunca se deben dejar llorar. Aunque Cái no había llorado, él comprensiblemente se quejó cuando Ching Lan trató de cambiar la forma en que ella lo acostaba a dormir.

Si Ching Lan hubiese tenido el apoyo de su propia madre (o suegra) como es la costumbre cultural en China, ella no habría sufrido el grado de falta de sueño que tuvo. Y el deseo de Cái de que lo alzaran para dormir durante el día no habría sido una carga para Ching Lan si la responsabilidad de hacerlo hubiese sido compartida con su madre u otros miembros de la familia.

### El colecho y la lactancia

La Asociación Australiana de Lactancia Materna, La Liga Internacional La Leche y muchos especialistas y consejeros en lactancia respaldan activamente el colecho como una forma de establecer y mantener la lactancia materna.[63] El Dr. McKenna afirma que el colecho promueve la lactancia materna.[64] En un estudio publicado en 1997, McKenna y sus colaboradores identificaron que los bebés que comparten la cama con sus madres se amamantan casi el doble de veces y por hasta tres veces más tiempo durante cada comida en comparación con los bebés que duermen solos.[65] Estos resultados con frecuencia son citados en apoyo del colecho. Sin embargo, yo diría que un aumento de la incidencia y la duración del amamantamiento nocturno no equivale automáticamente a la promoción de la lactancia materna.

Aunque compartir la cama sin duda hace que sea más fácil para las madres cansadas amamantar por la noche, hay una falta de pruebas concluyentes de que compartir la cama ayude a establecer o mantener la lactancia materna. Después de trabajar durante muchos años tanto con madres que dan pecho como con madres que alimentan con biberón, me atrevería incluso a ser tan audaz como para afirmar que compartir la cama, por lo general, no promueve a las madres que viven en sociedades occidentales a amamantar con éxito en el largo plazo. Algunas, sí; en particular, aquellas que buscan el asesoramiento de asociaciones de lactancia materna y consultores de lactancia, pero no la mayoría de las madres que amamantan.

Los hallazgos de McKenna no son sorprendentes. Cuando una bebé aprende a asociar el conciliar el sueño con tener el pezón de su madre en su boca, ella va a quejarse o a llorar hasta que se le ofrezca el pecho para ir a dormir. Ella puede exigir mamar con más frecuencia de lo esperado. Una asociación de lactancia-sueño también puede ser la razón por la que una bebé sigue exigiendo mamar durante la noche mucho después de ser lo suficientemente mayor como para dormir toda la noche sin comer.

La mayoría de los bebés son capaces de autorregular la ingesta de leche para satisfacer sus necesidades nutricionales. Es importante tener en cuenta que un bebé no necesariamente recibe más leche cuando se alimenta el doble de veces. Y amamantar durante un período de tiempo más largo no garantiza el aumento de la ingesta de leche. No todo el tiempo que un bebé alimentado con leche materna pasa mamando el pecho de su madre significa alimentación real. Los bebés amamantados pasan períodos de tiempo variables succionando por confort. Una bebé con una asociación de lactancia materna-sueño puede simplemente querer consolarse chupando mientras se queda dormida, porque esta es la forma en que ella ha aprendido a conciliar el sueño. Ana, de ocho semanas, se quedaba pegada firmemente al pecho de su madre por hasta dos horas por vez. La mayor parte de este tiempo lo pasaba chupando por comodidad y dormitando.

Las tasas de lactancia materna en Australia y en la mayoría de los países occidentales sólo pueden ser descritas como pobres. Ochenta y ocho por ciento de los bebés australianos son amamantados al ser dados de alta del hospital, pero menos de uno de cada cuatro bebés son amamantados hasta la edad mínima recomendada de 12 meses.[66] ¿Por qué la caída? La razón más común por la cual las madres dejan de amamantar es porque creen que no están produciendo suficiente leche para satisfacer las necesidades de su bebé.[67] Creo que un factor importante que contribuye a las bajas tasas en las sociedades occidentales es que, en general, las madres que amamantan no son conscientes de que amamantar a su bebé para dormir tiene el potencial de causar un aumento de desvelo y dar la apariencia de hambre extrema. Contrariamente a ser prevenidas, las madres que amamantan son alentadas por la Asociación Australiana de Lactancia Materna, La Liga Internacional La Leche, consultores de lactancia y consejeros de lactancia materna en general a amamantar a sus bebés para dormir.[68]

Compartir la cama sin duda hace la lactancia nocturna más conveniente. Sin embargo, compartir la cama alienta a los bebés a aprender a asociar el dormir con la lactancia materna. La confusión que experimentan las madres sobre las razones de los despertares repetitivos del bebé, y el quejarse o llorar que sólo puede ser aplacado una vez que se le devuelve el pecho al bebé, causa que muchas madres duden de su suministro de leche. Debido a la preocupación de que su bebé no está recibiendo suficiente comida, muchas madres tomarán acciones como darle fórmula infantil para bebés o empezar a darle sólidos demasiado pronto. Pero esto no soluciona el desvelo durante la noche debido a la pérdida de contacto físico o el deseo dela bebé de tener el pezón de su madre en la boca como una manera de volverse a dormir. Agotadas por ser despertadas varias veces durante la noche, confundidas por el comportamiento dela bebé, que es malinterpretado como hambre, y sin un final a la vista, todo se vuelve demasiado difícil para muchas madres y por lo tanto dejan de amamantar.

Es cierto que no son solo las madres que comparten la cama las que caen en esta trampa, sino cualquier madre que amamanta a su bebé para dormir. Es solo que, por compartir la cama, el potencial de que la lactancia materna se convierta en una asociación del sueño dela bebé aumenta. Por supuesto, no a todas las madres les molesta ser despertadas con frecuencia para amamantar durante el día o la noche, y muchas madres amamantan con éxito a largo plazo mientras que dan leche materna a sus bebés para dormir. No hay absolutamente ninguna razón para que una madre que amamanta a su bebé no puedahacerlo con éxito al largo plazo mientras duerme separada de su hijo.

## El colecho y el desarrollo emocional

Los expertos en desarrollo infantil han empujado la importancia del desarrollo emocional de los niños a primer plano en los últimos 10 años. Esto ha llevado a un aumento en la popularidad de modelos de crianza de los hijos, como la crianza con apego, que promueve prácticas de cuidado infantil que incluyen amamantar a demanda, compartir la cama y "porta-bebés" (llevar al bebé en cabestrillo) como una forma de apoyar el desarrollo emocional de los hijos.[69] La razón por la que se cree que estas prácticas de cuidado infantil ayudan tiene que ver con la química del cerebro.

Nuestro cerebro libera un cóctel de sustancias químicas, incluyendo oxitocina y endorfinas, en respuesta al tacto agradable. La oxitocina es más conocida por los efectos físicos que tiene en el cuerpo, por ejemplo, hace que el útero de una madre se contraiga durante el parto y después del parto, y la liberación de la leche de los conductos durante la lactancia. Todos liberamos oxitocina, hombres y mujeres. La oxitocina también nos afecta emocionalmente, generando sentimientos, entre ellos el afecto, el amor, el cuidado, la crianza y la conexión emocional. Es por eso que es llamada a veces como la "hormona del amor". Se cree que la oxitocina es importante en la vinculación de los pares, incluyendo madre-hijo, hombre-mujer, las amistades y otros tipos de relaciones uno a uno. Las endorfinas son analgésicos naturales del cuerpo. Producen sensaciones de bienestar, relajación, paz y seguridad, y juegan un papel clave en las relaciones.

Abrazos, besos, caricias, mimos, masajes, el contacto piel con piel y la lactancia son ejemplos de formas en que la liberación de oxitocina y endorfinas puede desencadenarse en las madres y los bebés. Los estudios han demostrado que el contacto piel con piel entre la madre y su bebé después del nacimiento reduce el llanto infantil, estabiliza la temperatura del cuerpo de un bebé, ayuda a la madre a amamantar con éxito, y mejora el vinculo que las madres sienten hacia sus bebés.[70]

Como madre, yo diría que hay pocas cosas más alegres que mirar a tu hermoso recién nacido durmiendo en tu pecho o acunado en tus brazos. Sin embargo, la alegría de abrazar a tu bebé para dormirla se agota una vez que descubres que no puedes bajarla. Y después de que tu bebé te ha despertado por sexta vez en la noche para que le ayudes a volverse a dormir, puede que se necesite más que la "hormona del amor" para que puedas generar cálidos sentimientos hacia ella.

Existe un número de factores que pueden inhibir la liberación de oxitocina, entre ellos el estrés agudo. Así que si estás privada del sueño, con hambre, ansiosa porque la casa es un desastre, preocupada por las facturas, molesta por una discusión con tu esposo o pareja, preocupada de que no te has duchado durante dos días debido a que tu bebé llora cada vez que la bajas, si se está haciendo tarde y no has preparado la cena para la familia, si hay una montaña de ropa acumulándose, si te duele la espalda, si la bebé está gritando en tus brazos, o tu niño está haciendo una rabieta mientras que tú tratas de alimentar a tu bebé, lo más probable es que no vas a experimentar el resplandor de la alegría que la oxitocina y las endorfinas pueden provocar, al menos no por el momento.

¿Cuánto contacto físico es necesario para que un padre se conecte emocionalmente con su hija? Eso depende de los padres; no es algo que se pueda medir. Y no es simplemente un caso de "más es mejor". Una conexión emocional no depende únicamente del contacto físico. Lo que es más importante es lo mucho que disfrutes el contacto que tienes. Una madre puede disfrutar mantener contacto físico constante con su bebé día y noche, pero a otras esto les puede parecer demasiado. Compartir la cama aumentará el tiempo en que tienes contacto con tu bebé, pero esto no garantiza que vayas a desarrollar una conexión emocional más fuerte con ella, comparado con que duerma sola.

Y desde la perspectiva de un bebé: ¿mantener contacto durante la noche ayuda a tener un apego emocional fuerte? Según la psicóloga Mary Ainsworth, reconocida por su trabajo en el desarrollo de la teoría del apego, se forma un vínculo emocional seguro cuando un niño aprende a confiar en que su madre/cuidador principal proveerá sus necesidades de manera enriquecedora y oportuna. Si deseas animar a tu bebé a desarrollar un apego emocional seguro contigo, debes satisfacer sus necesidades. Abraham Maslow, psicólogo aclamado por su teoría de la jerarquía de necesidades, identificó que las necesidades físicas básicas, como la alimentación adecuada, el calor, el refugio y el sueño, deben satisfacerse antes de que se puedan satisfacer las necesidades emocionales.[71] Si tu bebé está desnutrido, privado de sueño, tiene calor excesivo o frío, entonces esto se debe abordar antes de preocuparse por satisfacer sus necesidades emocionales.

No hay duda de que pasar tiempo con tu bebé es esencial para fortalecer el vínculo especial entre los dos y el tacto es un componente fundamental para proporcionar un cuidado enriquecedor a los niños. Sin embargo, un mayor contacto físico con uno de los padres no equivale automáticamente a un apego emocional a ellos más fuerte. Es imperativo que tú u otro cuidador responsable esté disponible para tu bebé las 24 horas del día, pero no es esencial que permanezcas en contacto físico constante día y noche para satisfacer sus necesidades emocionales.

En su libro, *Una Teoría General del Amor,* los psiquiatras Thomas Lewis, Fari Amini y Richard Lannon afirman, "Lo que es importante es que los padres respondan a las señales del bebé cuando brinden contacto físico." Los bebés seguros emocionalmente son aquellos que se cargan en los términos del bebé, se abrazan cuando quieren ser abrazados, y se les da la libertad para moverse. No son necesariamente aquellos que se cargan la mayor parte del tiempo.[72]

El contacto físico individual que los bebés quieren y necesitan varía. El temperamento de tu bebé va a influir en esto, al igual que tus prácticas de cuidado infantil, que también influyen en si ella duerme o no lo suficiente. Algunos bebés son más cautelosos y reservado por naturaleza, y pueden requerir la sensación de seguridad que proporciona el contacto físico de manera más frecuente, en comparación con los bebés que son curiosos y extrovertidos. Los bebés que sufren de falta de sueño con frecuencia parecen pegajosos, deseando que los alcen constantemente mientras están despiertos, ya sea que compartan la cama o duerman solos. Los bebés que asocian el dormir con el contacto físico comprensiblemente lo querrán cada vez que necesitan dormir porque esto es lo que se les ha enseñado a esperar. Los bebés que han aprendido a quedarse dormidos independientemente de la ayuda de otros, a pesar de que no requieren contacto a la hora de conciliar el sueño, todavía disfrutan de que los besen, abracen o masajeen y de tener contacto físico con los padres o cuidadores en otros momentos.

Mientras que el contacto físico es beneficioso para el desarrollo de los bebés, también lo son los períodos de soledad. En su libro, *La Llamada de la Soledad: El tiempo a solas en un mundo de apego*, la psicóloga Ester Schaler Buchholz, PhD, describe el tiempo a solas como una necesidad básica. Ella afirma que los períodos de soledad son una necesidad biológica y psicológica inherente a los seres humanos.[73] Según el Dr. DW Winnicott, pediatra y psiquiatra infantil británico, la capacidad de estar solo es uno de los signos más importantes de madurez en el desarrollo emocional.[74]

El vínculo entre la madre y el bebé es sin duda muy importante para la salud emocional de un niño, pero se necesitan dos para formar una relación. Lo que a menudo se pasa por alto es la salud emocional de la madre.

mamá feliz = bebé feliz

Dormir lo suficiente y cuidarte a ti misma en realidad va a beneficiar la salud emocional de tu bebé. No puedes brindar una atención de alta calidad a tu bebé si estás privada del sueño por ser despertada varias veces durante la noche para restablecer el contacto con tu bebé. Y, si estás gravemente privada del sueño en estos momentos, puede ser peligroso para tu bebé compartir la cama contigo.

### Compartir la cama y el SMSL

Ha habido muchas investigaciones sobre el SMSL (Síndrome de Muerte Súbita del Lactante), sobre todo en los últimos 20 años. Aunque el SMSL todavía no se entiende completamente, numerosos profesionales de la salud de todo el mundo siguen trabajando incansablemente para resolver el rompecabezas. Sus esfuerzos combinados han producido una serie de recomendaciones sobre cómo los padres pueden minimizar los riesgos, el más importante es el acostar a dormir a los bebés sobre sus espaldas. Desde que la campaña "Dormir de espaldas" fue lanzada en 1994, el número de muertes por SMSL en las sociedades occidentales se ha reducido en más del 50 por ciento.[75]

Compartir la cama no es algo que se incluya en las recomendaciones actuales del SMSL, y sin embargo, un número creciente de padres eligen compartir la cama con su bebé porque se les aconseja que así se reducirá el riesgo de SMSL. ¿Hay evidencia para apoyar esta afirmación? ¿O es una leyenda urbana que ha ganado credibilidad a través de la repetición?

El Dr. James McKenna lidera el frente pro colecho. Él cree que los bebés nunca deben dormir solos.[76] Los estudios realizados por McKenna y sus colegas han revelado que los bebés que comparten la cama tienen más despertares y pasan menos tiempo en el sueño profundo en comparación con los bebés que duermen solos.[77] McKenna cree que esto puede ofrecer una protección del SMSL. Además, como el adulto que comparte la cama con el bebé también tiene un aumento de despertares y permanece cerca, esto puede permitir una respuesta rápida para rescatar al bebé de situaciones potencialmente peligrosas durante el sueño.[78] Sin embargo, el propio McKenna reconoce que sus teorías no han sido comprobadas.[79]

Aunque ningún arreglo para dormir puede ser 100 por ciento seguro, hay riesgos asociados con compartir la cama que no se presentan cuando un bebé duerme solo. Un estudio británico, publicado en la *Revista Médica Británica* en octubre del 2009, identificó que más de la mitad de las muertes por SMSL en el Reino Unido durante el estudio se produjo mientras el bebé estaba durmiendo con otra persona en ese momento.[80] Sin embargo, los autores se apresuraron a señalar que se cree que la mayoría de estos casos se produjeron a causa de "ambientes de colecho peligrosos y factores de riesgo susceptibles de cambiar".[81] Realmente existen entornos de colecho inseguros. Y hay factores, los cambiables, asociados con el colecho que aumentan el riesgo de SMSL. Éstos incluyen:

- compartir la cama con alguien que fuma[82]
- compartir la cama con alguien bajo la influencia del alcohol, sedantes, o que está demasiado cansado[83]
- compartir una cama estrecha o muy llena, debido al tamaño demasiado pequeño o a que haya múltiples personas en la cama[84]
- dormir juntos en un puf, sofá, cama de agua o un colchón flácido[85]
- si la cara del bebé es cubierta por almohadas, edredones o ropa de cama pesada[86]
- si la bebé duerme boca abajo o de lado
- si otros niños o una mascota también están en la cama cuando la bebé está durmiendo[87]
- si labebé queda atrapada entre una pared o rieles de la cama y la cama.[88]
- si la bebé tiene menos de cuatro meses de edad, o es prematura o de bajo peso al nacer.[89]

Sin estos factores de riesgo, generalmente no se considera que sea peligroso compartir la cama.[90] En cuanto a la afirmación de que compartir la cama reduce el riesgo de SMSL, de nuevo, esto no está comprobado. Edwin Mitchell, profesor de Investigación Pediátrica de Salud Infantil en la Universidad de Auckland, Nueva Zelanda, ha realizado una amplia investigación sobre los factores de riesgo asociados con el SMSL y afirma que actualmente no existe evidencia documentada de que compartir la cama reduzca el riesgo de SMSL.[91] Sin embargo, hay evidencia de que compartir la habitación reduce el riesgo de SMSL.[92]

SMSL y Niños Australia recomienda que un bebé duerma en una cuna junto a la cama de los padres durante los primeros seis a 12 meses de vida.[93] La Academia Estadounidense de Pediatría recomienda no compartir la cama con un niño menor de dos años, animando a los padres a que su bebé duerma en una cuna en la misma habitación.[94] La mayoría de los profesionales de la salud y organizaciones de salud promueven **compartir la habitación**, especialmente para los bebés menores de seis meses, pero **no compartir la cama**, por razones de seguridad.

No es sólo el SMSL de lo que debes preocuparte. Según el Centro para el Control y Prevención de Enfermedades (CDC por sus siglas en inglés) de los EE.UU., compartir la cama se asocia con un mayor riesgo de muerte infantil por asfixia y estrangulación. En enero del 2009, el CDC reportó que el número de muertes infantiles en los EE.UU. se ha cuadruplicado en los últimos 20 años, la mayoría al parecer por los padres que duermen con sus bebés.[95] El aumento puede corresponder con el creciente número de padres en los EE.UU. que optan por compartir la cama. Un estudio nacional publicado en el 2003 descubrió que, entre 1993 y 2000, el número de bebés de siete meses o menos que por lo general comparten una cama con un adulto aumentó de 5.5 por ciento a 12.8 por ciento. Cuarenta y cinco por ciento de los bebés habían pasado por lo menos un poco de tiempo en la cama de sus padres por la noche en las dos semanas anteriores.[96] Una tendencia similar se observa en Australia. El Profesor Roger Byard, patólogo forense australiano afirma que el número de niños que mueren mientras duermen con adultos ha "aumentado drásticamente" en los últimos años. Byard cree que no hay manera de hacer que compartir la cama sea completamente seguro.[97] Al ser entrevistado por el *Daily Telegraph* en el 2009, Byard afirmó que la cultura occidental ha convertido el colecho en algo peligroso. Agregó que en algunas culturas los bebés duermen tradicionalmente con sus padres, pero por lo general en una cama firme o en el suelo y sin el peso de cobertores pesados. En occidente, los adultos están compartiendo camas suaves y altas con bebés pequeños y cubriéndose con edredones o mantas.[98]

Ambos lados del debate sobre compartir la cama tienen puntos validos. Al igual que con el entrenamiento para dormir, es poco probable conseguir un consenso de opinión entre los profesionales de la salud o los padres acerca de las ventajas y desventajas. Proporcionar una perspectiva alternativa a los beneficios comúnmente reivindicados de compartir la cama no se hace para disuadirte de que lo hagas, sino más bien para que puedas sopesar los riesgos y beneficios, que difieren para cada familia. Elige compartir la cama porque cumple las necesidades de sueño tuyas y de tu bebé y no porque alguien te dice que es la forma natural de dormir para los bebés, o porque te ayudará a amamantar con éxito, o te permitirá a ti y a tu bebé tener una relación más cercana, o porque ayuda a prevenir el SMSL. Por otro lado, elige que tu bebé duerma en su propia cama – al alcance de tu mano, en la misma habitación o una habitación separada si ella tiene seis meses o más – sin sentirte culpable de que sea posible que las estés privando de alguna manera por no compartir la cama.

Mientras que los beneficios propuestos de compartir la cama son especulativos, los riesgos son reales. Los beneficios proclamados de compartir la cama se pueden lograr igual cuando los bebés duermen en camas separadas a los padres. Si eliges compartir la cama con tu bebé, es imperativo que proporciones consistentemente un entorno de sueño seguro para ella.

## Recomendaciones de seguridad para el colecho

A diferencia de una cuna, una cama para adultos no está diseñada para satisfacer las necesidades de seguridad de un bebé, así que se requiere tener un cuidado adicional si eliges compartir la cama con tu bebé.

- Considera comprar una cama más grande si es necesario para evitar el hacinamiento.
- Asegúrate de que las cabeceras y pies de la cama estén espaciados a no más de seis centímetros (2-1/2 pulgadas) de distancia, que puedan atrapar la cabeza del bebé.
- Usa una barrera de protección o mueveel colchón contra la pared para evitar que el bebé ruede hasta caer de la cama. Asegúrate de que no haya espacios entre el colchón y la pared o la barandilla donde el bebé podría llegar a trabarse.
- Si utilizas una barrera de protección, compra una con malla de plástico. Evita aquellas con tiras.
- Evita vestir con mucha ropa al bebé. Otros cuerpos calientes en la cama son una fuente de calor añadido.

- No envuelvas al bebé mientras compartes la cama; esto restringe sus movimientos, por lo que es imposible que ella se aleje o te haga saber si te acercas demasiado.
- Mantén las almohadas lejos del bebé. No utilices edredones; estos pueden llevar a un sobrecalentamiento.
- Coloca al bebé boca arriba para dormir.
- No dejes a la bebé para que duerma sola en una cama para adultos; ella podría rodar y caerse lesionándose a sí misma o enredarse en la ropa de cama.
- Nunca dejes a tu bebé compartir la cama con un fumador.
- Nunca duermas con la bebé si tú o tu pareja están bajo la influencia del alcohol, medicamentos u otras sustancias que disminuyan tu nivel de conciencia.
- Los bebés menores de 12 meses no deben compartir la cama con los hermanos mayores.
- No uses ropa interior con lazos de más de 20 cm (8 pulgadas) y evita usar joyas que cuelguen que puedan enredarse con tu bebé.
- Si el largo de tu cabello es más o menos hasta la cintura, este debe ser retirado y sujetado. Tu cabello puede enrollarse alrededor del cuello de tu bebé, lo que plantea un riesgo de estrangulación.
- Si tienes pechos extremadamente grandes o eres obesa, esto puede hacer que no te percates de la posición de tu bebé. Considera mejor usar un dispositivo de cuna adjunta.
- Si estás severamente privada del sueño esto puede hacer que no te percates de la presencia de tu bebé.

**Puntos clave**

- Un bebé que aprende a asociar el dormir con estar en contacto físico con los demás puede exigir el mismo nivel de contacto durante el día y la noche.
- Muchas familias encuentran que compartir la cama proporciona una solución a los problemas de sueño de los niños. Alternativamente, compartir la cama puede causar trastornos de sueño y por lo tanto también la falta de sueño en bebés y padres.
- Compartir la cama aumenta la probabilidad de desarrollar una asociación de lactancia materna-sueño. Un aumento de la demanda de amamantar a fin de conciliar el sueño es comúnmente confundida con hambre o baja producción de leche.
- Hay ventajas y desventajas de compartir la cama.
- No importa qué disposición para dormir elijas, algunos apoyarán tu elección, y otros no. Sólo tú puedes decidir qué es lo mejor para tu bebé.

# 9
# Acostar a dormir de manera apacible

> **Temas**
>
> Pasos involucrados en el método para acostar a dormir de manera apacible.
> Cómo modificar el plan.
> Qué esperar.

Jaime tiene ocho semanas de edad. Desde que nació, ya sea su padre o yo lo abrazábamos para dormir. Ahora estamos encontrando que sólo quiere dormir en nuestros brazos. Se despierta apenas tratamos de acostarlo. Hemos tratado de conseguir que se duerma en su cuna, pero él sigue llorando hasta que lo alzamos. Los dos estamos cansados y no podemos seguir haciendo esto. ¿Cómo podemos conseguir que se duerma en su cuna sin dejarlo llorar?
Irene

Cuanto más grande sea el cambio que realices en sus prácticas para dormir, más probable es que tu bebé se moleste. Tratar de acostar a dormir a tu bebé en su cuna una vez que ha aprendido a dormir en tus brazos por ejemplo, representa un cambio GRANDE desde su perspectiva. Debes anticipar que se va a molestar por cambiar significativamente sus asociaciones del sueño si lo haces en un espacio corto de tiempo. Si resulta demasiado molesto, puedes alentarlo gradualmente a aceptar quedarse dormido en su cuna si estás dispuesto a hacer una serie de cambios más pequeños en un período de tiempo más largo. Puede que encuentres mi 'plan para acostar a dormir de manera apacible' una guía útil.

Mi plan para acostar a dormir de manera apacible utiliza un enfoque de múltiples pasos para cambiar las asociaciones del sueño de un bebé. Puede ser una manera eficaz de fomentar apaciblemente a un bebé que ya está acostumbrado a quedarse dormido en cualquier lugar que no sea su cama, a que aprenda a aceptar quedarse dormido en ella. Es posible que no elimine el malestar de un bebé en su totalidad durante la fase de aprendizaje, pero puede minimizarlo.

## Plan para acostar a dormir de manera apacible

Para resolver eficazmente un problema de sueño que se produce a causa de la dependencia aprendida a asociaciones del sueño negativas, puede que necesites cumplir una, dos, o como suele ser el caso, las tres Reglas de Oro para la autorregulación del sueño infantil:

1. retirar apoyos poco fiables a la hora de dormir
2. proporcionar un entorno de sueño adecuado y consistente y
3. promover el sueño independiente.

El plan para acostar a dormir de manera apacible está diseñado para lograr estas tres Reglas de Oro de una a la vez, a través de una serie de pasos. Cada paso ayuda a tu bebé a progresar lentamente de dormirse con ayuda de los padres a dormirse de manera independiente con la menor cantidad de resistencia. Ir tan lejos como para fomentar que tu bebé concilie el sueño independiente de tu ayuda depende de ti. Puede que seas feliz cuando tu bebé acepta fácilmente quedarse dormido en su cama con un poco de ayuda.

El plan para acostar a dormir de manera apacible implica una serie de pasos. Estos se agrupan bajo la Regla de Oro para la cuál están diseñados. Al conseguir cualquiera de estas tres Reglas de Oro, puedes estar segura de que estás apoyándolo hacia el progreso. Logra las tres y estarás haciendo todo lo posible para apoyarlo a autorregular sus patrones de sueño.

### Establecer las bases para el cambio

Los pasos 1 y 2 son para establecer las bases para suavizar el camino a seguir. Mediante la promoción de asociaciones del sueño positivas y alentando a tu bebé a aprender a asociar las caricias con el sueño, esto lo prepara para aceptar los futuros cambios en sus prácticas de dormir.

### Paso 1: Promover asociaciones del sueño positivas

Proporciónale al bebé la mayor cantidad de asociaciones del sueño positivas, como envolturas, bolsa para dormir de bebé, mantas de seguridad o un juguete suave que consideres apropiado para su estado de desarrollo actual. Una vez que reconozcas sus señales de comportamiento que indican que está cansado y listo para dormir, prepáralo envolviéndolo o vistiéndolo en un saco para dormir infantil. Al prepararlo cada vez que se va a dormir de esta manera, él comenzará a asociar la envoltura o el saco de dormir con el descanso.

### Paso 2: Animar al bebé a asociar palmaditas con dormir

Dale palmaditas suaves rítmicamente a tu bebé con una mano ahuecada en su muslo o el área del pañal, aproximadamente una palmadita por segundo, mientras lo abrazas para que se duerma. Debe ser una palmadita a diferencia de un ligero golpe para que pueda sentir el ritmo, mientras que una mano ahuecada le permite beneficiarse del sonido que hace la palmadita. Una vez que estés segura que está profundamente dormido, colócalo en su cama.

Podrías preguntarte por qué estás introduciendo una asociación del sueño negativa. Darle palmaditas a tu bebé puede ayudarle a aceptar más adelante otros cambios más significativos en sus prácticas para dormir. Es muy probable que tengas que dejar de darle palmaditas si continúa despertándose prematuramente entre los ciclos de sueño, pero tal vez descubras que puedes seguir dándole unas palmaditas para dormir y hacer que duerma bien, siempre y cuando todo lo demás esté en su lugar para mantener su sueño. Sólo el tiempo lo dirá.

Puede que seas capaz de lograr los pasos 1 y 2 al mismo tiempo. Si no, uno a la vez está bien.

> **Consejo:** Por lo general toma entre cinco y veinte minutos para que un bebé caiga en un sueño profundo.

### Regla de Oro No 1: Retirar ayudas poco confiables a la hora de dormir

Si tu bebé ha aprendido a asociar el chupar un chupete, o el pecho de mamá o una botella con quedarse dormido, entonces el siguiente paso es cambiar esta situación. Mientras continúes permitiéndole dormirse con una de estas ayudas, su dependencia a ella para dormir se reforzará. Cualquier alteración del sueño que experimente como resultado de estas asociaciones del sueño negativas va a continuar. Recuerda, las asociaciones del sueño negativas incluyen cualquier cosa que tu bebé aprende a asociar con dormir que puede cambiar después de que se haya dormido, como un chupete, el pecho o el biberón, pero también incluye otras cosas como la iluminación, el movimiento o el ruido.

Para desalentar la dependencia de tu bebé a ayudas no confiables debes impedirle quedarse dormido mientras se alimenta o chupa un chupete o el dedo, y asegurarte de que todo en su entorno para dormir permanece constante a lo largo de todo su sueño.

## Paso 3: Retirar el pecho o el biberón de la boca del bebé antes de que se duerma

Si no estás segura de cuándo quitar el seno de la boca del bebé revisa el siguiente cuadro.

Si, después de sacar el pecho o el biberón de la boca de tu bebé, él llora, ofrécele una segunda oportunidad para alimentarse. Si después de hacerlo observas que quiere dormir en lugar de comer, retira el pecho o el biberón de su boca de nuevo. Nota: darle una tercera oportunidad para alimentarse probablemente no sea productivo. Puedes ofrecerle otra vez cuando se despierte si sientes que es necesario. Después de dormir, tendrá más energía para alimentarse con eficacia.

Apunta a acostarlo a dormir en tus brazos con las palmaditas, pero sin tu pecho o el biberón en la boca. Una vez que esté profundamente dormido, colócalo en su cama. Continúa este paso cada vez que se vaya a dormir durante al menos tres días y noches completos antes de tratar de pasar al siguiente paso. Si tu bebé normalmente no se duerme mientras se alimenta, omite este paso.

> **Quitar a tu bebé de tu seno**
>
> Al observar de cerca el comportamiento de alimentación de tu bebé, aprenderás a reconocer sus diferentes patrones de succión y distinguir entre la alimentación activa (llamada alimentación nutritiva porque está recibiendo el alimento) y la succión por comodidad (alimentación no nutritiva). Una vez que ha terminado la alimentación activa y parece estar chupando continuamente para conciliar el sueño, desliza tu dedo en la esquina de la boca para liberar su succión.

> No lo quites tan pronto como comienza a chupar por comodidad ya que puede ser que esté esperando otra bajada. Al quitarlo sistemáticamente antes de que se duerma ya no reforzarás su asociación lactancia-sueño. Una vez que él deje de asociar dormirse con tomar pecho, lo que podría tomar unos días de quitarlo consistentemente, es probable que comience a quitarse a sí mismo una vez que ha terminado de comer.

### Paso 4: Retirar tu dedo o el chupete de la boca del bebé antes de que se duerma

En general, los bebés menores de cinco meses tienen un fuerte deseo de chupar. Ellos quieren chupar cuando tienen hambre, cuando están cansados, aburridos, sobre estimulados, cuando experimentan malestar y por placer. El deseo de chupar cuando están cansados es el porqué de que muchos bebés desarrollen una asociación del sueño con la alimentación o con un chupete durante las primeras semanas de vida. Un bebé recién nacido no es físicamente capaz de satisfacer sus propias necesidades de succión, a diferencia de un bebé más grande que tiene la capacidad de autocalmarse chupándose el pulgar o los dedos, en caso que quiera hacerlo.

Sin duda permite que tu recién nacido chupe su chupete o el dedo meñique, con el lado de la palma hacia arriba, para satisfacer sus necesidades de succión. Pero trata de evitar que se quede dormido de esta manera. Observa de cerca su comportamiento. Una vez que puedas ver que su succión está disminuyendo, saca con cuidado el dedo o el chupete de la boca. Anímalo a dormirse en tus brazos mientras le das palmaditas, pero sin tu dedo o un chupete en la boca cuando se queda dormido. Una vez que está profundamente dormido, colócalo en su cama.

Continua haciendo esto cada vez que lo acuestes a dormir por lo menos durante tres días y tres noches antes de pasar al siguiente paso. Puedes omitir este paso si él no suele dormirse mientras que chupa algo. Si chupa su propio puño o dedos mientras se duerme, déjalo. Esto le permite autocalmarse.

## Regla de Oro No 2: Proporcionar un entorno de sueño adecuado y consistente

Una vez que tu bebé se haya familiarizado con la sensación de palmaditas mientras lo duermes en tus brazos, y hayas desalentado con éxito su dependencia de los apoyos no confiables para conciliar el sueño, el siguiente paso consiste en proporcionarle un entorno de sueño adecuado y consistente.

## Paso 5: Colocar al bebé en la cama cuando tiene sueño pero no está dormido

Tranquiliza a tu bebé en tus brazos mientras le das palmaditas hasta que se adormece, y trata de colocarlo en su cama *antes* de que esté totalmente dormido. Para ayudarle a aceptar este cambio, sigue dándole palmaditas en el muslo o el área del pañal en un patrón rítmico sin perder el ritmo mientras lo transfieres, y continúa dándole palmaditas hasta que parezca estar relajado en su cama.

Si él se acuesta en silencio, puedes dejar de darle palmaditas y dejarlo dormirse solo. Si se queja o llora y no se tranquiliza con palmaditas mientras esta en su cama, levántalo y cálmalo en tus brazos, y luego, una vez que esté de nuevo en un estado de somnolencia, trata de colocarlo nuevamente en su cama. Es posible que tengas que hacer esto varias veces para calmarlo antes de que finalmente acepte ir a su cama mientras está adormecido. Si persistes en tratar de calmarlo en su cama con palmaditas en lugar de automáticamente levantarlo al momento en que se queja, él finalmente aceptará esto y será más y más fácil para ti calmarlo de esta manera. Si es necesario, dale palmaditas para dormir. Puede que tengas que seguir haciéndolo hasta que esté en un sueño profundo.

Al igual que con el paso 4, una vez que tengas éxito, haz consistentemente esto por tres días y tres noches antes de pasar al siguiente paso.

> **Consejo:** Si la cama de tu bebé se siente fría, es más probable que se queje al ser colocado en ella. Trata de precalentarla antes de ponerlo en la cama.

## Paso 6: Colocar al bebé en la cama cansado pero despierto

Pasa un poco de tiempo abrazando a tu bebé en los brazos de la forma habitual hasta que se relaje. No te olvides de darle palmaditas al mismo tiempo. Mientras sus ojos siguen abiertos, colócalo suavemente en su cama. Trata de seguir dándole palmaditas mientras lo transfieres, ya que esto le ayudará a aceptar entrar en su cama.

Si llora, trata de calmarlo dándole palmaditas mientras él está en su cama. Si eso no funciona, entonces álzalo para calmarlo. Una vez que se calme, trata de ponerlo de nuevo en su cama mientras sus ojos están abiertos. Si él se acuesta tranquilamente en su cama, trata de dejar que él concilie el sueño por sí mismo. Pero, si es necesario, continúa dándole palmaditas en el muslo o la cola hasta que se duerma.

Si has logrado hacer que el bebé concilie el sueño por sí mismo, en su cama, sin ningún tipo de apoyos no confiables de manera regular, puede que encuentres que sus problemas para dormir se resuelven en los próximos días. Si no es así, es el momento de centrarse en las técnicas para conciliar el sueño de manera independiente.

## Regla de Oro No 3: Promover el sueño independiente

En el momento en que tú y tu bebé han llegado a esta etapa, ya has logrado dos de las tres Reglas de Oro de la autorregulación del sueño infantil. Mientras tu bebé siga dependiendo de tu ayuda para conciliar el sueño, está en riesgo de despertarse cada vez que retiras tu asistencia. Para que él autorregule sus patrones de sueño, y pase de un ciclo de sueño a otro sin la ayuda de los demás, tiene que volver a aprender a dormirse solo.

## Paso 7: Darle palmaditas al bebé hasta que esté somnoliento pero detenerse antes de que se quede dormido

Coloca a tu bebé en su cama mientras sus ojos están abiertos. Si llora, dale palmaditas hasta que deja de llorar, y continúa dándole palmaditas hasta que su pequeño cuerpo se relaje y sus ojos se vuelvan pesados, luego suaviza las palmaditas y detente. Anímalo a pasar desde un estado de somnolencia hasta dormirse por su propia cuenta. Si llora, dale unas palmaditas otra vez hasta que esté somnoliento, y así sucesivamente. Si encuentras que con frecuencia necesitas alzarlo para calmarlo, regresa al paso 6 antes de continuar.

## Paso 8: Darle palmaditas al bebé hasta que esté tranquilo, pero detenerse antes de que esté somnoliento

Coloca al bebé en su cama despierto. Si él se acuesta allí en silencio, déjalo. Si llora, dale unas palmaditas para calmarlo, pero detente una vez que deje de llorar. En lugar de detenerte bruscamente, suaviza gradualmente las palmaditas durante 5-10 segundos y luego detente. Si comienza a llorar de nuevo, dale unas palmaditas otra vez hasta que se tranquilice, y así sucesivamente.

Trata de detener las palmaditas en cuanto se tranquiliza pero antes de que llegue al punto de somnolencia. Una vez que él esté tranquilo, retira tu ayuda y déjalo pasar de un estado de tranquilidad (pero despierto) al sueño, independientemente de ayuda adicional.

## Cómo modificar un plan para acostar a dormir de manera apacible

El plan para acostar a dormir de manera apacible es un conjunto de directrices que se pueden adaptar según corresponda a las circunstancias de tu bebé. Puedes agregar más pasos, si es necesario, o saltarte pasos, en función de los hábitos de tu bebé y lo bien que responde a los cambios.

Ten en cuenta que agregar pasos adicionales podría llevar el plan para acostar a dormir en otra dirección. Si un paso no está dirigido a lograr al menos una de las Reglas de Oro, que no estás logrando aún, puede hacer poco para mejorar su sueño. Un paso complementario, por ejemplo, sería volver a ofrecerle a tu bebé una ayuda poco confiable, como un chupete, para evitar que llore cuando retiras tu participación al momento de acostarlo a dormir. Si bien el chupete podría reducir con éxito la irritabilidad al momento de dormir, tiene el potencial de interrumpir su sueño cada vez que se cae, y podría obstaculizar tus esfuerzos para mejorar la calidad de su sueño a largo plazo. Es posible que hayas pasado semanas progresando gradualmente a través de todos los pasos del plan para acostar a dormir de manera apacible sólo para descubrir que el chupete está interrumpiendo su sueño. Un ejemplo de un paso atrás sería utilizar una hamaca para bebé o un dispositivo que vibre o meza su cama mientras duerme. Una vez que el movimiento se detiene él probablemente va a despertarse, ya sea cuando se detenga o la próxima vez que entre en una fase de sueño ligero.

Omitir o combinar pasos significa que los cambios probablemente sean mayores y más fácilmente reconocibles para tu bebé, lo que aumenta la posibilidad de que proteste. Algunos padres son felices de aceptar un poco de llanto para obtener resultados más rápidos. Con qué rapidez o lentitud quieras ir depende de ti.

Agregar un paso al principio podría ser útil, dependiendo de las circunstancias de tu bebé. Por ejemplo, si normalmente se queda dormido en lugares distintos a los brazos o a su cama, digamos, en un columpio infantil, en cochecito de niño, un mecedor o en otro lugar, es posible que primero trates de acostarlo a dormir en su cama con palmaditas. Si esto es un cambio demasiado grande para él, tratar de animarlo primero a quedarse dormido en tus brazos y luego avanza con el plan para acostar a dormir de manera apacible como se indica para animarlo a quedarse dormido en su cama. Si actualmente sacudes o meces a tu bebé para dormirlo en tus brazos, puede que tengas que añadir otro paso para dejar de sacudirlo o mecerlo antes de llegar a la etapa en que serás capaz de ponerlo en su cama para dormir.

## Qué esperar

No esperes que tu bebé comience a 'dormir como un bebé' de un momento a otro en las primeras etapas de este proceso. Es posible que no seas testigo de cualquier cambio observable en sus patrones de sueño hasta que hayas sido capaz de completar los pasos que consiguen las tres Reglas de Oro durante tres a cinco días y noches consecutivas. Aunque no lo veas, estás progresando completando con éxito cada paso.

Durante este proceso, debes esperar que tu bebé siga despertándose prematuramente. Si sospechas que se ha despertado antes de tiempo, trata de atraparlo mientras empieza a despertarse entre los ciclos de sueño y repite las estrategias para dormirlo de tu paso actual. Esta es la forma más efectiva de ayudarlo a volverse a dormir mientras que proporcionas la consistencia necesaria.

Si no puedes animarlo a que se vuelva a dormir, quizá él haya dormido lo suficiente y esté listo para levantarse, o se le haya quitado el cansancio. Durante el día, si eres incapaz de conseguir que se vuelva a dormir, levántalo y vuelve a intentarlo más tarde. Por la noche, no olvides asegurarte de que hayas proporcionado todas sus necesidades físicas, es decir, la alimentación, los cambios de pañales, etc., antes de tratar de acostarlo a dormir.

Como puedes ver, el tiempo y el esfuerzo necesarios de tu parte para resolver un problema de sueño infantil relacionado con la dependencia a asociaciones del sueño negativas y reducir al mínimo cualquier malestar son considerables, pero vale la pena la inversión si el malestar de tu bebé te aflige.

### ¿Cuánto tiempo tomará el proceso?

Eso depende. Si deseas minimizar el llanto cuando lo acuestas a dormir, debes tomar las cosas muy lentamente. Dependiendo de la cantidad de pasos que necesites usar y qué tan rápido puedas avanzar con éxito a través de cada paso, puede tomar varias semanas llegar a donde tu bebé se acomoda a dormir en su cama independientemente de tu ayuda; será más rápido si eres feliz deteniéndote una vez que llega a la etapa en la que se acuesta de buena gana a dormir en su cama con tu ayuda.

### ¿El bebé va a quejase o a llorar?
Sería poco realista esperar que tu bebé aceptase cambios en las condiciones de sus asociaciones del sueño sin protesta alguna. Cuando mi plan para acostar a dormir de manera apacible funciona bien, el bebé llora un poco o nada mientras se acomoda para dormir. Sin embargo, él puede quejarse un poco o mucho inicialmente con cada cambio nuevo en la forma en que él se acuesta. Si persistes, sus quejas disminuirán a medida que se acostumbre a dormirse en la forma nueva. La persistencia y la consistencia son críticas. Tendrás que seguir las mismas estrategias que se describen en cada paso cada vez que lo acuestas a dormir. Esto significa siestas diurnas, noches y durante la noche. Al proporcionar consistencia, él tiene la oportunidad de familiarizarse con los cambios y, como consecuencia, cualquier queja asociada con el cambio disminuirá en cuestión de días.

Cuando realizas cualquier cambio en sus prácticas para dormir, le llevará a tu bebé más tiempo dormirse en un primer momento, en comparación con dormirlo de una manera con la que ya está familiarizado, pero él se dormirá más rápido a medida que comience a aceptar el cambio. Resiste la tentación de ayudarlo a conciliar el sueño o volverse a dormir de una manera diferente, ya que es probable que esto lo confunda, retrase o inhiba su progreso. Volver a métodos anteriores probablemente le ayudará a dormirse o volverse a dormir más rápido, pero no va a resolver su problema de sueño a largo plazo.

No trates de moverte a través de los pasos demasiado rápido. Lo ideal sería que permitas 72 horas o más para que tu bebé acepte el cambio asociado a cada paso. Espera hasta que puedas ver signos de aceptación antes de seguir adelante. Observa sus señales de comportamiento; una vez que se acomoda más rápido y se queja menos, entonces está listo para pasar a la siguiente etapa.

Comenzar cada nuevo paso requerirá tiempo y paciencia hasta que tu bebé acepte el cambio. Es perfectamente normal esperar hasta que sientas que puedes proporcionar el tiempo y el esfuerzo extra que se requiere antes de pasar al siguiente paso. Toma el tiempo que sientes que tú y tu bebé necesitan.

## Por qué un plan para acostar a dormir de manera apacible puede fallar

> He estado luchando con problemas de sueño desde que Eva nació. Traté tu método para acostar a dormir de manera apacible pero no funcionó. Yo no era capaz de conseguir que dejara de llorar. Después de que se despertó por quinta vez la primera noche sabía que no iba a poder seguir haciendo esto.
> Diana

Resolver los problemas de sueño del bebé evitando el llanto es algo que atrae a todos los padres, y es por eso que muchos padres se sienten atraídos por las opciones para dormir 'sin llanto'. Pero, como se dijo antes, no todos los métodos funcionan en todos los casos. Un método para dormir sin llanto podría fallar por una serie de razones, incluyendo:

- El bebé sufre actualmente de falta de sueño. Aunque los hábitos de dormir de un bebé con falta de sueño se pueden cambiar usando un enfoque gradual, los bebés privados de sueño suelen ser irritables, y lloran por esta razón. Hasta que el bebé se ponga al día en el sueño que su cuerpecito necesita, no se puede aliviar su estrés. Y por lo tanto va a llorar cuando esté cansado.
- El bebé es mayor de cuatro meses. A medida que un bebé madura, su desarrollo cerebral y su capacidad intelectual se expanden; se vuelve más consciente de su entorno y el cuidado que recibe. Un bebé de más edad a menudo puede reconocer y molestarse incluso por cambios sutiles en la forma en que sus padres lo acuestan a dormir. Ese mismo bebé podría no haberse molestado tanto por estos cambios cuando era más joven, simplemente porque era menos capaz de percibir los cambios en ese entonces. No creas a cualquiera que diga que es más fácil cambiar los hábitos de sueño de un bebé cuando es mayor.
- El bebé tiene un temperamento 'vivaz'. A los bebés en general no les gusta el cambio. Pero algunos serán más receptivos a ello con respecto a otros en base a su temperamento. Los bebés de espíritu vivaz tienen una baja tolerancia a la frustración

y no aceptan fácilmente los cambios. Un bebé vivaz puede protestar efusivamente si intentas hacer una modificación.
- Si actualmente sufres de falta de sueño, o estás mal física o emocionalmente, puede que no tengas la energía para mantener la consistencia durante un período de semanas o meses.
- Si estás cuidando a otros niños, es imposible estar en dos lugares al mismo tiempo. Un niño mayor puede llegar a molestarse cuando centras tu atención en acostar a tu bebé por lo que pueden ser largos períodos de tiempo.
- Si estás separado regularmente de tu bebé debido a compromisos laborales o de otro tipo, entonces es posible que no estés disponible para proporcionar la consistencia necesaria para cambiar las asociaciones del sueño poco a poco cuando se utiliza un enfoque de este tipo.

Un plan para acostar a dormir de manera apacible funciona mejor con bebés menores de cuatro meses que no sufren de falta de sueño, y que tienen un temperamento tolerante. Una madre ama de casa con un solo hijo que no está sufriendo a causa de falta de sueño, ansiedad o depresión, es el padre más capaz de seguir un plan para acostar a dormir de manera apacible con suficiente consistencia para lograr un resultado exitoso. Esto reduce considerablemente el campo. Si tú y/o tu bebé no entran en esta categoría, puede que no sea posible para ti cambiar sus asociaciones del sueño y resolver su problema de sueño sin que llore.

Tan decepcionante como podría llegar a ser el descubrir que una opción sin llanto es impráctica o inalcanzable en tus circunstancias o las de tu bebé, esto significa que estás acercándote más a encontrar una solución eficaz a sus problemas de sueño. Puede ser tiempo para considerar algunas de las otras opciones de entrenamiento para dormir que se detallan en los siguientes capítulos.

**Puntos clave**

- Los bebés en general se resisten al cambio. No puedes hacer cambios significativos a las asociaciones del sueño del bebé y evitar molestarlo. Minimizar el malestar significa que debes hacer una serie de cambios pequeños durante un período prolongado de tiempo.
- Aunque es posible tener éxito en evitar el llanto cuando el bebé se acuesta a dormir, él aún podría quejarse un poco hasta que se familiarice con la nueva forma de dormir.
- Un enfoque de múltiples pasos requiere un tiempo considerable, paciencia y consistencia.
- Un enfoque para acostar a dormir sin llanto no funcionará para todos los bebés o todos los padres.

# 10

# Acostar a dormir de manera práctica I y II

> **Temas**
>
> ¿Qué se consigue al acostar a dormir de manera práctica?
> Pasos involucrados.
> Qué esperar.
> ¿Qué tan efectivo es este método?
> ¿Por qué podría no funcionar?
> Cómo utilizarlo para promover que el bebé se duerma de manera independiente

Ayuda. Estoy desesperada. Debo volver a trabajar en dos semanas y la única manera de que Thalía (de 4 meses) se duerma es acostada en mi pecho. Me doy cuenta de que esto no es algo que puedan hacer en la guardería y estoy preocupada por cómo va a sobrellevarlo cuando estamos separadas. Sé que tengo que hacer algo para cambiar la forma en que se duerme. He tratado de conseguir que se duerma en su cuna, pero ella grita tan fuerte que cedo y la abrazo para dormirla. No me siento bien dejándola llorar. ¡Por favor ayúdame!
Daniela

Daniela tiene razón de preocuparse en esta situación. Si esto continúa, Thalía se llevará una gran sorpresa cuando descubra que las condiciones para dormir en la guardería son muy diferentes a las que ella ha aprendido a esperar. El reloj no se detiene y Daniela necesita una solución rápida y eficaz. Como ella no se siente cómoda dejando que Thalía llore, puede descubrir que un método práctico para acostar a dormir se ajusta a sus criterios.

Acostar a dormir de manera práctica implica ayudar a un bebé a que se duerma mientras está en su cama (cuna o moisés) con palmaditas, caricias, meciéndola o haciendo sonidos. Esta estrategia tiene el potencial de mejorar la calidad del sueño de los bebés que están acostumbrados a quedarse dormidos en lugares distintos a sus camas, y puede ser utilizado por cualquier persona que cuide del bebé.

Acostar a dormir de manera práctica es un enfoque a término medio del entrenamiento para dormir. Puede resolver problemas de sueño de un bebé mucho más rápido que un enfoque de múltiples pasos, al igual que mi plan de acostar a dormir de manera apacible, pero no tan rápido como un método para dormir de un solo paso, como acostar a dormir de manera interactiva, el llanto controlado o dejar llorar. La bebé puede protestar llorando los primeros días, hasta que el quedarse dormida en su cama se vuelva familiar para ella, pero los padres pueden tratar de minimizar o prevenir períodos de llanto intensos que pueden ocurrir con un método de un solo paso. Los padres se quedan todo el tiempo mientras su bebé aprende que "está bien quedarse dormida en mi cama".

## Acostar a dormir de manera práctica I

Acostar a dormir a un bebé en su cama es efectivo, incluso impresionante, en la reducción del riesgo de desvelo y la mejora de la calidad del sueño. Una de las razones más comunes para el sueño interrumpido es porque el bebé se ha acostado a dormir en un lugar y luego es trasladado a la cama una vez que está dormido. Recuerda, mover a tu bebé después de que ella se ha dormido significa que estás cambiando su entorno de sueño. Esto puede poner en peligro su sensación de seguridad. Es probable que se sienta aún menos segura si el moverla hace también que se pierdan otras asociaciones del sueño familiares.

El propósito de acostar a dormir de manera prácticaes proporcionar un entorno de sueño adecuado y consistente para tu bebé, y animarla a asociar su cama con dormir y sentirse a salvo allí. Acostar a dormir a tu bebé mientras ella está en su cama puede hacer que sea posible promover otras asociaciones del sueño positivas, tales como envolturas, un saco de dormir para bebé o una manta de seguridad o también un juguete suave.

La combinación de un entorno de sueño adecuado y consistente, además de asociaciones del sueño positivas puede contribuir en gran medida a aliviar el paso de un bebé al sueño y disminuir el riesgo de que se despierte prematuramente. Las necesidades físicas que requieren atención, como el hambre o un pañal mojado, naturalmente van a despertarla, pero el riesgo de que se despierte demasiado pronto debido a que nota la ausencia de asociaciones familiares del sueño se reduce.

Acostar a dormir a tu bebé en su cama es un paso importante parapromoverel sueño independiente. Si más adelante decidesque ella podría beneficiarse del sueño independiente, esto será más fácil si ella está ya está acostumbrada a quedarse dormida en su cama en lugar deen otra parte.

**Pasos involucrados**

- Elegir un ambiente adecuadode poca estimulación para la cama de tu bebé, lo ideal es una habitación que pueda oscurecerse y donde puedas restringir los niveles de ruido. Esta podría ser tu dormitorio o una habitación que esté lo suficientemente cerca para que escuches cuando ella se despierta.
- Una vez que hayas identificado sus primeros signos de cansancio, asegúrate de que todas las necesidades físicas estén satisfechas y prepárala para dormirenvolviéndola o vistiéndola en un saco de dormir infantil de una tela adecuada para la temperatura de la habitación en donde ella va adescansar.
- Hazle saber que se viene la hora de dormir utilizando una rutina consistente. Para una siesta durante el día esto podría consistir en un par de minutos en tus brazos en una habitación tranquila a oscuras mientras le cantas una canción de cuna.
- Colócala en su cama *mientras sus ojos siguen abiertos*. Ella tiene que ser consciente de que se va a su cama.
- Ahora dale palmaditas o mécela mientras ella está en su cama hasta que se duerma. Puede que tengas que hacer esto hasta que llegue a una etapa de sueño profundo, que tarda entre cinco a veinte minutos después de que ella se ha quedado dormida, pero sólo si ella se despierta cuando te detienes.
- Si es necesario, cárgalay dale un breve abrazo para calmarla, pero regrésala a su cama tan pronto como se tranquilice para que tenga la oportunidad de quedarse dormidaallí.

Daniela dijo que no sabía cómo calmar a Thalíade una manera diferente acargarla y abrazarlapara dormirla. Hay muchas maneras de calmar a un bebé mientras está en su cama.

> **Métodos para calmar**
>
> - Darle palmaditas en la pierna o dándole golpecitos suaves en su barriga. Si ella no responde mientras que esta boca arriba, trata de ponerla de costado para acariciar su colita. Los bebés recién nacidos con frecuencia se calman más fácilmente mientras están de lado. Pero asegúrate de volverla a poner boca arriba una vez que se calma para que pueda dormir de manera segura sobre su espalda.
> - Balanceándole el cuerpo, que consiste en colocar las manos sobre el pecho y las caderas y mecer suavemente su cuerpo de lado a lado.
> - Mecer o balancear su cama.
> - Acariciarle la frente.
> - Haciendo un sonido de "shush".

Recuerda, el objetivo principal es que la bebé se duerma *mientras está en su cama*. Para que se familiarice con esta nueva forma de dormirse y la acepte, es vital la consistencia de tu parte. Bríndale el mismo entorno para dormir y las mismas asociaciones del sueño positivas cada vez que ella necesita dormir, día y noche, siempre que sea posible.

> **Bebé Natalia**
>
> Brenda no podía entender por qué Natalia (de tres meses) se quedaba dormida en su cuna en las noches y dormía bien toda la noche, pero luego se negaba a quedarse dormida allí durante el día. Era porque Natalia asociada dormir con ser abrazada en los brazos de Brenda, y eso era lo que quería cuando estaba cansada. Ella se quedaba dormida en su cuna en las noches agotada, porque no estaba durmiendo lo suficiente durante el día. La gran deuda de sueño que ella acumulaba durante el día

> como consecuencia de su dependencia a ser abrazada para dormir, algo que Brenda no podía proporcionar todo el tiempo que ella dormía, le impedía despertarse durante la noche. Una vez que Brenda persistió en conseguir que Natalia se durmiera en su cuna durante el día, en cuestión de semanas se estaba acostando a dormir más rápido en su cuna de lo que lo hacía en los brazos de Brenda. Además, ella tenía siestas más largas durante el día.

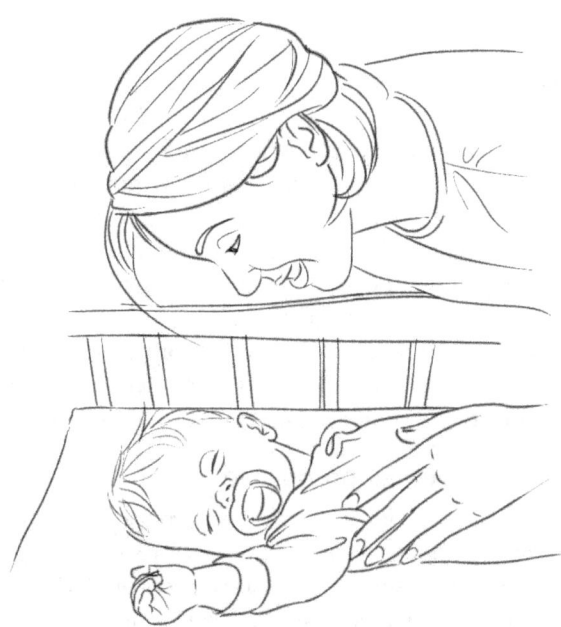

### Qué esperar

Aprender nuevos hábitos para dormir lleva tiempo. El tipo de comportamiento que un bebé va a mostrar durante la fase de aprendizaje es muy diferente a la forma en que se comporta una vez que ha aprendido a asociar su cama con dormir.

### Durante la fase de aprendizaje

No es realista esperar que tu bebé acepte al instante ser calmada en su cama si eso no es a lo que ellaestá acostumbrada. Daniela se rindió y abrazó aThalíapara dormir porque creía que era la única forma en que se calmaría. Pero siDaniela hubiesepersistido en calmarla mientras estaba en su cama, Thalíase hubiese finalmente calmado, además, hubiese sido más fácil y más rápido calmarla en su cama durante los siguientes días.

Con qué rapidez los bebés llegan a aceptar el cambio depende de qué tan diferentesea acostarla a dormir de manera práctica a la forma en que normalmente se duerme. Carmen aprendió a quedarse dormida mientras era mecida en un cochecito, mientras que Juana se quedaba dormida en los brazos de su madre, chupando su pecho. El cambio para Juana alusarel método para acostarla a dormir de manera práctica será mucho más significativo que para Carmen.

Cambiar a un método para acostar a dormir de manera práctica significa que es probable que inicialmente le lleve más tiempo a tu bebé conciliar el sueño, en comparación con la forma en que normalmente se duerme. Sin embargo, a medida que esté más familiarizada, ella no solo se va a calmar más rápidamente, sino que también va a conciliar el sueño más rápido. Si persistes en acostarla a dormir en su cama, ella logrará aprender que su cama es un lugar seguro para dormir, y reconoceráque cuando se va a la cama significa que es hora de dormir. Sólo tienes que ser paciente y darle la oportunidad de aprender. Con consistencia, la fase de aprendizaje generalmente toma de tres a cinco días.

### Después de la fase de aprendizaje

Una vez que la fase de aprendizaje ha pasado, tu bebé se acostará a dormir rápidamente en su cama, siempre y cuando ella se acueste antes de que se canse en exceso. Con un entorno de sueño consistente y asociaciones del sueñopositivas, ella estará menos propensa a despertarse prematuramente mientras duerme y puede que duerma por períodos más largos, tanto de día como de noche, por lo tanto, evitará el exceso de cansancio y la falta de sueño. Sin embargo, otros factores juegan un papel.

### ¿Qué tan efectivo es el método para acostar a dormir de manera práctica?

Como sabes yo había caído en el hábito de dejar que Erica (de ocho semanas) conciliará el sueño mientras la

amamantaba y luego descubrí que nadie más era capaz de dormirla, sólo yo. Estaba exhausta. Simplemente no me sentía bien dejándola llorar por su cuenta. Tenía que hacer algo para tratar de ayudarla. Tú me recomendaste el método para acostar a dormir de manera práctica. No puedo creer la diferencia que esto ha hecho. Erica está durmiendo por períodos más largos, su papá es capaz de acostarla a dormir y se siente bien al ser capaz de ayudar, y yo estoy durmiendo más. Así que toda la familia se ha beneficiado. No puedo agradecerte lo suficiente por haberme sugerido este método.
Rosa María

Rosa María tuvo éxito, pero no todos los padres que prueban este método para acostar a dormir cuentan con el mismo nivel de éxito, así que no te desanimes si parece que no estáfuncionando. El método para acostar a dormir de manera prácticale proporcionará a tu bebé un entorno de sueño consistente y le dará la oportunidad de aprender asociaciones del sueñopositivas, pero quizá esto no sea suficiente para evitar que se despierte demasiado pronto de las siestas o varias veces durante la noche.

En general, es más probable que el método para acostar a dormir de manera prácticaresuelvalos problemas de sueño infantil que experimenten bebés menores de cuatro meses. Puede que noresuelva los problemas de sueño de un bebé más grande ya que ella será más capaz de percibir las sutiles diferencias en su entorno y asociaciones del sueño. Los bebés, como nosotros, desarrollan múltiples asociaciones del sueño. Incluso un cambio en una asociación del sueño puede ser suficiente para provocar la interrupción del sueño. Así que si estás ayudando a que se duerma en su cama, y luego retiras tu ayuda una vez que se ha dormido, esposible que se dé cuenta en algún momento y se despierte.

Mientras que Rosa María encontró que el método para acostar a dormir de manera prácticale brindó la solución a los problemas de sueño de Erica con ocho semanas de edad, seis semanas despuéslas siestas de Erica de repente se acortaron y ella comenzó adespertarse con más frecuencia durante la noche. Para resolver este problema Rosa Maríatuvo que tomar medidas adicionales para apoyar a Erica a autorregular sus patrones de sueño. Esto se debe a que el método para acostar a dormir de manera prácticalogra sólo una de las tres Reglas de

Oro de la autorregulación del sueño infantil: proporcionar un entorno de sueño consistente.

Una vez más, las tres Reglas de Oro para enseñar a tu bebé a autorregular sus patrones de sueño y minimizar los despertares prematuros son:

1. **Proporcionarle al bebé un entorno de sueño adecuado y consistente.** El método para acostar a dormir de manera práctica logra esta Regla de Oro. Puede tomar varios días para que el bebé aprenda a asociar la cama con dormir.
2. **Retirar cualquier apoyo poco confiable a la hora de dormir.** Recuerda, la dependencia aprendida a tan sólo una asociación del sueño negativa puede ser suficiente para perturbar el sueño. Si la bebé tiene un chupete para conciliar el sueño, su dependencia a él como una asociación del sueño puede ser suficiente para despertarla cuando este se cae.
3. **Promover el sueño independiente.** El método para acostar a dormir de manera práctica anima a los padres a ayudar a sus bebés a conciliar el sueño mientras están en la cama; esto no promueve el sueño independiente.

Si tu bebé sigue despertándose después de pasar unos días acostándola a dormir en su cama de manera consistente, o si, como Erica, ella empieza a despertarse cuando es un poco mayor, la causa más probable será la dependencia a una ayuda del sueño negativa como un chupete o tu ayuda para conciliar el sueño, o ambos. En este caso es posible que tengas que hacer más que proporcionarle un entorno de sueño consistente.

Considera las tres formas de apoyar a un bebé a autorregular sus patrones de sueño. Puedes lograr esto en un período de semanas o meses usando mi plan para acostar a dormir de manera apacible (en el Capítulo 9), o en cuestión de días, utilizando un método para acostar a dormir de un solo paso (mira el Capítulo 11). O puedes tomar el punto medio y usar el método para acostar a dormir de manera práctica II.

## Método para acostar a dormir de manera práctica II

El método para acostar a dormir de manera práctica II se trata de utilizar el método para acostar a dormir de manera práctica como base para la autorregulación. Involucra tres pasos, los cuales responden a las tres formas de apoyar a un bebé a autorregular sus patrones de sueño.

## Pasos involucrados

### Paso 1: Proporcionar un entorno de sueño consistente

Anima a tu bebé a acostumbrarse a dormir en su cama. Para ello, tiene que quedarse dormida mientras está en su cama. Comienza usando los pasos descritos anteriormente para el método para acostar a dormir de manera práctica I. Es posible que quieras seguir utilizando cualquier ayuda del sueño a la que esté acostumbrada, como un chupete, música o ruido blanco, para ayudarla a aceptar el quedarse dormida en su cama.

### Paso 2: Desalentar la dependencia del bebé a ayudas del sueñonegativas

Tu bebé tiene más probabilidades de permanecer dormida si sus asociaciones del sueño permanecen constantes a lo largo de su descanso. Si actualmente ella depende de alguna ayudanegativa para dormir (cualquier cosa que pueda caerse, detenerse o apagarse después de que ella se haya dormido), el siguiente paso es dejar de dárselo cuando se acuesta a dormir. Durante esta etapa, continúa dando palmaditas o meciéndolapara dormir mientras ella está en su cama.

### Paso 3: Fomentar el sueño independiente

Si estás ayudando a tu bebé a conciliar el sueño, por definición, ella no se va a dormir de forma independiente, por lo que ella puede seguir siendo dependiente a que tú regules sus patrones de sueño. Cálmala cuando sea necesario, pero deja de hacerlo una vez que se haya calmado. Lo ideal es parar *antes* de que se adormezca.

## Qué esperar

Puede tomar de tres a cinco días que tu bebé se adapte a cada paso, y sólo si laacuestas a dormir de la misma manera cada vez. Una vez que ella acepte las nuevas condiciones se calmará rápido y se dormirá más prontamente. Tú puede decidir cuándo, o si quieresdar el siguiente paso. No hay necesidad de tomar medidas adicionales, siempre y cuando todo esté funcionando para las dos. Depende de ti decidir si crees que dar el siguiente paso ayudará. Puedes esperar una nueva ronda de llanto de protesta por parte de tu bebé cada vez que haces un cambio en la forma en que se acuesta a dormir. Pero esto es sólo temporal. Si eres persistente y consistente la nueva forma de dormir pronto se volverá familiarpara ella y su llanto disminuirá.

No olvides que hay alternativas. Quizá descubras que eres capaz de resolver el problema de sueño de tu bebé y minimizar su malestar usando mi plan para acostar a dormir de manera apacible. Es cierto que esto llevará mucho más tiempo para resolver sus problemas de sueño. Si te sientes desesperada, se pueden lograr las tres Reglas de Oro al mismo tiempo usando un método de un solo paso, que incluyeacostar a dormir de manera interactiva, el llanto controlado o dejar llorar. Sólo ten en cuenta que no puedes cambiar las asociaciones del sueño de una bebé rápidamente sin alterarla.

**Puntos clave**

- El método para acostar a dormir de manera práctica I promueve un entorno para dormir consistente, un gran paso hacia el sueño independiente y permite al bebé autorregular sus patrones de sueño.
- El método para acostar a dormir de manera práctica II es un enfoque de múltiples pasos (tres pasos) para fomentar el sueño independiente.
- El método para acostar a dormir de manera práctica no proporcionará una solución al problema de sueño de todos los bebés.

# 11
# Métodos de un solo paso para dormir al bebé

> **Temas**
>
> Comparación de los tres métodos de un solo paso.
> Cómo utilizar estos métodos de manera efectiva.
> Formas para ayudar al bebé a manejar las emociones.
> Cómo adaptar las prácticas de dormir para que coincidan con las necesidades del bebé.
> Qué esperar.
> Cómo sentirse confiado de que se está haciendo una diferencia.

Bernardo casi no duerme durante el día y se despierta cada hora o dos en la noche. La única manera en que puedo hacer que se vuelva a dormir es abrazándolo y meciéndolo en mis brazos. Estoy tan privada del sueño que tengo miedo de conducir el auto. Mi esposo y yo discutimos constantemente porque no estamos durmiendo lo suficiente. Me siento tan culpable de que no le estoy dando a mi hija de 2 años suficiente atención, pero Bernardo es tan difícil de dormir y tiene tan mal humor cuando está despierto que simplemente no tengo tiempo. ¡Me estoy enloqueciendo! No puedo seguir haciendo esto. ¿Qué puedo hacer para conseguir que se duerma adecuadamente?
Jimena

La situación de Jimena está muy lejos de ser un caso aislado. Cada semana conozco familias en crisis a causa de la falta crónica de sueño. Si, como Jimena, sientes que ya no puedes vivir más con tu situación actual, una solución es utilizar un método de entrenamiento para dormir de un solo paso para alentar a tu bebé a dormirse independientemente de tu ayuda.

Los métodos de entrenamiento para dormir de un solo paso son la manera más rápida de resolver un problema de sueño infantil que se desarrolla debido a que un bebé ha aprendido a depender de asociaciones del sueñonegativas. Las mejoras en el sueño del bebé pueden verse en tan sólo tres a cinco días, pero los bebés tienden a llorar, a menudo intensamente, durante la fase de aprendizaje.

Hay tres métodos de un solo paso para acostar a dormir: acostar a dormir de manera interactiva, el llanto controlado y dejar llorar. He encontrado que muchos padres tienen ideas preconcebidas y suposiciones erróneas acerca de estos métodos, basados en rumores, previniendoa algunos de siquiera considerar lo que podría ser el único método de entrenamiento para dormir que terminará eficazmente con el estrés a largo plazo que su bebé experimenta debido a la falta crónica de sueño. Aquellos queno comprenden lo que implica, lo que se debe lograr, y qué esperar, perosí intentan estos métodos, pueden disminuir sus posibilidades de éxito.

Cuanto más sepas acerca de las diversas opciones disponibles delentrenamiento para dormir, más probable esque encuentres un método que se adapte a tus circunstancias. ¿Cómo puedes juzgar si no sabes lo que cada método implica, incluyendo los métodos de entrenamiento para dormirde un solo paso?

## Tipos de métodos para domir de un solo paso

Para resolver un problema de sueño causado por una asociación del sueño negativa, primero debes cambiar tus prácticas infantiles para dormir. El método de un solo paso está diseñado para lograr las tres Reglas de Oro de la autorregulación del sueño infantil a medida que el bebé se queda dormido: proporcionar un entorno de sueño adecuado y consistente; retener cualquier apoyo poco confiableal momento de dormir; y promover el sueño independiente. 'Un solo paso' no significa que solo una acción se lleva a cabo, sino, más bien, que todos los cambios necesarios para tus prácticas de dormir infantil se realizan simultáneamente. Tres métodos para acostar a dormir utilizan un enfoque de un solo paso:

- Acostar a dormir de manera interactiva
- Llanto controlado
- Dejar llorar

Cada método está diseñado para permitirle al bebé autorregular sus patrones de sueño, promoviendo el sueño independiente en su cama, de ser posible sin ningún tipo de apoyos no confiables.

Cuando haces cualquier cambio significativo en la forma en que tu bebé se queda dormido puedes esperar que él llore en señal de protesta. Él no tiene ningún deseo de cambiar sus asociaciones del sueño. La principal diferencia entre los tres métodos de acostar a dormir de un solo paso es cuándo respondes a los llantos de tu bebé.

### Acostar a dormir de manera interactiva

Acostar a dormir de manera interactiva implica alentar a tu bebé a conciliar el sueño por sí mismo en su cama, mientras que al mismo tiempo le ayudas a manejar sus emociones. Esto requiere que ajustes tu respuesta a las señales de comportamiento de tu bebé.

Cuando utilizas el método de acostar a dormir de manera interactiva puedes variar el tiempo de respuesta dependiendo de cómo tu bebé está sobrellevando las cosas.

- Si el bebé está tranquilo, está sobrellevando el cambio, por lo tanto déjalo dormirse por su cuenta.
- Si el bebé lloriquea o se queja, un nivel de llanto bajo a moderado que implica detenerse y volver a empezar, entonces él no está feliz, pero tampoco está demasiado molesto. Dale la oportunidad de ver si puede resolver las cosas por su cuenta.
- Si los gritos del bebé suenan angustiados, por ejemplo, un grito agudo que continúa sin interrupción, dale la oportunidad de ver si él se puede calmar por su cuenta, pero no esperes demasiado tiempo antes de responder.
- Si los gritos del bebé suenan enojados en lugar de afligidos puedes esperar un poco más en comparación con un grito angustiado antes de responder. Desde alrededor de los tres meses de edad, un bebé puede protestar con un grito de rabia cada vez que se siente frustrado, como cuando está cansado y no lo acuestan a dormir como él quiere. Si escuchas con cuidado puedes notar la diferencia.

El momento de tu respuesta tiene que ver tanto con tu comodidad como con la de tu bebé. Cuando se utiliza el método de acostar a dormir de manera interactiva, puedes responder a él todas las veces que consideres necesario. Siempre y cuando cumplas las tres Reglas de

Oro en el momento en que se duerme, no importa con qué frecuencia respondes a sus gritos.

### Llanto controlado

El llanto controlado implica responder a los llantos de tu bebé en intervalos establecidos. Las recomendaciones acerca de cuándo responder varían dependiendo de con quién hables o que libro sobre el sueño del bebé leas.

- Muchos defensores del llanto controlado recomiendan que los padres respondan primero después de cinco minutos. La siguiente vez, esperar 10 minutos, luego 15 y luego 20 minutos. Seguir respondiendo cada 20 minutos después de eso hasta que tu bebé se quede dormido.
- Algunas personas sugieren que los padres respondan inicialmente después de dos minutos. El siguiente intervalo es de cuatro minutos, luego de seis minutos, y luego ocho, hasta llegar a 10 minutos, momento en el que la respuesta es cada 10 minutos hasta que el bebé se queda dormido.
- Otra variación es responder en un intervalo de tiempo fijo, por ejemplo, cada cinco minutos.
- Otros avalan una versión más compleja en el que la hora de inicio se extiende cada día.

El llanto controlado no es un método para acostar a dormirque generalmente recomiende, ya que anima a los padres a ver el reloj en lugar de escuchar y responder a las señales de su bebé. Los niveles de estrés de cada bebé son diferentes. Al responder sólo en momentos predeterminados, podrías estar ignorando la angustia de tu bebé y regresar en momentos en que él está empezando a calmarse, haciendo que sus gritosaumenten una vez más. Sin embargo, algunos padres se sienten más cómodos teniendo plazos establecidos.

> He encontrado que el enfoque de la orientación directa, en lugar de "guiarse por los instintos" o "cada vez que sienta que es necesario" me ayudó porque, cuando estás estresada, cansada y no sabes lo que estás haciendo, sientes que tus instintos no están funcionando correctamente. A veces es bueno simplemente ser conscientes de cuánto tiempo ha pasado, porque dos minutos pueden sentirse como 10.
> Sara

Al igual que Sara, quizá sientasquepuedes sobrellevar mejor un período de tiempo establecido para responder a los llantos de tu bebé. Si este es el caso quizás te gustaría elegir uno de los periodos mencionados. Ningúnperiodo de tiempo en particular es más efectivo que otro. Por lo tanto, no te debes preocupar mucho sobre qué grupo de tiempos usar. El objetivo final es alcanzar las Reglas de Oro en el momento en que tu bebé se queda dormido. Cumple las Reglas de Oro y no importa si fuiste a verlo cinco o 50 veces, igual puede funcionar.

### Dejar llorar

Dejar llorar es el método más ampliamente fomentado de los tres métodos de un solo paso, posiblemente porque es el más básico. Así que ¿cuándo respondes al llanto del bebé? Nunca. Lo acuestas en su cuna cansado pero despierto, sales de su habitación y no regresas, excepto para atender cualquier necesidad de seguridad y confort. Renata encontró que dejar llorarfuncionaba para ella.

> Traté de que Andrés (de 10 meses) se calmara en su cuna dándole palmaditas y meciéndolo pero sólo se calmaba cuando lo cargaba. Él después gritaba aún más fuerte tan pronto lo ponía de nuevo en su cuna. Después de hacer esto un par de veces me di cuenta de que no íbamos a llegar a ninguna parte de esta manera. Al final decidí dejarlo llorar. Fue la cosa más difícil que he tenido que hacer en mi vida, pero funcionó. Durante los siguientes dos días, lloró menos. Para la tercera noche durmió sin problema por primera vez. Ahora es feliz de irse a su cuna a dormir y no hay ningún llanto y duerme de largo la mayoría de las noches. Él es mucho más feliz ahora que está durmiendo lo suficiente, al igual que lo soy yo.
> Renata

Dejar a tu bebé llorar logra las tres Reglas de Oro, por lo tanto, es técnicamente un método eficaz de entrenamiento para dormir. Pero yo no lo recomiendo. Puede ser muy estresante y no es necesario dejar a un bebé llorar solopara resolver sus problemas de sueño. Renata dejó a Andrés llorar porque se encontró con que no podía calmarlo mientras estaba en su cama. Ella no tenía conocimiento de otras formas de ayudarlo para manejar sus emociones además de calmarlo.

La única vez que recomiendo dejar llorar a tu bebé es si te sientes frustrada y enojada y haya algún riesgo de que le puedas hacer daño. En esta situación, te sugiero que lo coloques suavemente en la seguridad de su cama y lo dejes llorar. Si tienes pensamientos de hacerle daño a tu bebé, por favor busca ayuda inmediatamente. Llama a tu esposo/pareja, un familiar o amigo y pídeles que cuiden al bebé mientras te tomas un descanso. Consulta a tu médico tan pronto como sea posible y cuéntale cómo te sientes. De ninguna manera eres el único padre que experimenta este tipo de pensamientos, así que no dejes que los sentimientos de vergüenza o la culpa te impidan conseguir ayuda.

### Propósito de retrasar tu respuesta

No puedo ver cómo ignorar a mi bebé cuando está llorando va a enseñarle a dormir mejor.
Karen

Yo misma cuestioné este concepto cuando escuché por primera vez acerca de estos métodos para dormir. ¿Cómo puede ignorar los gritos de un bebé ayudarlo a dormir mejor? Resulta que llorar no ayuda a un bebé a dormir mejor. Pero conseguir las Reglas de Oro sí lo hace. Entonces, ¿por qué dejar llorar a tu bebé? Por un lado, no siempre es posible cambiar las asociaciones del sueño del bebé y evitar que llore al mismo tiempo. Otra de las razones es porque la hora de acostarse es un momento ideal para animar al bebé a desarrollar habilidades autocalmantes.

Considera la situación en términos de retrasar tu respuesta a tu bebé cuando está llorando en lugar de ignorar completamente los llantos de tu bebé. El propósito de retrasar tu respuesta al llanto del bebé es brindarle la oportunidad de aprender y practicar habilidades físicas que le permitan calmarse a sí mismo.

---

**Dormirse solo versus calmarse solo**

**Dormirse solo:** cuando el bebé pasa de un estado de tranquilidad a sueño sin ayuda.
**Calmarse solo:** recuperar independientemente un estado de calma después de llorar.

---

Los bebés nacen siendo capaces de **dormirse solos**, pero pierden su voluntad de hacerlo si inconscientemente les enseñamos a depender de nuestra ayuda para conciliar el sueño. El entrenamiento para dormir lebrinda a un bebé la oportunidad de redescubrir que está bien dormirse de forma independiente.

La capacidad de **calmarse solo** es algo que se aprende. Por supuesto, no hay necesidad de que un bebé aprenda a calmarse solomientras su cuidador esté disponible para calmarlo cada vez que se enoja. Sin embargo, los estilos de vida ocupados de hoy en día a menudo impidenque un padre o cuidador logreesto las 24 horas del día. Habrá momentos en los que, aunque estés presente, no puedesdetenerte para calmar a tu bebé. Si estás conduciendo el auto, atendiendo a las necesidades de otro niño, o cuidando de tus propias necesidades físicas, y nadie más está disponible, entonces es una ventaja si tu bebé puede calmarse a sí mismo.

Una manera de ayudar a tu bebé a aprender habilidades autocalmantes es retrasar tu respuesta en situaciones donde estás segura de que él está seguro, físicamente cómodo y sus necesidades nutricionales están satisfechas.Otra forma es proporcionar asociaciones del sueño positivas a la hora de dormir; por ejemplo, dándole la oportunidad de dormir en un entorno de bajo estímulo, para que no sea irritado por el ruido o las luces brillantes cuando está cansado. Puedes ayudar a tu recién nacido a sentir una sensación de seguridad y contención como en el úteroenvolviéndolo a la hora de dormir, sin embargo, hacerlo una vez que llegue a los tres o cuatro meses de edad podría impedir que se calme solo. A los tres o cuatro meses, la mayoría de los bebés han ganado suficiente control de sus brazos para calmarse chupando sus manos o dedos. La capacidad de autocalmarse es una habilidad aprendida que se desarrolla en el tiempo con la práctica. Si en el momento que tu bebé hace "Gua-a-ah" te lanzas y lo alzas en los brazos para calmarlo, él no conseguirá la oportunidad de iniciar o practicar habilidades autocalmantes.

A medida que tu bebé crece, y por lo tanto es más consciente de su entorno, cada vez más situaciones van a frustrarlo. De acuerdo con el pediatra Ken Armstrong, los bebés que no aprenden a calmarse solocon frecuencia se convierten en bebes que lloran de manera persistente alrededor de los nueve meses.[99]

> **Bebé Gabriel**
>
> Gabriel, de 11 meses, sólo se calma chupando del pecho de su madre. Él no ha desarrollado habilidades autocalmantes porque su madre, Blanca, le ofrece automáticamente su pecho al momento en que se queja. Esto no sería un problema si Blanca estuviese feliz de continuar con esto, pero no lo está. "Ya no quiero seguir haciéndolo", exclama Blanca. "En el momento en que cualquier cosa le molesta, quiere mi pecho. Si no se le doy, se enfurece. No puedo volver a trabajar porque no puedo dejarlo con nadie, ni siquiera su papá. Si lo dejo por siquiera una hora, su papá me llama hasta que regrese porque no lo puede calmar."

Cuando los padres ayudan a su bebé a dominar sus habilidades autocalmantesa la hora de dormir, con frecuencia el bebé comienza también a activar estas habilidades en otros momentos. Se debe a que los métodos para acostar a dormir de un solo paso proporcionan oportunidades para que el bebé inicie, practique y, finalmente, domine las habilidades autocalmantes que son las más eficaces de todos los métodos de entrenamiento para dormir. No solo un bebé duerme mejor, sino que también tiene la oportunidad de aprender a autocalmarse.

### ¿Cuál es le mejor método?

No hay una sola respuesta para todos. El éxito de estos métodos no se basa en el tiempo que dejas a tu bebé llorar, sino en si cumples consistentemente las Reglas de Oro al momento en que se acuesta a dormir con la suficiente frecuencia para que aprenda nuevas asociaciones del sueño. Por lo tanto, los método de acostar a dormir de manera interactiva, el llanto controlado y dejar llorar tienen el potencial de ser igualmente efectivos.

Personalmente, estoy a favor delmétodo de acostar a dormir de manera interactiva porque considera el estado emocional del bebé. He encontrado que la mayoría de los padres eligen este método cuando tienen la opción, ya que pueden resolver rápidamente el problema de sueño de su bebé y sin embargo responden a él con la frecuencia que ellos sienten que sea necesaria. Una ventaja importante delmétodo de acostar a dormir de manera interactiva es que es adecuado para todas las edades, a diferencia del llanto controlado y dejar llorar, que generalmente no se recomienda para bebés menores de seis meses.

## Cómo utlizar el método de acostar a dormir de manera interactiva

El método de acostar a dormir de manera interactivate permite cambiar las asociaciones del sueño de tu bebé de una manera que promueveel sueño independiente y al mismo tiempo lo ayudaamanejar sus emociones. La mejor manera de apoyar a tu bebé depende en gran medida de sus capacidades físicas, su memoria y su capacidad de entender. Lo que se pretende lograr a la hora de responder al llanto de un bebé recién nacido con frecuencia difiere de una respuesta a un bebé de más edad. Vamos a examinar cómo el método de acostar a dormir de manera interactiva podría ser adaptado para diferentes grupos de edad. Lee la información para todos los grupos de edad ya que algunos de los consejos podrían ser relevantes independientemente de la edad de tu bebé.

### Desde el nacimiento hasta los tres meses

Si tu bebé tiene poco más de unos días de nacido, lo más probable es que ya haya aprendido a dependerde condiciones, apoyos o actividades particulares para conciliar el sueño. En otras palabras, ha desarrollado asociaciones del sueño. Si son asociaciones negativas, estas pueden perturbar su descanso, lo cual, a su vez, lo hace vulnerable de sufrir de falta de sueño. A pesar de su corta edad, él va a experimentar un cierto nivel de estrés si cambias sus prácticas de dormir para resolver su problema de falta de sueño.

Como recién nacido, la capacidad de tu bebé de calmarse solo es limitada. Él puede ser incapaz todavía de darse la vuelta o cambiar de posición por su cuenta, o autocalmarsechupándose las manos o los dedos. Esto no quiere decir que él sea incapaz de calmarse de forma independiente. Sólo significa que tienes que ser consciente de sus limitaciones y realista en tus expectativas.

### Cómo ayudar al bebé a manejar las emociones

Puedes apoyar a tu bebé:

- identificandotemprano sus signos de cansancio
- proporcionandoun entorno de sueño consistente de bajo estímulo

- envolviéndolo para dormir (si ama chupar, envuélvelo de manera que el puño esté cerca de su rostro).

Si comienza a llorar poco después de que lo colocas en su cama, bríndale primero una breve oportunidad de calmarse a si mismo retrasando tu respuesta a sus gritos. Tu reto será decidir cuándo necesita tu ayuda para calmarse y cuándo permitirle un poco más de tiempo para ver si puede resolver las cosas por su cuenta. Escucha el tono y la intensidad de sus gritos para decidir cuándo responder Cuando decidasregresar, trata de calmarlo mediante una estrategia de tu elección como.

### Qué esperar

No esperes que tu bebé responda de inmediato a un nuevo método para calmarlo y se duerma tranquilamente. Las primeras veces que lo intentes puede tardar hasta 30 minutos o más para que él finalmente concilie el sueño de forma independiente en su cama, aún más tiempo para un bebé cansado en exceso. Tomará muchos intentos antes de que finalmente se calme, pasando de un estado de tranquilidad hasta dormirse sin ayuda.

Si eres constante en la forma de calmar a tu bebé, y trabajas para lograr las Reglas de Oro cada vez que se duerme, la intensidad de sus gritos disminuirá, él se calmará más rápidamente, y el tiempo que le toma dormirse generalmente disminuirá durante los siguientes días. Sin embargo, esta mejora solo puede ocurrir si persistes el tiempo suficiente para que se familiarice con el método calmante y el acostarse a dormir en su cama.

### Qué hacer cuando el bebé se calma

El propósito de responder a este grupo de edad –cuando se utiliza este método para acostar a dormir – es ayudar a tu bebé a calmarse, no a dormirse. Calmarlo hasta el punto en que está tranquilo y su cuerpo se relaja, pero detenerte antes de que se ponga somnoliento o se queda dormido. Tan pronto como esté calmado, tu trabajo está hecho. Disminuye tu técnica para calmarlopor los próximos cinco a 10 segundos para que él no se dé cuenta de una parada brusca. Entonces permítele pasar de un estado tranquilo, pero despierto, hastaquedarse dormido sin ayudarlo más, lo que significa que llegue a dormirse por si mismo. Ahora has alcanzado las tres Reglas de Oro.

Si tuvieras que volver para calmar a tu bebévarias veces, podrías estar tentadaa calmarlo hasta que se adormezca o se duerma completamente. Si vas tan lejos, no has logrado la Regla de Oro No 3. Es posible que veas algunos beneficios como resultado de proporcionarle un entorno de sueño consistente pero puede que él no llegue a la etapa en la que logra autorregular sus patrones de sueño. Piensa a largo plazo. Ayudar a tu bebé a conciliar el sueño hará que se duerma más rápido en el corto plazo, pero podría no resolver su problema de sueño. Tu paciencia será recompensada si puedes persistir en calmarlo solamente. Permitiendo repetidamente que tu bebé pase de un estado tranquilo y despierto hasta llegar a dormirse sin ayuda en su cama le permitirá autorregular sus patrones de sueño en unos pocos días. Esto dará lugar a un mejor sueño para él y para ti al largo plazo.

### Qué pasa si el bebé no se calma

Si tu bebé no está acostumbrado a ser calmado en su cama puede tomar tiempo que aprenda a calmarse de esta manera. No asumas que no se va a calmar nunca simplemente porque no lo hace de inmediato. Quizá él simplementenecesite más tiempo para familiarizarse con el nuevo método para calmar y aprender que está bien pasar un rato tranquilo en la cama. Si un método para calmar que aparece aquí es similar al que utilizas, te sugiero que elijasese. Si no, entonces elige el método para calmar con el que te sientas más cómoda. Intercambiar entre los métodos para calmar le niega a tu bebé la repetición que puede necesitarpara responder a un método. Con el tiempo, él responderá al método calmante que elijas, y, a medida que esté más familiarizado con este, él responderá con mayor rapidez. En pocos días podrás encontrar que todo lo que necesita es un par de palmaditas o una breve mecida para que se calme. Llegar a ese punto, sin embargo, requiere persistencia.

### Abrazo reconfortante

Si calmar a tu bebé mientras está en la cama no lo tranquiliza, después de cinco minutos, álzalo para darle un abrazo. (Cinco minutos es sólo una sugerencia para darle la oportunidad de responder a ser calmado mientras está en la cama. Álzaloantes o despuéssi sientes que es necesario.) El propósito de alzara tu bebé para abrazarlo no es sólo para tranquilizarlo; sino también para asegurartede que él está bien. Si se calma rápidamente en tus brazos, sabes que no hay nada malo. (Consulta laCapítulo 1.)

Tan pronto como él se tranquiliza y mientras sus ojos siguen abiertos, regrésalo a su cama. De esta manera tiene la oportunidad de aprender a conciliar el sueño en su cama y con el tiempo a asociar su cama con dormir. Si comienza a llorar, dale unos minutos para ver si se calma por su cuenta. Si no lo hace, regresa y trata de calmarlo mientras él está en su cama. Trata de evitar levantarlo el momento en que empieza a llorar ya que no tendrá la oportunidad de aprender a calmarse mientras está en la cama si al menos no intentas calmarlo mientras él está allí.

Si tu bebé no se calma cuando está en tus brazos, comprueba que hayassatisfecho de manera adecuada sus necesidades físicas: higiene, nutrición, etc. Si lo has hecho, vuelve a intentar el Salva Cordura descrito a continuación.

### Salva Cordura

Envuelve al bebé con firmeza, con los brazos metidos en la envoltura. Siéntate en una silla con las rodillas juntas y los pies separados para estabilidad. Inclínate ligeramente hacia adelante, apoyando su cabeza en tus manos, y acostándolo en una posición semi de lado/semi boca abajo longitudinalmente a lo largo de tus piernas de forma que sus pies toquen tu estómago, la cabeza está hacia las rodillas, y su barriguita está sobre una de tus piernas. Luego, mientras sostienes la cabeza para que no se sacuda, junta las rodillas y mécelas a la vez, de izquierda a derecha y viceversa, en movimientos amplios. Mécelas a una velocidad de aproximadamente un segundo cada lado. El Dr. Harvey Karp describe un método muy similar en su libro *El bebé más feliz*.

Métodos de un solo paso para dormir al bebé | 191

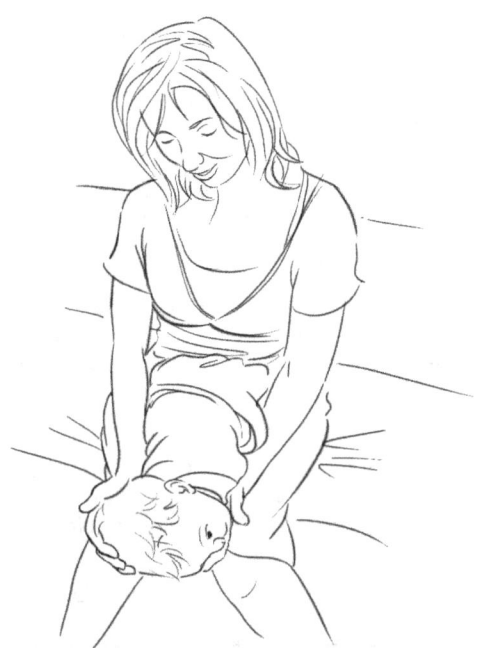

ElSalva Cordurapuede ser una forma útil para calmar a un bebé recién nacido sobreestimulado o cansado en exceso. Pero trata de evitar mecer a tu bebé de esta manera hasta que se duerma. Si se queda dormido regularmente de esta manera puede llegar a convertirse en una asociación del sueño con ayuda de los padres, y como tal puede resultar en sueño interrumpido cada vez que quitas tu ayuda.

> **Consejo para calmar:** Un bebé recién nacido es especialmente vulnerable a la sobreestimulación, más aún si se cansa en exceso, porque su sistema nervioso es todavía inmaduro. Para reducir el riesgo de sobreestimulación, permanece en un entorno de bajo estímulo mientras calmas al bebé.

### ¿Qué pasa si el bebé necesita mucho tiempo para conciliar el sueño?

Si tu bebé sigue sin dormirse, cada 15 minutos hazte las siguientes preguntas:

## Diagrama 11.2: ¿Cuál es el problema, bebé?

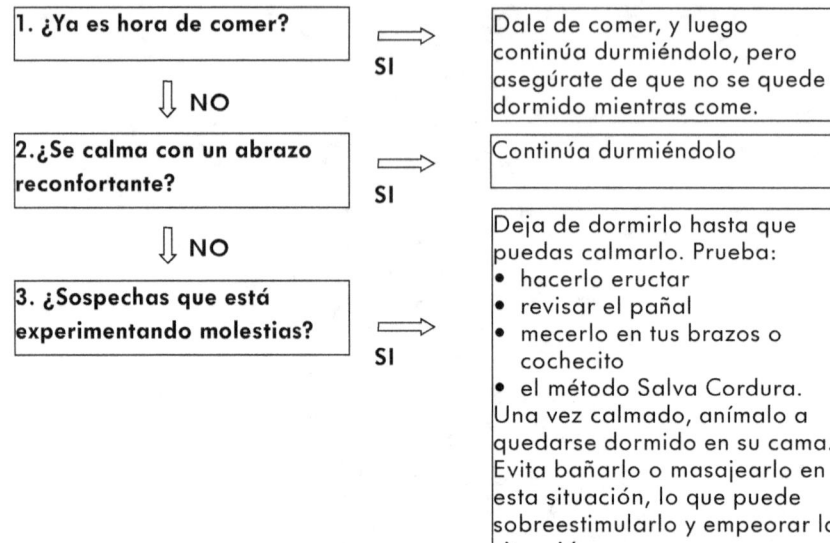

| | | |
|---|---|---|
| 1. ¿Ya es hora de comer? | → SI | Dale de comer, y luego continúa durmiéndolo, pero asegúrate de que no se quede dormido mientras come. |
| ⇩ NO | | |
| 2. ¿Se calma con un abrazo reconfortante? | → SI | Continúa durmiéndolo |
| ⇩ NO | | |
| 3. ¿Sospechas que está experimentando molestias? | → SI | Deja de dormirlo hasta que puedas calmarlo. Prueba:<br>• hacerlo eructar<br>• revisar el pañal<br>• mecerlo en tus brazos o cochecito<br>• el método Salva Cordura.<br>Una vez calmado, anímalo a quedarse dormido en su cama. Evita bañarlo o masajearlo en esta situación, lo que puede sobreestimularlo y empeorar la situación. |

> **Consejo para calmar:** La mayoría de los bebés tienen un fuerte deseo de chupar hasta las cinco o seis meses de edad, ya sea que tengan hambre, estén cansados, aburridos, experimenten malestar o busquen placer. Su deseo de chupar es a menudo malinterpretado como hambre. Si el bebé se ha alimentado recientemente, ofrécele más bien tu dedo meñique con la palma de la mano hacia arriba. A medida que tu dedo se dobla ligeramente y la punta de tu dedo toca su paladar, esto puede estimular su reflejo de chupar. Asegúrate primero de que tus uñas están limpias y cortas.

### Qué hacer por la noche

La mayoría de los bebés menores de seis meses requieren alimentación nocturna, en un promedio de entre una y tres comidas cada noche. Alimenta a tu bebé tan a menudo como sea necesario, pero evita dejar que se quede dormido mientras se alimenta, para desalentar una asociación de alimentación-sueño. Devuélvelo a su cama mientras sus ojos siguen abiertos y sigue las mismas estrategias para dormir utilizadas durante el día. Entre más consistente seas en la forma en que él se acuesta a dormir, más rápido va a aprender.

Si tu bebé se despierta en momentos en queno tiene necesidad de alimentarse, asegúrate de su comodidad alzándolo para ver si él quiere eructar, revisa el pañal y vuelve a envolverlo, y luego regrésalo a su cama para que se duerma por si solo.

---

**¿Verdadero o falso?**

**No puedes hacer nada para resolver un problema de sueño infantil hasta que el bebé tenga seis meses.**

FALSO: Muchas personas erróneamente creen que la única manera de resolver un problema de sueño infantil es dejar al bebé llorar. Debido a que el llanto controlado y dejar llorar no son métodos recomendados para bebés menores de seis meses, asumen que no se puede hacer nada hasta que tenga más de seis meses. Sin embargo, una serie de estrategias, incluyendo el método para acostar a dormir de manera interactiva, se pueden utilizar para manejar o resolver un problema de sueño infantil, independientemente de la edad del bebé.

---

## Qué hay que tener en cuenta

Los bebés recién nacidos son vulnerables a sufrir molestias abdominales como consecuencia de problemas relacionados con la alimentación, como el síndrome de exceso de oferta cuando es alimentado con leche materna y la sobrealimentación cuando es alimentado con biberón (Consulta laCapítulo 1). Algunos recién nacidos sonalimentados insuficientemente por varias razones. Es necesario evaluar la posibilidad de estos problemas, y tomar medidas eficaces para resolverlos o manejarlosantes de intentar el entrenamiento para dormir.

Otro problema común en este grupo etario es que muchos recién nacidos duermen por largos períodos durante el día y quieren estar despiertos durante largos períodos durante la noche. El entrenamiento para dormir no es apropiado para este tipo de problema. Vamos a discutir el reloj internode los bebés en los Capítulos 13, 14 y 15.

## Bebés de cuatro a seis meses

A esta edad, las capacidades físicas y la memoria de tu bebé han avanzado considerablemente en comparación a cuando era un recién nacido. Cada día gana más control sobre sus extremidades y movimientos corporales. Él comenzará a darse la vuelta en algún momento durante estos meses. Lo verás con frecuencia chuparse o masticarse los puños o los dedos para satisfacer su deseo de chupar y autocalmarse.

No sólo es tu bebé físicamente más capaz que cuandoera más joven, su capacidad de pensar y recordar también se ha expandido, y continúa expandiéndose a un ritmo acelerado. Ahora puede vincular una simple secuencia de acontecimientos. Está aprendiendo a reconocer cuando está a punto de conseguir lo que quiere, como cuando va a ser alimentado, y se tranquiliza incluso antes de recibir la comida. Podría dejar de quejarse o llorar en cuanto te ve o cuando lo alzas, o una vez que ve su botella o a su madre desabrocharse la blusa. Alternativamente, si no obtiene lo que quiere, sus gritos se intensificarán a medida que su frustración se acumule. Puede que notes un tono nuevo y más intenso en sus gritosa medida que empieza a transmitir ira, una expresión de frustración extrema.

## Cómo ayudar al bebé a manejar las emociones

Cuando se utilizael método para acostar a dormir de manera interactiva con un bebé de esta edad, ten en cuenta que él tiene una mayor capacidad de calmarse a sí mismo en comparación con hace unos meses. Siempre y cuando te sientas seguro de que hassatisfecho las necesidades físicas de tu bebé, ahora no es necesario responder a sus gritos tan rápidamentea la hora de dormir como lo hacíascuando era más joven. Retrasa tu respuesta en función del nivel y la intensidad de sus gritos. Cuando decidas que es hora de regresar, enfócate en calmarlo mientras él está en su cama usando uno de los métodos para calmar descritos en las (Consulta laCapítulo 10).

Si ves que el bebé frecuentemente chupa o mastica sus puños, puede que quieras dejar de envolverle los brazos para dormir. Sus propias manos y dedos son las mejores herramientas que tiene para calmarse a si mismo. Puedes en cambio envolverlo con uno o ambos brazos por fuera, o cambiar a un saco de dormir infantil. También puedes considerar dejarlo solo un poco más de tiempo a la hora de dormir antes de responder a sus gritos para darle la oportunidad de darse cuenta de que ahora es un buen momento para chuparse el puño o los dedos.

## Qué esperar

Tu bebé quiere que le ayudes a conciliar el sueño de la forma en que ha aprendido a esperarlo. Si de repente cambias tus prácticas infantiles para dormir, él va a sentirse confundido, frustrado o enojado hasta que el nuevo camino se vuelva familiar. Durante la fase de aprendizaje, va a llorar; posiblemente de forma intensa.

Debido a que tu bebé sabe lo que quiere –que le ayudes a conciliar el sueño de la forma habitual– va a ser un reto calmarlo de una manera diferente. Los bebés de esta edad generalmente no aceptan de inmediato un método para calmarque no sea familiar, y muchos padres se dan por vencidos creyendo erróneamente que es un ejercicio inútil. Aunque puede que no veas resultados inmediatos cuando intentas calmarlo de un modo nuevo por primera vez, siempre y cuando persistas, tus esfuerzos serán recompensados a largo plazo. Con el tiempo aprenderá a calmarse en su cama. Una vez que aceptes er calmado en su cama, él comenzará a calmarse con mayor rapidez en los días siguientes a medida que el nuevo método se vuelva familiar. En pocos días, es probable que necesitesregresar brevemente para darle algunas de sus palmaditas habituales o mecerlo momentánea o acariciarlo antes de que se tranquilice. La necesidad de regresar para calmarlo también disminuirá con el tiempo a medida que lo animes a calmarse a si mismo y le des la oportunidad de familiarizarse con quedarse dormido mientras está en su cama.

En general, cuanto mayor sea el bebé más tiempo le tomará quedarse dormido (pasar de un estado de tranquilidad hasta dormirse sin ayuda) cuando cambias por primera vez las prácticas para dormir. A medida que crece, se vuelve más fuerte y está mejor equipado físicamente para protestar por períodos de tiempomás largos. El tiempo que tarda un bebé de cuatro a seis meses en calmarse a si mismo en su primer intento podría variar desde 20 minutos hasta una hora o más. Una vez que tu bebé haya tenido muchas oportunidades de conciliar el sueño en su cama, él aprenderá a asociarla con el dormir. También aprenderá que su cama es un lugar seguro,se calmará más rápidamente y se acostará a dormir más rápido.

Los bebés responden de manera diferente dependiendo de su temperamento y nivel de cansancio. Algunos bebés por naturaleza son más sensibles a los cambios, se frustran más fácilmente, y son más decididos que los demás. A los bebés demasiado cansados con frecuencia les resulta difícil conciliar el sueño. Los bebés agotadosceden rápidamente.

### Qué hacer cuando el bebé se calma

El propósito de regresar al utilizar el método de acostar a dormir de manera interactiva con este grupo de edad es ayudar a tu bebé a calmarse; no ayudarlo a conciliar el sueño. Una vez que el bebé está tranquilo, detén poco a poco lo que estás haciendo y da un paso atrás o salte de la habitación, dejándolo que pase de un estado de tranquilidad hasta dormirse por su cuenta.

> **Consejo para calmar: Ayúdalo hasta que esté tranquilo, no somnoliento ni dormido.** Existe una línea muy delgada entre la somnolencia y quedarse dormido. Si con frecuencia ayudas al bebé a alcanzar un estado de somnolencia o a conciliar el sueño es posible que no logres nada más que reemplazar una asociación del sueño negativa con otra.

### ¿Qué pasa si el bebé no se calma?

Sé paciente. Lleva tiempo. Si no puedes calmarlo en su cama con palmaditas, meciéndolo, acariciándolo o haciendo ruido blanco, después de unos minutos vete y observa si se calma por su cuenta. Si no se calma a si mismo, regresa y vuelve a intentar calmarlo en su cama. La razón deirse es porque he visto que los bebés de esta edad suelen responder más rápidamente a ser calmados en sus camas si se les da un poco de tiempo por su cuenta. Puede que tengas que hacer esto varias veces antes de que tu bebé respondaa ser calmado en su cama por primera vez. Sea que lo dejes llorar por un poco más de tiempo o continúes tratando de calmarlo en su cama a pesar de sus protestas, él eventualmente responderá.

Alza a tu bebé en un abrazo reconfortante cada vez que sientas que sea necesario, pero te recomiendo que primero hagas un intento razonable, digamos, durante 10 minutos más o menos, de animarlo a calmarse mientras que está en su cama, ya sea por su cuenta o con tu ayuda. Siempre y cuando cumplas las tres Reglas de Oro en el momento en que se queda dormido, puedes resolver su problema de sueño, independientemente de la frecuencia con que lo alces. Ten en cuenta que es probable que llegue a molestarse igual cada vez que intentas ponerlo de nuevo en cama mientras está despierto. Y si estásalzándolo constantemente para calmarlo en lugar de hacerlo mientras está en la cama, es probable que le tome más tiempo aceptar ser calmado en su cama. Alentar repetidamente a tu bebé a que acepte ser calmado en su cama proporciona mejores resultados a largo plazo.

## ¿Qué pasa si el bebé necesita mucho tiempo para conciliar el sueño?

Si tu bebé sigue sin dormirsepor 30 minutos, es el momento para undescanso rápido de comodidad, un momento para evaluar si las necesidades físicas requieren atención. Revisa el pañal y si necesita comer. Asegúrate de que no se quede dormido mientras se alimenta. Una vez que todas sus necesidades físicas son atendidas, anímalo de nuevo a dormirse por su propia cuenta en su cama.

## Qué hacer por la noche

La mayoría de los bebés de esta edad requieren una o dos comidas durante la noche; sólo trata de evitar dejar que se quede dormido mientras se alimenta. Devuélvelo a su cama mientras sus ojos siguen abiertos y anímalo a que se duerma por su propia cuenta en su cama usando las mismas estrategias que utilizas durante el día.

Si tu bebé se despierta en momentos en queno tiene necesidad de alimentarse, revisa sus necesidades físicas y regrésalo a su cama mientras sus ojos siguen abiertos y ayúdalo a dormirse por su cuenta de la misma manera como lo haces durante el día.

## Qué hay que tener en cuenta

Los bebés de esta edad son particularmente vulnerables a los problemas de sueño del ritmo circadiano, donde su reloj interno está fuera de sincronía con un patrón normal día-noche. Es posible que los problemas de sueño de un bebé se deban tanto a asociaciones del sueño negativas como a un problema de ritmo circadiano del sueño. Si el reloj interno de tu bebé no está sincronizado, puede que estés tratando de dormirlo en momentos en que no está cansado. Esto se discute en mayor detalle en los Capítulos 13 y 14.

Si sospechas que estos dos tipos diferentes de problemas de sueño infantil son los que están molestando a tu bebé, te recomiendo que primero resuelvas las asociaciones del sueñonegativas antes de intentar ajustar sus patrones de sueño de día/noche. Él no va a lograr dormirse por su propia cuenta si no está realmente cansado.

## Bebés mayores de seis meses

A esta edad, tu bebé ha logrado avances significativos en su desarrollo físico, intelectual y emocional, y en consecuencia es posible que tengas que adaptar tus prácticas de dormir infantiles. Ser consiente de lo que tu bebé es capaz de entender y lograr ahora puede ayudarte a adaptar las prácticas de dormir infantiles para que coincidan con sus necesidades.

A los seis meses, tu bebé es, literalmente, más viejo y más sabio que antes. Ha aprendido lo que quiere y qué esperar de ti en relación con la forma en que lo alimentas y lo acuestas a dormir. A través de sus experiencias pasadas ha aprendido que el llanto le consigue lo que quiere.

Un bebé normal y saludable ahora es físicamente capaz de autocalmarse en situaciones familiares y seguras como ir a la cama, siempre y cuando todas las necesidades físicas se hayan satisfecho, pero él sólo se calmará por si mismo cuando decida hacerlo. Si un bebé de esta edad nunca se calma por si solo, por lo general es porque no ha tenido oportunidad suficiente para practicar.

## Cómo ayudar al bebé a manejar las emociones

Todos los bebés se tranquilizan cuando la atención que reciben es consistente, es decir que es familiar y predecible. Tu bebé se molestará, frustrará, enojará o angustiará cuando de repente cambias la forma en que lo acuestas a dormir. Ayudarlo a manejar estas emociones no significa que debas aplacar su llanto calmándolo físicamente. La ayuda también puede incluir orientación, consuelo y aliento sin calmarlo.

El método para acostar a dormir de manera interactiva se trata de responder de una manera que coincida con las necesidades de tu bebé. Lo que necesita de ti a esta edad es diferente a lo que necesitaba cuando era más joven. Él ahora es más grande, más fuerte y más inteligente, y es físicamente capaz de calmarse por si solo en situaciones seguras, como ir a la cama. Así pues, desde los seis meses en adelante, el propósito de responder a su llanto a la hora de dormir cambia en forma gradual de ayudarlo físicamente a calmarse, a apoyarlo y animarlo para que actives us habilidades autocalmantes.

> **¿Verdadero o falso?**
>
> **Es más fácil resolver un problema de sueño una vez que el niño es capaz de entender.**
>
> FALSO: A nadie le gusta cambiar las condiciones asociadas con dormir, no importa la edad. Un bebé o niño no puede entender por qué estás haciendo esto. De ninguna manera es más fácil resolver un problema de sueño cuando un niño crece. De hecho, se hace más difícil debido a que entre más grande sea el niño, más probable es que proteste por más tiempo y más intensamente la primera vez que cambias sus prácticas para dormir.

## Qué esperar

Tu bebé quiere que lo acuestes a dormir en la forma que ha aprendido a esperar. Si no lo haces, va a llorar, él no va de repente a tratar de calmarse por si solo. Y si sullanto no le consigue lo que quiere, él va a llorar más fuerte. Él no aceptará fácilmente ser calmado en su cama si no está ya familiarizado con eso. Puedes encontrar que la única manera de aplacar el llanto de tu bebé es engañarlo haciéndole creer que está a punto de ser ayudado a conciliar el sueño de forma habitual. Por ejemplo, si está acostumbrado a quedarse dormido mientras se alimenta o abrazado, él probablemente se calme tan pronto como lo alces, pero esto es sólo porque piensa que tu próximo paso será darle pecho o abrazarlo hasta que se duerma, como has hecho en el pasado. Si no le ofreces tu pecho o un abrazo, o si lo pones de nuevo en su cama, él va a llorar de nuevo con tanta o con más intensidad que antes. Y una vez que entiendeque el alzarlo no significa que va a conseguir lo que quiere, ya no se va a calmar cuando lo alces.

Los bebés mayores de seis meses pueden fácilmente seguir protestando por una hora o más antes de finalmente quedarse dormidosde una maneranueva por primera vez; algunos se dormirán antes. Siempre y cuando sigas con éxito las tres Reglas de Oro cuando acuestes a dormir a tu bebé, él aprenderá que después de todo quedarse dormido en su cama no es tan difícil, y el tiempo que le toma conciliar el sueño disminuye. Esto fluctuará, así que no te alarmes si tarda más en conciliar el sueño algunas veces.

Las cosas no siempre avanzan consistentemente hacia la aceptación. Con algunos bebés, puede parecer que las cosas empeoran antes de mejorar. Muchos padres desisten el segundo día pensando que a su bebé ahora le da miedo ir a la cama, porque comienza a aferrarse a sus padres y a gritar tan pronto como se lleva a su habitación o se acuesta en su cama.Este es un comportamiento común para un niño de esta edad que no está acostumbrado a quedarse dormido en su propia cama. En términos psicológicos, el comportamiento de un bebé en esta situación se llama un "estallido de respuesta posterior a la extinción" (PERB por sus siglas en inglés). Se espera unaumento en el comportamiento del bebé como parte del proceso de aprendizaje, lo que indica que ya ha aprendido lo que va a pasar cuando lo llevas a su habitación o lo colocas en su cama. Pero en este punto del proceso, es demasiado pronto para haber aprendido nuevas asociaciones del sueño y aceptar voluntariamente entrar en su cama. En el segundo día, tu bebé está harto de todo el asunto de tratar de conseguir que se duerma en un lugar y de unamaneraque no quiere. Tú no estás haciendo lo que sueles hacer. Mientras su confusión, frustración e ira aumentan, igual sucede con sus gritos y su comportamiento. Puede que se pegue a ti y grite. Él no está haciendo esto para manipularte– los bebés no son capaces de manipulación –simplemente quiere lo qué es familiar para él, que loacuestes a dormir de la forma en que ha aprendido a esperar. Si cedes y le ayudas a conciliar el sueño, entonces no cambia nada. Si persistesen lograr que concilie el sueño en la nueva manera, este *PERB* pasará. Y una vez que tenga la oportunidad de aprender a asociar la cama con dormir, él querrá ir a la cama cuando está cansado, igual que nosotros. Si él tiene la oportunidad de conciliar el sueño de forma independiente gana habilidades que le permiten autoregular sus patrones de sueño.

No sólo puede parecer que el llanto de tu bebé aumenta, sino que también, en algunos casos, los patrones de sueño de un bebé pueden deteriorarse en las primeras etapas de aprendizaje de nuevas asociaciones del sueño. Susana experimentó esto con su bebé, Patricio.

### Bebé Patricio

Patricio había sido alimentado con leche materna hasta que se dormía desde que nació. La lactancia materna se había convertido en su asociación del sueño. A los ocho meses, todavía se despertaba seis o más veces por noche queriendo ser amamantado para volverse a dormir. Susana explicó que hacía tiempo que había recurrido al colecho, no porque ella quería, sino porque era la única manera en que conseguía dormir. Durante el día, se vio obligada a abrazarlo todo el tiempo mientras dormía o de lo contrario se despertaba en cuanto ella lo bajaba o 40 minutos después.

Los meses de sueño interrumpido y los días cargando a Patricio le estaba pasando factura a la salud física y emocional de Susana, así como a su relación con su pareja, David. Ella decidió usar el método para acostar a dormir de manera interactiva para apoyar a Patricio a que aprendiera a dormirse de forma independiente en su cama. Le advertí a Susana que debía esperar que las cosas empeorasen antes de mejorar. Susana tendría que sacrificar aún más de su preciado sueño las primeras noches para levantarse y ayudar a Patricio, quien muy probablemente despertaría varias veces debido a la ausencia de sus asociaciones del sueño familiares. Después de alimentarlo para descartar hambre, ella no lo amamantaría hasta que se durmiera. Durante el día, Patricio podría despertarse después de solo un ciclo de sueño promedio de 40 minutos porque estaba durmiendo en su cama en lugar de en los brazos. Pero este deterioro percibido en los patrones de sueño de Patricio sólo sería temporal, le aseguré, si Susana persistía.

Tomó tres días y tres noches, pero una vez que Patricio aprendió a asociar la cama con dormir, empezó a acostarse a dormir rápidamente y tomaba una siesta de entre una y dos horas, dos veces al día, en su cama. A la cuarta noche, Patricio durmió toda la noche sin molestar el sueño de sus padres. Susana dijo más tarde que si ella no se hubiese preparado para que las cosas empeorasen antes de que mejoraran, probablemente hubiese desistido cuando Patricio comenzó a despertarse más, pensando que el entrenamiento para dormir no estaba funcionando.

Elaumento en el llanto del bebé y el deterioro de los patrones de sueño no se limitan a los bebés en este grupo de edad; puede ocurrir a cualquier edad durante la fase de aprendizaje. Sin embargo, unaumento en el llanto es por lo general más notable con bebés mayores de tres meses debido a su capacidad de expresar enojo cuando no consiguen lo que quieren. Este tipo de comportamiento no es exclusivo de los métodos de un solo paso, sino que se produce en diversos grados con todos los métodos de entrenamiento para dormir.

Me gusta preparar a los padres para los peores escenarios para que así no estén desprevenidos. Pero muchas veces las cosas funcionan mucho mejor de lo que funcionó para Susana. De vez en cuando estoy gratamente sorprendida cuando un bebé emite sólo una breve protesta antes de meterse los dedos en la boca o darse la vuelta y dormirse pacíficamente en su cama. Ese es el otro extremo del espectro. Espera resistencia, y mucha, y puede que te sorprendas agradablemente de que no es tan duro como anticipabas.

### Qué hacer cuando el bebé se calma

Si tu bebé ya está familiarizado con ser calmado en su cama, puedes seguir haciéndolo, pero no hasta el punto en que se adormece o se queda dormido. Espera que llorecon mucha intensidad una vez que te detengas. Déjalo durante un período de tiempo para darle la oportunidad de iniciar y practicar sus habilidades para calmarse a sí mismo antes de regresar a calmarlo.

---

**Método alzar/acostar**

Algunas personas recomiendan que los padres alcen repetidamente a su bebé hasta calmarlo y luego lo acuesten de nuevo en la cama una vez que está calmado. Mientras que está bien alzar a tu bebé si sientes que lo necesitas, no recomiendo esta estrategia como método para tranquilizar para bebés mayores de seis meses debido al mensaje que envía. El mensaje que este método puede inadvertidamente enviar es 'Estoy a punto de darte lo que quieres', seguido de 'No lo haré' cuando lo acuestas de nuevo en la cama. Imagínate lo frustrante que sería desde la perspectiva de tu bebé el repetir esto una y otra vez.

Como padre, comprensiblementete sentirás mejor si has sido capaz de calmar a tu bebé, aunque sea brevemente, yesto puede disminuir ligeramente tu ansiedad. Sin embargo, si la única razón por la que tu bebé se calma es porque ha sido engañado en pensar que estás a punto de darle lo que quiere, probablemente no sea útil desde su perspectiva. Él va a llorar con la misma intensidad o más cuando lo regreses a su cama. Pregúntate a ti mismo: ¿lo estás calmando?... ¿O te estás burlando de él?

### ¿Qué pasa si el bebé no se calma?

Ten en cuenta que un bebé normal y saludable mayor deseis meses es físicamente capaz de calmarse por sí solo en situaciones no amenazantes donde todas sus necesidades de comodidad y nutrición han sido atendidas, y siempre y cuando sus movimientos corporales no seanrestringidos de alguna manera, impidiéndole moverse o autocalmarsechupándose las manos o los dedos. Esto significa que, si tu bebé no se calma fácilmente cuando está en su cama y le das palmaditas o lo meces, tienes dos opciones:

1. seguir tratando de calmarlo en su cama a pesar de sus protestas o
2. dejar de intentarlo.

Si continúas durante un tiempo suficiente, él finalmente se calmará, pero puede tardar 30 minutos o más si aún no está acostumbrado a ser calmado en su cama, porque no es lo que quiere. Una vez que finalmente responde a ser calmado mientras está en la cama, entonces podría esperar que continúes hasta que se duerma. Si lo hace, entonces puedes esperar que probablemente llorecon la misma intensidad una vez que te detienespara permitirle conciliar el sueño de forma independiente.

Algunos padres optan por no continuar calmando a sus bebésporque no está funcionando o porque sienten que no es útil. Otros dicen que no se sienten bien si no tratan de calmar a su bebé. La decisión es tuya. De cualquier manera funcionará siempre y cuando cumplas las tres Reglas de Oro cuando tu bebé se queda dormido. Si decides no seguir tratando de calmarlo físicamente, al menos regresa a él con frecuencia.

### Razones para regresar

Si encuentras que tu bebé no se calma cuando regresas, o llora más intensamente cuando lo haces, puedes comenzar a dudar si hacerlo es una buena idea. Lo es. Aunquetu bebé podría no necesitar tu ayuda para calmarse, tu orientación y apoyo le ayudarán a sobrellevar esta nueva y confusa situación. Puedesbrindar orientación y apoyo de las siguientes maneras.

- **Revisa su seguridad y comodidad:** Los bebés de esta edad son móviles y pueden quedar atrapados en posiciones que son incapaces de alterar y necesita ayuda para cambiar la posición. Algunos bebés vomitan si les molestael estómago lleno de leche. Puede que tu bebe necesite un cambio de pañal, ropa o sábanas.
- **Reconfórtalo con tu presencia:** La ansiedad de separación comienza alrededor de los siete meses y se vuelve mayor de los 12 a 18 meses. Por lo que tu bebé necesita saber que estás cerca. Los bebés de esta edad observan el comportamiento de sus padres para decidir si una situación nueva es amenazante o no. Así que si estás ansioso, lloroso, aferrado y emocional, probablemente él también lo estará. En una voz tranquila y relajada, asegurale que, 'Todo está bien' y dile que es hora de dormir antes de salir de la habitación o sentarte en una silla en su habitación.
- **Dile y muéstrale qué debe hacer:** Tu bebé se sentirá confundido cuando de repente cambias sus prácticas para dormir. Inicialmente no sabrá lo que tiene que hacer para conciliar el sueño sin tu ayuda. Le puedes ayudar a través de tus palabras y acciones para que aprenda qué hacer. En primer lugar dile y luego muéstrale con acciones coincidentes. Por ejemplo, si está sentado o de pie, dile, "Acuéstate". Si no se acuesta, y probablemente no lo hará para empezar, entoncesacuéstalo repitiendo tus palabras, vinculando tus acciones a las palabras. Probablemente se levantará de nuevo tan pronto como sea posible. Acuéstalo solouna vez y vete. La próxima vez que regreses, repite lo mismo. Con el método de acostar a dormir de manera interactivatu papel es guiar a tu bebé, no dominarlomanteniéndolo acostado o enfrentando voluntades acostándolo en repetidas ocasiones justo cuando se levanta. Antes de salir recuérdale que "Es hora de dormir."

Recuerda, esto es nuevo para tu bebé. Sé constante, persistente y paciente a medida que lo apoyas y guías. De esta manera, aprenderá que está bien quedarse dormido en su cama por su cuenta.

## ¿Qué pasa si el bebé necesita mucho tiempo para conciliar el sueño?

Si tu bebé no se ha quedado dormido en una hora, es momento de un descanso de comodidad. Revisa el pañal y ofrécele una bebida o comida si es apropiado. Observa su comportamiento en busca de signos de cansancio. (Es posible que hayas malinterpretado antes sus señales de comportamiento como cansancio). Una vez que reconozcas sus signos de cansancio, regrésalo a su cama y anímalo a dormirse por su cuenta.

> **Consejo para calmar:** Evita llevar a tu bebé a excursiones por fuera de la casa durante la fase de aprendizaje si sospechas que podría quedarse dormido en su cochecito o silla para el auto. El objetivo es aprender a quedarse dormido en su cama. Puede confundirlo si se le permite quedarse dormido en diferentes lugares durante la fase de aprendizaje. Si no es posible evitar las salidas o la posibilidad de que tu bebé se quede dormido en otro lugar durante la fase de aprendizaje, esto no significa necesariamente que va a ser imposible cambiar sus asociaciones del sueño. Lo que podría significar es que estás usando inadvertidamente una extinción gradual. La extinción gradual puede igual funcionar, pero se necesita más tiempo y tiene una tasa de fracaso mayor en comparación con la extinción y la extinción modificada. (Consulta la Capítulo 6 más información sobre la extinción.) Después de la fase de aprendizaje, es probable que no importe si de vez en cuando se queda dormido en su cochecito o en el auto durante las salidas, siempre y cuando la mayoría de sus sueños sean en su cama.

## Qué hacer por la noche

Los bebés normales, sanos y prósperos de más de seis meses ya no requieren alimentación nocturna. Esto no se extiende a bebés prematuros o que luchan para ganar suficiente peso; ellos todavía pueden requerir alimentación nocturna. Si un bebé sano sigue exigiendo alimentación por la noche después de esta edad, por lo general es el resultado de una asociación alimentación-sueño; o puede que él haya desarrollado un patrón de alimentación día-noche disrítmico dónde, debido a que se alimenta durante la noche, el apetito al día siguiente se reduce, lo que se perpetuará hasta que sea corregido. Consulta laCapítulo 15 más información sobre la extinciónpara más estrategias sobre cómo manejar la alimentación nocturna.

Si decides seguir alimentando a tu bebé en la noche después de los seis meses, esto no le causará ningún daño. Sólo significa que probablemente no necesitará comer tantoal día siguiente. Es posible continuar las alimentaciones nocturnas y minimizar exitosamenteel desvelo nocturno excesivo debido a asociaciones del sueñonegativas, pero debesretirar*todas* las asociaciones del sueñonegativas, incluyendo dejarloque se duerma mientras se alimenta.

Si tu bebé ya no se alimenta durante la noche, y se despierta, lo cual es probable durante la fase de aprendizaje del entrenamiento para dormir, comprueba sus necesidades de confort y que él no tengamucho calor o frio. Mantén las luces bajas y evita estimularlocon conversación mientras lo atiendes. Una vez que estés seguro de que está cómodo, anímalo a que se duerma por su cuenta en su cama usando las mismas estrategias que utilizas durante el día.

### Qué hay que tener en cuenta

A partir de los siete meses, los bebés pueden experimentar ansiedad de separación, una razón por la que creo queno es aconsejable dejar llorar al bebé. Sin embargo, no asumas automáticamente que elmotivo de los llantos de tu bebé se debe a la ansiedad de separación. Observa cómo responde a breves separaciones durante el día para identificar cualquier problema de ansiedad de separación. Si él no se molesta cuando su cuidador principal, normalmente su madre, sale de la habitación durante el día, probablemente tampoco experimente ansiedad de separación en la noche. Si te preocupa que tu bebé pueda estar experimentando ansiedad de separación, puedes resolver con éxito sus problemas para dormir permaneciendo en la habitación con él, o regresando con frecuencia. Para más detalles sobre la ansiedad de separación consulta la Capítulo 15.

---

**Quedarse versus irse**

Es posible lograr las tres Reglas de Oro y resolver los problemas de sueño de un bebé quedándote dentro de su línea de visión mientras concilia el sueño. Si crees que tu

> presencia va a ayudar, entonces no dudes en quedarte con tu bebé, pero evalúa cómo responde. A algunos bebés los tranquiliza la presencia de un padre y se dormirán más rápido. Otros pueden distraerse o ser estimulados por la presencia de un padre y les puede tomar más tiempo quedarse dormidos. Otros pueden frustrarse o enojarse más cuando su padre o madre está presente, pero no les ayudan a conciliar el sueño. También puede que no tengas otra opción más que irte de la habitación mientras tu bebé se duerme si tienes niños mayores que supervisar.
>
> Si decides quedarte con tu bebé mientras se duerme, además de las veces en que compruebas su comodidad y le dices lo que tiene que hacer, siéntate en una silla en su habitación y sé tan aburrido como sea posible. Evita mirarlo a los ojos y hablarle a menos que sea para decirle periódicamente que es hora de acostarse y dormir. Trata de evitar decirle repetidamente qué hacer. No va a hacer que se duerma más rápido.

### Cómo medir el éxito

Si se espera que el llanto de mi bebé empeore antes de mejorar, ¿cómo voy a saber si lo estoy haciendo bien?
Bárbara

Este es un buen punto. Pero no es sólo el llanto del bebé lo que podría aumentar antes de disminuir. En algunos casos, los patrones de sueño del bebé puede parecer que se deterioran antes de mejorar. Tu bebé podría tener siestas más cortas y desvelarse más durante la noche la primera vez que realizas cambios. Tal comportamiento puede exhibirse independientemente de la edad de tu bebé. Esta es una respuesta totalmente normal a los cambios en las prácticas para dormir pero aun así los padres rara vez lo esperan y las interpretan erróneamente como que el problema empeora. Entonces, ¿cómo puedes saber que estás haciendo las cosas bien? Identificando que hayas cumplido las tres Reglas de Oro cuando el bebé se queda dormido. Al hacerlo, lo estásayudando a recuperar la capacidad de autorregular sus patrones de sueño. Cada vez que acuestas a dormir a tu bebé, hazte las siguientes preguntas:

1. ¿Coloque a mi bebé en su cama mientras tenía los ojos abiertos?
2. ¿Retiré cualquier ayuda poco confiable, todo lo que puedacambiar después de que se duerme?
3. ¿Permití que mi bebé pasara de un estado de tranquilidad hasta dormirse sin ayuda?

Si tu respuesta es "sí" a todas estas preguntas, vaspor buen camino. Se requiere simplemente de repetición para aprender nuevas asociaciones del sueño. No te rindas simplemente porque no hay una mejora dramática en los primeros días. Presta atención a las señales sutiles de progreso durante la fase de aprendizaje, como que tu bebé responda a ser calmado en su cama o que se quede dormido un poco más rápido. Puede tomar de tres a cinco días detectar cualquier mejora significativa en sus patrones de sueño. Si observas una mejora antes de ese tiempo, considéraloun premio. Manténla confianza. Sigue las Reglas de Oro. Sé consistente y persistente.

Si, después de 72 horas, no observas un solo signo de mejora en los patrones de sueño o el comportamientode tu bebé, entonces es momento de considerar otras posibilidades.

1. Asegúrate de que tú y todos los cuidadores se hayan adherido a las tres Reglas de Oro cada vez que tu bebé necesita dormir. Si ha habido inconsistencias, entonces no puedes esperar que sus patrones de sueño y comportamiento cambien de manera positiva.
2. Si las Reglas de Oro se han seguido consistentemente, entonces puede haber otra razón para su problema de sueño que aún no se ha abordado. Revisa el Capítulo 1 para identificar cualquier problema físico, y lee los Capítulos 13, 14 y 15 que cubren problemas de sueño y alimentación del ritmo circadiano.
3. ¿Estás siendo realista en lo que esperasque tu bebé logre? Habla con tu proveedor de atención médica y padres con bebés de una edad similar a la del tuyo. Ten en cuenta que solo porque el bebé de tu amigo es capaz de lograr algo a cierta edad, no quiere decir que el tuyoyaesté listo.

### ¿Qué sucede si el método para acostar a dormir de manera interactiva es demasiado difícil?

Desafortunadamente, no ganas puntos simplemente por tratar. Si nosigues las Reglas de Oro de manera consistente, tu bebé podría no tener la oportunidad de aprender nuevas asociaciones del sueño para que pueda autorregular sus patrones de sueño. Si no te adhieres a las Reglas de Oro cada vez que se queda dormido, entonces la fase de aprendizaje estimada de tres a cinco días no aplica.

Si bien no siempre es posible sercien por ciento consistente, y aun así puedes llegar a ver mejoría por medio de la extinción gradual, si la balanza se inclina demasiado hacia la inconsistencia lo que sucede es que tu bebé se confunde y se frustra aun más. Él no logra aprender nuevas asociaciones del sueño y su problema continúa.

Si, por alguna razón, no puedes seguir las tres Reglas de Oro de manera consistente, entonces no persistas, ya que podrías empeorar la situación. Si intentas animar a tu bebé a que se duerma por su cuenta pero luego desistes y le ayudas a conciliar el sueño de forma habitual después de un período de llanto, es posible que le enseñes a llorar más. En esta situación, sería más amable ayudar a tu bebé a que se duerma en primer lugar en vez de pasar de un lado a otro, alterándoloal retirar sus asociaciones del sueño familiares sólo para dárselas de nuevo después de una larga sesión de llanto.

Si es demasiado difícil esperar hasta que puedas ser consistente, consigue a alguien que te ayude o considerausar un enfoque de múltiples pasos como mi plan para acostar a dormir de manera apacible o acostar a dormir de manera práctica II.

## Elegir el método correcto

Los métodos de entrenamiento para dormir de un solo paso son la última frontera en cuanto a cambiar las asociaciones del sueño de un bebé. En mi experiencia, los padres suelen optar por un método de un solo paso solamente después de que todos los demás medios se han agotado. Ningún padre disfruta hacer algo que va a molestar a su bebé, ni siquiera cuando es temporal. Pero muchos están dispuestos a utilizar un enfoque de un solo paso si creen que los beneficios a largo plazo superan los pocos días de malestar.

Desafortunadamente, no hay una cura mágica para un problema de sueño infantil que se desarrolla a causa de asociaciones del sueñonegativas, pero, una vez aprendidas, las asociaciones del sueño de tu bebé se pueden cambiar gradualmente usando un enfoque de múltiples pasos o rápidamente con un enfoque de un solo paso. Solo tú puedes sopesar los beneficios de reducir al mínimo el malestar de tu bebé con cambios graduales en sus prácticas para dormirfrente aquellos que se pueden obtener resolviendo el problema lo más rápido posible. En algunos casos, simplemente no es posible cambiar las asociaciones del sueño del bebé y al mismo tiempoevitar que llore. O quizá no estés en condiciones de cambiar las asociaciones del sueño de tu bebé gradualmente, tal vez a causa de tus responsabilidades de cuidar de otros niños o porque estás trabajando.

### Puntos clave

- No importa cuántas veces respondas a los llantos de tu bebé; siempre y cuando cumplas las tres Reglas de Oro en el momento en que se queda dormido, puedes resolver con éxito un problema relacionado a asociaciones del sueño negativas.
- Cuanto más grande sea tu bebé, más difícil es calmarlo sin engañarlo haciéndole creer que está a punto de conseguir lo que quiere.
- Apoyar a tu bebé a manejar sus emociones no significa que debas hacer que deje de llorar. Podría implicar tranquilizarlo o apoyarlo y animarlo a activar sus habilidades para calmarse a si mismo.
- La hora de dormir es un momento ideal para permitirle a tu bebé oportunidades para practicar sus habilidades para calmarse a si mismo.
- Si después de 72 horas no has observado una mejora utilizando un método de entrenamiento para dormir de un solo paso, detente y reevalúa para ver qué otra cosa podría ser el problema.

# 12
# Lo intenté - no funcionó

> **Temas**
>
> Por qué puede parecer que el entrenamiento del sueño no funciona
> Qué puedes hacer para mejorar tus probabilidades de tener éxito.

No todo el que intenta el entrenamiento para dormir con su bebé tendrá éxito. Los libros para padres que se oponen al entrenamiento para dormir comparten muchas historias de horror de intentos fallidos. La mayoría de los padres que conozco con respecto a un problema de sueño infantil han intentado el entrenamiento para dormir en algún momento, o al menos eso pensaban, sin lograr los resultados que esperaban. Hay razones para la falta de éxito.

El entrenamiento para dormir no es una manera a prueba de errores para solucionar todos los problemas de sueño. Implica el uso de técnicas de aprendizaje de comportamiento dirigidas a cambiar las asociaciones del sueño de niños o bebés. La razón más común por la que los métodos de entrenamiento para dormir parecen fallar es que los padres se dan por vencidos antes de darle oportunidad suficiente para que funcione. Los padres también suelen utilizar estrategias basadas en un mal asesoramiento, por lo que están condenados a fracasar incluso antes de empezar.

Incluso si todavía no has intentado el entrenamiento para dormir, leer sobre los peligros potenciales puede ahorrarte tiempo y angustia.

## Las razones más comunes del fracaso

El entrenamiento para dormir puede parecer que no funciona por muchas razones:

- ansiedad de los padres
- expectativas poco realistas
- asesoramiento insuficiente
- estrategias defectuosas
- métodos de extinción graduales
- inconsistencia
- uso inadecuado del entrenamiento para dormir.

### Ansiedad de los padres

Los padres que tienen un historial previo, o sufren de ansiedad como consecuencia de cuidar a un bebé que llora constantemente durante meses, y los padres que sufren de depresión pueden encontrar el entrenamiento para dormir especialmente difícil. Algunos padres no son capaces emocionalmente de realizar el entrenamiento para dormir ya que puede intensificar los sentimientos de ansiedad. La ansiedad nos hará hipersensibles al llanto de un bebé. La combinación del llanto del bebé debido a cambios en las prácticas para dormir y la incertidumbre acerca de qué esperar puede aumentar la ansiedad a un nivel insoportable. Para calmar nuestra ansiedad, volvemos a nuestros hábitos, a pesar de que sabemosque al hacerlo estamos reforzando el comportamiento del bebé y por lo tanto su problema de sueño. La ansiedad puede hacer que nos sintamos como si fuésemos incapaces de cambiar la situación.

Si actualmente sufresa causa de la ansiedad o la depresión, puede que sea mejorpara ti un método de varios pasos como el método para acostar a dormir de manera apacible o de manera práctica II, ya que implican una serie de cambios potencialmente menos molestos para tu bebé y por lo tanto menos estresantes para ti. Sin embargo, va a tomar más tiempo resolver los problemas de sueño de tu bebé. Tal vez podrías permitir que otra persona de confianza utilice un método de un solo paso con tu bebé como el método para acostar a dormir de manera interactiva para obtener resultados más rápidos. He trabajado con un número de padres y abuelas que han realizado el entrenamiento para dormir durante la fase de aprendizaje y luego le dan la responsabilidad del bebé a la madre una vez que hay una resistencia mínima por parte del bebé, quienya ha aprendido a conciliar el sueño en la nueva forma.

## Bebé Daniela

Daniela, de cinco meses, estaba acostumbrada a quedarse dormida en posición vertical en los brazos de su madre y chupando un chupete. Milena decidió alentar a Daniela a aprender a conciliar el sueño por su cuenta utilizando un método para acostar a dormir de manera interactiva. Sin embargo, una semana después de haber comenzado Milena me contactó frustrada por la falta de mejora en los patrones de sueño y el comportamiento a la hora de dormir de Daniela. Cuando le pregunté si ella había seguido las Reglas de Oro ella confesó que, a pesar de que se esforzó, no había tenido éxito. Una vez que dejó de darle a Daniela su chupete, la única manera en que podía calmarla era alzándola para abrazarla. Daniela se calmaba casi al instante, pero lloraba de nuevo tan pronto como regresaba a su cuna. Sus gritos sonaban tan desesperados que Milena la alzaba constantemente. A pesar de que trató de poner a Daniela de nuevo en su cuna mientras sus ojos estaban abiertos, después de numerosos intentos, Daniela se quedaba dormida en los brazos de Milena, exhausta. En esta etapa, Milena estaba tan agotada que, al no querer despertar a Daniela, la colocaba en su cama dormida.

A pesar de sus esfuerzos, Milena no había logrado realizar todos los cambios en las prácticas para dormir que había planeado. Ella había tenido éxito en fomentar que Daniela se durmiera sin su chupete, pero seguía durmiéndose en los brazos de Milena, y aún se despertaba cada 30 minutos o más. Milena preguntó si el reflujo podría ser la causa de las lágrimas de Daniela. Negué con la cabeza. El hecho de que Daniela se calmara tan rápidamente cuando ella la alzaba indicaba que no tenía ningún tipo de dolor. Daniela había aprendido a dormir sin un chupete pero ella lloraba porque quería dormir en los brazos de Milena ya que es donde ella siempre había dormido. En la situación de Daniela, alzarla no era útil. Se calmaba porque creía, con razón en este caso, que la iban a dormir en los brazos.

> Milena necesitaba persistir en tratar de consolar a Daniela por más tiempo mientras estaba en su cuna. Daniela eventualmente se tranquilizaría en respuesta a un método calmante. Si no se calmaba en cinco minutos, Milena bien podría seguir calmándola o dejarla por un corto tiempo, regresar y volver a intentarlo. Si, por su propio bienestar, Milena quería alzar a Daniela para asegurarse a sí misma que estaba bien, podía hacerlo en cualquier momento. Sin embargo, era imperativo que regresara a Daniela a su cuna tan pronto como ella se tranquilizara si quería que aprendiera a dormir bien en su cuna. Una vez que Milena siguió las Reglas de Oro de manera consistente, le tomó sólo tres días para que Daniela aprendiera a dormirse por su cuenta en su cuna. La calidad de su sueño mejoró y la irritabilidad causada por la falta de sueño se resolvió.

### Expectativas poco realistas

"¡Traté el llanto controlado y no funcionó!" Exclamó Marcela. "¿Qué hiciste exactamente?", le pregunté, sabiendo que las personas a menudo tienen diferentes interpretaciones de lo que implica el llanto controlado y otros métodos para acostar a dormir.

"Puse a Helena en su cuna despierta. Ella lloró. Volví a calmarla después de dos minutos, luego cuatro minutos, y después seis minutos. Ella se calmaba tan pronto como entraba a su habitación, pero gritaba tan pronto como me iba. Sabía que no iba a funcionar, así que la alcé en mis brazos y la mecí hasta dormirla."

He conocido muchos padres como Marcela que prueban el entrenamiento para dormir, pero desisten antes de que el proceso tenga oportunidad de funcionar. Por lo general es porque no esperan que su bebé proteste tan vigorosamente o por tanto tiempo como lo hace. Por lo que, después de un breve intento, piensan, "Esto nunca va a funcionar", y vuelven a las viejas costumbres. Marcela se rindió después de 12 minutos. Algunos padres duran más que esto antes de darse por vencidos, otros menos. Conocí a una madre que afirmaba queel entrenamiento para dormir no funcionó después de intentarlo por dos minutos.

Seamos prácticos. Estamos hablando de un cambio de hábitos, algo que no se aprende en cuestión de minutos y por lo tanto no se olvida en pocos minutos. Imagínate cuánto tiempo te tomaría aprender a dormirte sin almohada o en una posición diferente a la que disfrutas ahora. Probablemente te tomaría semanas. Los bebés aprenden rápido, pero no esperes que mientras has estado ayudando a tu bebé a conciliar el sueño toda su vida,ella se quede dormida sola en cuestión de minutos, o que sus problemas de sueño se resuelvan después de lograr conciliar el sueño por su cuenta una o dos veces. Ella tiene que asociar psicológicamente las nuevas condiciones con dormir antes de que sus patrones de sueño y su comportamiento cambien. Esto requiere de repetición consistente. Podría tomar días, semanas o meses -dependiendo de si eliges utilizar un enfoque de un solo paso o de varios pasos para cambiar sus asociaciones del sueño- que ella sea capaz de dormirse por su cuenta y como resultado autorregule sus patrones de sueño. Vas a necesitar paciencia.

La bebé de Juliana, Juanita, se despertaba aun máscuando cambió de dormirla abrazándola a acostarla en su cama. Como resultado, Julianadesistió del entrenamiento para dormir. Ella no había sido informada de que esto es de esperar durante la fase de aprendizaje y equivocadamente pensó que el entrenamiento para dormir había empeorado la situación en lugar de mejorarla. Así que volvió a abrazar a Juanita en sus brazos para dormirla.

Incluso cuando se produce el cambio, el entrenamiento para dormir requiere mantenimiento. Cristinaafirmóque el entrenamiento para dormir no duró con su hija de 11 meses, Vanesa. Cristina había compartido su cama con Vanesa y la amamantaba para dormir desde que nació, no porque lo había planeado o porque quería, sino porque no quería que el llanto de Vanesadespertara a su hijo mayor o a su esposo. Cristina había intentado varias veces cambiar esta situación. Finalmente la madre de Cristinaintervino y se quedó con la familia para ayudar a resolver los problemas de sueño de Vanesa. La abuela la animó a quedarse dormida en una cuna. Vanesa al principio se quejó al acostarse en su cama, pero después de tres días y tres noches se acostaba con facilidad, tomaba una buena siesta durante el día y dormíatoda la noche. Al día siguiente la abuela volvió a su propia casa. Esa noche Cristinaacostó a dormir a Vanesa en su cuna. Pero, cuando Vanesa se despertó durante la noche y después de 15 minutos no se volvió a dormir, Cristina cometió el error de llevarla a su cama. (Esto solo es un error porque se trataba de una práctica que Cristina dijo que quería terminar.) Ella la abrazo para dormirla en lugar de amamantarla. La segunda noche, estaba de vuelta amantándola durante la noche. Cristinaafirmóque el entrenamiento para dormir no duró, pero no fue el entrenamiento para dormir lo que no duró; fue porque Cristina no duró. Ella no mantuvo lo que su madre había comenzado. Si ella hubiese persistido, Vanesa habría aceptado la nueva forma de dormir que la abuela le había animado a aprender en tan sólo tres noches.

Si regresas las asociaciones del sueño negativas que previamente causaron la interrupción del sueño de tu bebé, ella se desvelará una vez más. Tus acciones alientan o desalientan la dependencia de tu bebé a ciertas asociaciones del sueño.

## Estrategias defectuosas

Cambiar las prácticas infantiles para dormir no significa necesariamente que vayas a resolver los problemas de sueño de tu bebé. Sin un plan efectivo, podrías cambiar las asociaciones del sueño de tu bebé y, sin embargo no hacer ninguna diferencia en sus patrones de sueño o comportamiento.

Muchos padres han probado lo que pensaban que era el entrenamiento para dormir, haciendo múltiples cambios en sus prácticas para acostar al bebé, pero lo único que lograron fue cambiar la dependencia de su bebé de una asociación del sueñonegativa a otra. La historia de Marcos es un buen ejemplo.

### Bebé Marcos

La madre de Marcos, Ana, desde muy temprana edad lo animó a quedarse dormido en su cuna por su cuenta con un chupete. Esto funcionó bien como recién nacido, pero más tarde se convirtió en un problema. A los cuatro meses de edad Marcos despertaba a Ana y a su esposo cinco a siete veces por noche, porque su chupete se había caído y él lo quería de nuevo con el fin de volverse a dormir. Después de dos meses de esto, Ana estaba agotada. El chupete tenía que irse, decidió. Sin él, la primera vez, Marcos lloró intensamente. Para ayudarlo a

> adaptarse, Ana decidió darle palmaditas para dormir. A los pocos días Marcos se iba a dormir sin chupete, pero se despertaba el mismo número de veces cada noche, ahora él lloraba para que le dieran unas palmaditas en la espalda para dormir. Ana sin darse cuenta había hecho que la situación empeorara. Antes, ella podía regresar el chupete a Marcos y volver a la cama. Ahora tenía que quedarse junto a su cuna por 10 minutos o más dándole palmaditas hasta que se quedaba dormido. Ella decidió volver a darle el chupete ya que sintió que era más fácil levantarse y reemplazar el chupete que ponerse de pie y darle palmaditas. Marcos aceptó con gusto su chupete, pero ahora, además, quería que le dieran palmaditas para dormirse. Había aprendido a asociar las palmaditas con conciliar el sueño.
>
> Ana no se dio cuenta de que ella simplemente había reemplazado una asociación del sueño negativa con otra. Ninguna permanecería constante a lo largo del sueño de Marcos. Esto junto con el aumento del nivel de conciencia de Marcos a medida que crecía y su capacidad de reconocer cuando sus asociaciones del sueño no estaban presentes significaba que iba a llorar y a despertar a sus padres con frecuencia durante la noche. Esto no iba a cambiar mientras Ana proporcionara asociaciones del sueño negativas en el momento que se dormía.

El objetivo del entrenamiento para dormir es proporcionar las condiciones y oportunidades adecuadas para ayudar a tu bebé a cambiar sus asociaciones del sueño de una manera que le permita autorregular sus patrones de sueño. Por lo tanto, el entrenamiento para dormir es más eficaz cuando cada una de las tres Reglas de Oro parala autorregulación de sueño infantil se cumplen: proporcionar un entorno de sueño adecuado y consistente; retirar cualquier ayuda poco confiableal momento de dormir; y promover el sueño independiente. Depende de ti si tu objetivo es lograr esto de manera rápida, utilizando un enfoque de un solo paso, o gradualmente, utilizando un enfoque de múltiples pasos. Si las estrategias que estás utilizando no logran al menos una o más de las Reglas de Oro, es probable que no veas ningún progreso en los problemas de sueño de tu bebé.

### Asesoramiento insuficiente

Para aumentar tus posibilidades de éxito, necesitas saber qué conseguir al utilizar el entrenamiento para dormir, en qué plazo se puede esperar que tu bebé se quede dormido, qué hacer si no se duerme dentro de este tiempo, y cuándo esperar ver un cambio en sus patrones de sueño. Sin esto, puede que no tengas la confianza de continuar por el tiempo suficiente para cambiar con éxito las asociaciones del sueño de tu bebé.

La mayoría de los padres desisten prematuramente cuando no ven señales inmediatas de mejora. Por otro lado, algunos padres persisten demasiado tiempo con métodos defectuosos. Nancy no tenía idea de qué esperar y por lo tantosiguió consejos deficientespara el entrenamiento para dormir durante semanas a pesar de no ver signos de mejora.

> **La historia de Nancy**
>
> Cuando Laura tenía ocho meses de edad, Nancy quería animarla a dormir toda la noche. Había estado haciendo el entrenamiento para dormir con ella por un mes, y no había visto la más mínima señal de mejoría cuando Laura durmió toda la noche por dos noches. Antes del entrenamiento para dormir, Nancy había estado abrazando a Laura para dormir pero comprensiblemente encontró que era agotador que se despertara tres o cuatro veces durante la noche para que la abrazaran de nuevo para conciliar el sueño. Su enfermera de salud infantil le aconsejó que acostara a Laura en su cuna dándole palmaditas por cinco minutos y luego la dejara llorar por cinco minutos antes de darle palmaditas por otros cinco minutos, y así sucesivamente.
>
> "¿La enfermera te dijo que le dieras palmaditas a Laura sólo hasta que ella estuviese tranquila y evitar darle palmaditas hasta que se durmiera?", le pregunté. Nancy no podía recordar. Debido a que no había recibido suficiente información, Nancy le daba palmaditas a Laura hasta que se dormía durante una de estas sesiones de cinco minutos.

> Técnicamente, el entrenamiento para dormir tuvo éxito porque Laura había aprendido una nueva forma de conciliar el sueño, pero, debido a que Nancy había simplemente reemplazado una asociación del sueño negativa (abrazos) con otra (palmaditas), los patrones de sueño de Laura mejoraron sólo brevemente. Una vez que Laura aprendió a asociar las palmaditas con quedarse dormida, sus patrones de sueño se deterioraron otra vez.
>
> Nancy tendría que retirar todas las asociaciones del sueño negativas cuando Laura se quedaba dormida. Una vez que Nancy recibió detalles completos sobre qué hacer si Laura gritaba, qué esperar y cómo saber si iba por buen camino, ella logró ayudar exitosamente a Laura aaprender a dormirse por si misma. A los pocos días Laura comenzó a dormir toda la noche.

## Extinción gradual

Algunos profesionales de la salud y autores recomiendan métodos basados en el principio de la extinción gradual porque creen que éstos son más amables con el bebé y más fácilesde administrar para los padres. Los siguientes son ejemplos del uso de extinción gradual:

- Retiras asociaciones del sueño negativas y animas a conciliar el sueño de forma independiente cuando ella se duerme por primera ves en las noches. Si se despierta durante la noche, la ayudas a volverse a dormir de la forma habitual. O
- Acuestas a dormir al bebé de forma normal durante el día, pero retiras asociaciones del sueño negativas durante la noche, o viceversa.

La extinción gradual *no* es algo que recomiendo, ya que envía mensajes ambiguos al bebé, lo que le puede causar confusión y frustración. Podrías pensar que estás siendo consistente porque haces lo mismo en ciertos momentos, pero la extinción gradual implica inconsistencia. A veces se reforzará la dependencia de tu bebé a asociaciones del sueñonegativas al proporcionarlas y aveces no lo harás. ¿Cómo puede tu bebé entender tu voluntad de ayudarla a que se duerma en ocasiones pero luego otras veces no? La extinción gradual tiene una mayor tasa de fracaso en comparación con los métodos de extinción (dejar llorar) y extinción modificada (llanto controlado y acostar a dormir de manera interactiva) debido a las inconsistencias en la forma en que se acuesta adormir el bebé. Puede que funcione, puede que no. ¿Por qué causarle a tu bebé el estrés asociado con el entrenamiento para dormir, si no vasa resolver su problema de sueño? Es mucho más eficaz y menos confuso hacer lo mismo cada vez que se va a dormir.

Otro problema es que la fase de aprendizaje es más larga con la extinción gradual en comparación con la extinción o la extinción modificada, debido a la inherente inconsistencia. Y, si tu bebé ya está afligido debido a la falta de sueño, la prolongación de la fase de aprendizaje puede no ser más amable con él o más fácil para ti, especialmente si no funciona.

> **Bebé Flor**
>
> Diana trató de animar a Flor, de nueve meses, a dormir toda la noche sin un chupete. Cuando se despertaba durante la noche, Diana la dejaba llorar. Después de llorar por más o menos una hora ella finalmente se volvía a dormir, agotada. Después de dos semanas, Flor seguía llorando igual, así que Diana asumió que el entrenamiento para dormir había fracasado. El problema, sin embargo, fue que Diana era inconsistente en sus prácticas para dormir. Sólo los despertares nocturnos de Flor molestaban a Diana. Ella le daba a Flor un chupete durante las siestas diurnas y por la noche cuando la acostaba a dormir, pero durante la noche ella dejaba a Flor llorar. Al darle a Flor un chupete para conciliar el sueño durante el día, Diana continuó reforzando la dependencia de Flor a un chupete como una manera de quedarse dormida, y por eso la situación no mejoró.

Otra técnica de extinción gradual es aconsejar que dejes a tu bebé llorar durante un período de tiempo determinado, por ejemplo, 20 minutos o una hora, y si después de ese tiempo no se ha dormido, que le ayudes a hacerlo. Si encuentras que le ayudas a conciliar el sueño repetidamente, entonces es poco probable que esto resuelva su problema de sueño debido a que ayudarla a dormir alienta su dependencia a tu ayuda para conciliar el sueño. Además, dejar a tu bebé llorar por largos periodos de tiempo en repetidas ocasiones antes de ayudarla a que se duerma podría enseñarle a llorar durante períodos de tiempo más largos. Tus acciones le enviarán el mensaje "Necesitas llorar durante mucho tiempo para conseguir lo que quieres."

## Inconsistencia

Micaela no mostró signos de la esperada mejora al cuarto día del entrenamiento para dormir. Su madre, Norma, dijo que a Micaela letomaba más tiempo del esperado conciliar el sueño y todavía se despertaba después de un solo ciclo de sueño. Norma me aseguró de su consistencia para cumplir las Reglas de Oro cada vez que Micaela se quedaba dormida. Al día siguiente Norma me envióun correo electrónico diciéndome que había descubierto la razón por la cual la capacidad de Micaela de dormirse por su cuenta no había progresado. Su esposo, que había estado compartiendo la responsabilidad del entrenamiento para dormir con ella, había estadodándole palmaditas a Micaela para dormirla, creyendo erróneamente que estaba haciendo que fuese más fácil para ella.

Los bebés afrontan mejor las cosas cuando la atención que reciben es consistente. Es importante que cada cuidador haga las mismas cosas cuando acuesta a dormir a tu bebé. Durante la fase de aprendizaje puede ser buenoevitar dejar a tu bebé bajo el cuidado de otros para queasí puedas garantizar la consistencia, la cual es vital para el aprendizaje.

Una vez que la fase de aprendizaje ha pasado, la mayoría de los bebés pueden tolerar un poco de inconsistencia de vez en cuando, por lo que, si la abuela abraza a tu bebé para dormirlo de vez en cuando, es probable que no haga mucha diferencia. Simplemente evita que suceda muy a menudo.

## Uso inapropiado del entrenamiento para dormir

El entrenamiento para dormir sólo va a resolver los problemas de sueño infantil *relacionados con asociaciones del sueño negativas*. Sin embargo, es importante tener en cuenta que existen otros tipos de problemas del sueño en niños para los cuales el entrenamiento para dormir tendrá poco o ningún efecto.

Razones paralos problemas de sueño infantil:

- Razones físicas o de desarrollo (descritas en el Capítulo 1).
- Razones de comportamiento, la razón más común para que bebés físicamente saludables experimenten problemas de sueño

constantes, incluyen pasar por alto señales de comportamiento de cansancio infantil (verCapítulo 3), la dependencia aprendida a asociaciones del sueñonegativas (Capítulo 5) y problemas del ritmo circadiano (Capítulos 13 y 14 ).

> **Puntos clave**
>
> - El entrenamiento del sueño no es un método infalible para resolver problemas de sueño infantil.
> - El entrenamiento del sueño no va a resolver todos los problemas del sueño.
> - La mayoría de los padres que afirman que el entrenamiento del sueño fracasó o bien no implementaron eficazmente las estrategias o utilizaron el entrenamiento del sueño para un problema de sueño infantil causado por dificultades distintas a las asociaciones del sueño negativas.
> - Si no permites que tu bebé se duerma de forma independiente, no puedes esperar que aprenda a dormir de forma independiente.
> - Cuanto mayor sea tu comprensión del entrenamiento del sueño, es más probable que utilices exitosamente estrategias para dormir.

# 13
# Ritmos circadianos

> **Temas**
>
> ¿Qué son los ritmos circadianos?
> ¿Cómo se desarrollan los ritmos circadianos de los bebés?
> ¿Cómo influye el cuidado en los ritmos circadianos de los bebés?
> ¿Cómo ayudar al bebé a estabilizar sus ritmos circadianos?
> ¿Por qué las cosas salen mal?
> ¿Cómo guiar al bebé hacia la satisfacción?

Durante los últimos dos meses Henry se ha despertado más o menos a la 1 am todas las noches. Luego quiere quedarse despierto por dos horas antes de estar listo para volverse a dormir. Al principio pensé que le estaban saliendo los dientes pero está bien durante el día y es feliz cuando lo alzo, así que no creo que ese sea el problema. Él se despierta a la misma hora todas las noches. Casi puedo ajustar mi reloj por él. Es como si tuviese una alarma en su cabeza que lo despierta. Hemos tratado de dejarlo llorar pero él no se vuelve a dormir. Me está volviendo loca. ¿Qué podemos hacer para conseguir que deje de despertarse a esa hora?
Catalina

Catalina acierta bastante cuando dice que es como si Henry tuviese una alarma en la cabeza. La tiene. Todo el mundo tiene un reloj interno controlado por su cerebro. Muchas de nuestras funciones físicas siguen un ciclo de 24 horas llamado nuestros ritmos circadianos, que, entre otras cosas, influyen nuestra capacidad para quedarnos y permanecer dormidos a ciertas horas del día o de la noche. El patrón de Henry de despertarse en la mitad de la noche podría apuntar a un problema de sueño del ritmo circadiano. Pero no es sólo el sueño de un bebé lo que puede desordenarse con un patrón normal de día y noche; la alimentación también puede verse afectada. Si tu bebé quiere comer durante la noche con más frecuencia de lo que se espera, esto también podría estar relacionado con sus ritmos circadianos. Debido a que los problemas de sueño del ritmo circadiano se relacionan con los tiempos de los patrones de sueño de un bebé, no pueden resolverse con el entrenamiento para dormir.

## ¿Qué son los ritmos circadianos?

La palabra circadiano viene del Latín *circa* que significa "aproximadamente" y *dian* que significa "día". Los ritmos circadianos son nuestros ritmos biológicos naturales, más comúnmente conocidos como nuestro reloj interno o nuestro reloj corporal de 24 horas, porque se repiten aproximadamente cada 24 horas.

Los ritmos circadianos regulan el tiempo, cantidad y calidad de las hormonas producidas por el sistema endocrino, y los neurotransmisores, sustancias químicas producidas por el cerebro. Estos juegan un papel crucial en la coordinación de las funciones físicas, incluyendo:

- antojos
- niveles de energía
- patrones de sueño
- cambios de humor
- respuesta al estrés
- estimulación del crecimiento
- activación del sistema inmunitario y
- otros procesos corporales que mantienen la homeostasis.

Entre más estables sean tus ritmos circadianos, más eficientemente trabajará tu cuerpo. Entre más estables sean los ritmos circadianos de tu bebé, mejor comerá y dormirá, entre menos problemas digestivos y de eliminación experimente, mayor será su nivel general de satisfacción. Cualquier cosa que cambie los tiempos de tus ritmos circadianos tiene el potencial de alterar la producción de hormonas y neurotransmisores, afectando la forma en que funciona tu cuerpo, y cómo te sientes. Esto también se aplica a tu bebé.

## Patrones infantiles de alimentación y sueño

En el útero, las funciones biológicas de tu bebé se sincronizan con los ritmos circadianos de su madre a través de la placenta. Después del nacimiento, sus ritmos circadianos se desarrollan en los primeros meses de vida y siguen evolucionando a lo largo de toda su vida. En consecuencia, los patrones de alimentación y sueño de tu bebé se ajustaran continuamente. Esto es especialmente evidente durante sus primeros 12 meses de vida, un momento en el que se desarrolla físicamente a una velocidad impresionante. Los patrones de alimentación y sueño de tu bebé van a cambiar tan a menudo durante estos primeros 12 meses que puede ser un reto para ti mantener el ritmo si no sabes qué esperar.

Si sabes qué cambios esperar, te preocuparas menos si sus ciclos de cambio son normales y le ahorrarás a tu bebé cualquier malestar ya que no intentarás seguir un patrón de alimentación o sueño que ya ha superado.

Los bebés sanos y normales tienden a seguir una progresión similar en sus patrones de alimentación y sueño-vigilia. Con el tiempo, a medida que el estómago de tu bebé aumenta de tamaño y su velocidad de crecimiento disminuye naturalmente, él va a exigir un menor número de comidas. Pasara más tiempo entre comidas durante el día. Él dejara gradualmente de comer durante la noche y eventualmente eliminará la alimentación nocturna por completo entre las edades de seis a nueve meses, tal vez antes. El número de siestas requeridas durante el día disminuye a medida que el patrón de sueño día-noche de tu bebé evoluciona. Él comenzará a tener bloques de sueño más largos durante la noche y será capaz de permanecer cómodamente despierto por períodos progresivamente más prolongados durante el día.

La siguiente tabla muestra el patrón típico para el bebé promedio en diferentes edades. Si tu bebé nació prematuro, entonces necesitas hacer concesiones al respecto.

Tabla 13.1: Número de sueños y alimentaciones promedio, 2 semanas – 12 meses

| Número aproximado | 2 Semanas | 3 Meses | 6 Meses | 9 Meses | 12 Meses |
|---|---|---|---|---|---|
| Horas de sueño en un periodo de 24 horas | 16–18 | 14–15 | 14.2 | 13.9 | 13.9 |
| Horas de sueño durante la noche | 8–9 con 2 o 3 comidas durante la noche | 10–12 con 1 o 2 comidas durante la noche | 10–12 con 1 comida durante la noche | 10–12 | 10–12 |
| Horas de sueño durante el día | 7–9 | 3.5–4.5 | 3–4 | 2.5–3.5 | 2–3 |
| Siestas diurnas | 4–5 | 3–4 | 3 | 2 | 1–2 |
| Horas despierto entre siestas | 1–1.5 | 1–2 | 1.5–2.5 | 2–3.5 | 3–5 |
| Alimentación con biberón | 6–8 | 5 | 4 | 3 | 3 |
| Alimentación con pecho | 8–12 | 5–8 | 4–6 | 3–5 | 3–5 |
| Alimentación con solidos | 0 | 0 | 1–3 | 3 comidas principales más 1 o 2 meriendas | 3 comidas principales más 2 meriendas |

Esto es sólo una guía. Es importante recordar que si tu bebé es sano, próspero y estásatisfecho, entonces no importa cuántas veces coma o cuántas siestas tome; lo que está recibiendo está bien.

Si tu bebé no es próspero,no está satisfecho, y presenta patrones de alimentación y sueño totalmente diferentes a los promedios mostrados anteriormente, puedes tomar algunas medidas para mejorar la situación.

## Cómo el cuidado influencia los ritmos circadianos del bebé

Además de los factores internos, como las hormonas y los neurotransmisores que influyen en los ritmos circadianos, las señales sensoriales externas determinan también los ritmos circadianos de un bebé en un patrón de 24 horas. Como padre o cuidador de tu bebé, eres tú quien controla las señales sensoriales externas, como la luz y el ruido, que le permiten establecer y mantener sus ritmos circadianos en un patrón de 24 horas, ayudándolo a distinguir entre el día y la noche. También controlas otra estimulación sensorial que recibe, así como el momento y el tipo de actividades que realiza. Cuándo alimentas a tu bebé y le proporcionas la oportunidad de dormir influirá en cuándo quiere comer y dormir. Vas a ayudarlo a estabilizar sus ritmos circadianos proporcionando cuidado que sea coherente con sus necesidades biológicas, por ejemplo, darle de comer cuando tiene hambre (no cada vez que llora o quiere chupar). Él también necesita la oportunidad de dormir en un ambiente tranquilo no-estimulante cuando está cansado y necesita ayuda para conciliar el sueño por medio de sus asociaciones del sueño familiares, idealmente positivas. El cuidado y las actividades que le brindas como bañarlo, hablarle, jugar, dar un paseo en su cochecito y su rutina para dormir le ayudan a establecer y mantener sus ritmos circadianos, sobre todo cuando se repiten a la misma hora cada día .

## Cómo ayudar al bebé a estabilizar sus ritmos circadianos

Los profesionales de la salud y educadores de padres están de acuerdo en que la forma más eficaz para promover la alegría de un bebé es brindando atención en armonía con sus necesidades biológicas. Sin embargo, las opiniones difieren sobre la mejor manera en que los padres pueden lograr esto. Los diversos métodos recomendados a los padres incluyen ser guiados por:

- las señales del bebé
- un patrón cíclico
- una rutina diaria flexible
- una programación predeterminada de alimentación y sueño.

Estos métodos difieren en la cantidad de orientación que el bebé recibe.

| menos ← orientación ← más | | | |
|---|---|---|---|
| Seguir las señales del bebé | Patrón cíclico | Rutina flexible | Programación de alimentación y sueño |

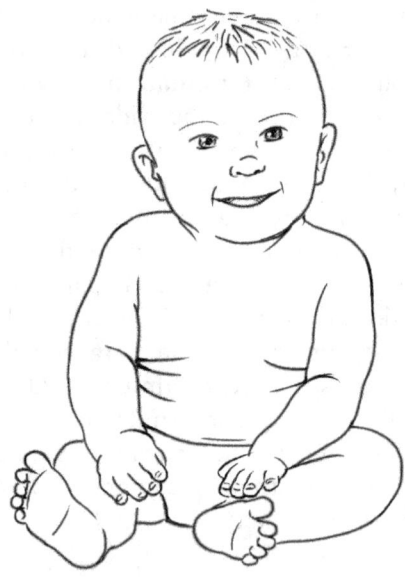

Como en todos los aspectos de la crianza de los hijos, cada método tiene sus ventajas y desventajas potenciales que varían en función de las circunstancias individuales, como se muestra a continuación.

Tabla 13.2: Opciones - cuándo proporcionar cuidados al bebé

| | Seguir las señales del bebé | Patrón cíclico | Rutina diaria flexible | Programación de alimentación y sueño |
|---|---|---|---|---|
| Descripción | Las señales de comportamiento del bebé guían a los padres en cuanto a lo que el bebé necesita en un momento dado. | Las actividades se realizan en un ciclo regular, por ejemplo, alimentación - juego - sueño, y se repiten a lo largo del día, siguiendo tanto las señales de comportamiento del bebé como los periodos de tiempo para la alimentación, el tiempo despierto y el sueño. | Las actividades se llevan a cabo en tiempos similares pero no necesariamente exactos cada día, dependiendo de las señales de comportamiento del bebé. | Las actividades se programan de acuerdo a un plan establecido, consistente e invariable. |
| Metas | Ayudar al bebé a autorregular sus patrones de alimentación y sueño. | Ayudar al bebé a autorregular sus patrones de alimentación y sueño. Ayudar a los padres a ganar precisión en la interpretación de señales de comportamiento del bebé. | Ayudar al bebé a estabilizar sus ritmos circadianos. Ayudar a los padres a ganar precisión en la interpretación de señales de comportamiento del bebé. | Ayudar al bebé a estabilizar sus ritmos circadianos en un patrón de 24 horas. Guiar a los padres acerca del momento en que deben brindarle cuidado al bebé. |

|  | Seguir las señales del bebé | Patrón cíclico | Rutina diaria flexible | Programación de alimentación y sueño |
|---|---|---|---|---|
| Cómo funciona | La atención se brinda en función a cómo los padres interpretan señales de comportamiento del bebé. Depende de la capacidad del bebé de señalar necesidades y la capacidad de los padres de interpretar con precisión las señales de comportamiento del bebé. | No depende de la capacidad de los padres de interpretar con precisión las señales de comportamiento del bebé. Los intervalos ayudan a los padres a determinar la razón más probable para las señales de comportamiento del bebé. | No depende de la capacidad de los padres de interpretar con precisión las señales de comportamiento del bebé. Los intervalos ayudan a los padres a anticipar las necesidades del bebé y determinar la razón más probable para las señales de comportamiento del bebé. | No depende de la capacidad del bebé de señalar necesidades o la capacidad de los padres de interpretar con precisión las señales de comportamiento del bebé. Se brinda atención al bebé en momentos predeterminados independientemente de las señales de comportamiento del bebé. |

Ritmos circadianos | 231

| | Seguir las señales del bebé | Patrón cíclico | Rutina diaria flexible | Programación de alimentación y sueño |
|---|---|---|---|---|
| Ventajas | La interpretación precisa de señales de comportamiento del bebé en combinación con la respuesta adecuada de los padres brinda atención en armonía con las necesidades biológicas del bebé y le ayuda a autorregular sus patrones de alimentación y sueño. | Los intervalos ayudan al bebé a regular los patrones de alimentación y sueño en armonía con las necesidades biológicas. Es flexible para adaptarse a las variaciones en los niveles de apetito y energía del bebé. Los padres son capaces de anticipar las necesidades del bebé. Mejora la confianza de los padres en la interpretación de las señales de comportamiento del bebé. | Los intervalos proporcionan consistencia y predictibilidad que ayudan al bebé a estabilizar sus ritmos circadianos. Es flexible para acomodar las variaciones del día a día en los niveles de apetito y energía del bebé. Los padres son capaces de anticipar las necesidades del bebé. Mejora la confianza de los padres en la interpretación de las señales de comportamiento del bebé. Los padres pueden planificar su día en torno al cuidado del bebé. | Tiempos establecidos guían a los padres sobre cuándo brindar atención. La atención recibida coincide con las necesidades biológicas del bebé y los ritmos circadianos, él estará relativamente satisfecho. Los padres pueden planificar su día en torno al cuidado del bebé. |

|  | Seguir las señales del bebé | Patrón cíclico | Rutina diaria flexible | Programación de alimentación y sueño |
|---|---|---|---|---|
| Desventajas | Estresante para el bebé y los padres si los padres malinterpretan señales de comportamiento infantil, en este caso la atención no va a estar en armonía con las necesidades biológicas del bebé y podría desestabilizar sus ritmos circadianos. Puede ocurrir sobrealimentación en el período de recién nacido si las señales de comportamiento se malinterpretan como hambre. | Estresante para el bebé si los padres ignoran las señales de comportamiento del bebé en un intento de adherirse rígidamente a intervalos establecidos. | Estresante para el bebé si los padres ignoran las señales de comportamiento del bebé en un intento de adherirse rígidamente a intervalos establecidos, o si la rutina no coincide con las necesidades biológicas del bebé. | No tiene flexibilidad. No permite variaciones para el apetito o los niveles de energía del bebé del día a día. Estresante para el bebé si los padres ignoran las señales de comportamiento del bebé mientras se adhieren rígidamente a intervalos predeterminados, o si el horario no coincide con las necesidades biológicas del bebé. Pueden dar como resultado sub-alimentación e incluso baja producción de leche. |

|  | Seguir las señales del bebé | Patrón cíclico | Rutina diaria flexible | Programación de alimentación y sueño |
|---|---|---|---|---|
| Los padres que pueden beneficiarse | Los padres experimentados; los padres que se sienten seguros interpretando las señales de comportamiento de su bebé; y los padres que prefieren "ir con la corriente" al brindar atención al bebé. | Los padres que carecen de confianza en la interpretación de señales de comportamiento infantil. | Los padres que carecen de confianza en la interpretación de señales de comportamiento infantil; los padres que disfrutan de cierto grado de predictibilidad en su día; los padres que cuidan de múltiples bebés de la misma edad. | Los padres que carecen de confianza en la interpretación de señales de comportamiento infantil; los padres con discapacidad intelectual; los padres que cuidan de múltiples bebés de la misma edad. |
| Los bebés que pueden beneficiarse | Los bebés que se basan en asociaciones de sueño negativas, en particular, una asociación de alimentación-sueño sea de pecho o biberón. | Los recién nacidos que sufren de sobre o sub alimentación. Los bebés que dependen de asociaciones del sueño negativas distintas a una asociación alimentación-sueño. | Los bebés de más de cuatro meses, capaces de autorregular sus patrones de sueño, pero que carecen de ayuda de los padres para estabilizar sus ritmos circadianos. | Bebés físicamente débiles o con discapacidades que no pueden señalar sus necesidades, como los bebés con discapacidades neurológicas y bebés prematuros hasta que estén completamente desarrollados. |

Cada uno de estos métodos tiene sus ventajas y desventajas. Cualquier método funcionará si satisface las necesidades biológicas de un bebé de una manera que se armoniza con sus ritmos circadianos.

## ¿Por qué las cosas salen mal?

Debido a que dependen de otros para satisfacer sus necesidades, y carecen de la capacidad de comunicar verbalmente sus deseos y necesidades, los bebés son mucho más vulnerables a desarrollar problemas con el ritmo circadiano que cualquier otro grupo de edad. Sin las ayudas externas necesarias de los padres o cuidadores, un bebé no puede ajustar instintivamente sus patrones de alimentación y sueño para armonizarse con un ciclo de 24 horas.

Los ritmos circadianos de un bebé se pueden estabilizar más fácil de lo que piensas. Si llegases a pasar por alto o malinterpretar las señales de cansancio de tu bebé y no le brindas la oportunidad de dormir, esto va a retrasar su hora de descanso. Si no le proporcionas sus asociaciones del sueño familiares, se resistirá a conciliar el sueño, lo cual también retrasará su hora de dormir. Si sus asociaciones del sueño no permanecen consistentes a lo largo de todo su descanso y se despierta antes de tiempo, entonces no pasará mucho tiempo antes de que esté de nuevo cansado y listo para dormir, retrasando su hora de sueño. Malinterpretar las señales de hambre, sobrealimentación o subalimentación puede afectar los patrones de alimentación de la misma manera.

Permitir inadvertidamente que un bebé desarrolle una asociación de alimentación-sueño también puede desestabilizar sus ritmos circadianos. Como resultado, él puede experimentar sueño interrumpido, querer alimentarse cuando está cansado, así como cuando tiene hambre, sobrealimentarse mientras que su reflejo de chupar está activo, puede continuar exigiendo comida durante la noche mucho después de la edad en que necesita hacerlo. Además, las alimentaciones nocturnas extendidas pueden entonces disminuir su apetito durante el día. Tal vez pienses que estás siguiendo las señales de tu bebé, pero si la atención que proporcionas no se alinea con sus necesidades biológicas o ritmos circadianos, podrías terminar con un bebecito molesto, con falta de sueño y molestias en el estomago, que se alimenta y duerme erráticamente.

Con frecuencia, en lugar de desarrollar patrones de alimentación y sueño semi-predecibles en las primeras semanas de vida, muchos recién nacidos desarrollan patrones de alimentación y sueño erráticos con fluctuaciones diarias marcadas en sus niveles de apetito y energía. Esto no es necesariamente un problema. Si el bebé es feliz, saludable y próspero, entonces la impredictibilidad de sus patrones de alimentación y sueño puede que solamente sea problemática para los padres. Muchos bebés que se alimentan y duermen de manera irregular, sin embargo, no están contentos, sufren bajo la presión de la falta de sueño, no aumentan el peso suficiente o suben de peso de manera excesiva, o son diagnosticados con trastornos digestivos. Estos problemas pueden ocurrir por muchas razones diferentes, pero ¿no te gustaría primero descartar la posible desestabilización de los ritmos circadianos del bebé?

Los ritmos circadianos de un bebé también pueden desincronizarse de un patrón día-noche normal cuando duerme por largos períodos durante el día y está despierto durante largos períodos en la noche; o come muy poco durante el día, pero luego quiere comer en exceso durante la noche, a menudo mucho después de la edad en que las alimentaciones nocturnas son necesarias. Estos tipos de problemas del ritmo circadiano no causan ningún daño físico al bebé, pero pueden causar mucho estrés innecesario para los padres.

### Diagrama 13.1: Patrones de alimentación y sueño irregulares fomentados por errores de crianza

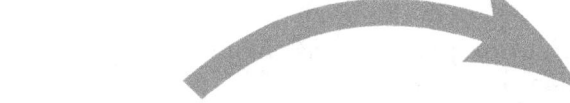

Los patrones de alimentación y sueño irregulares hacen que sea difícil para los padres interpretar las señales de comportamiento del bebé.

Los padres malinterpretan las señales de comportamiento del bebé, lo que perpetúa los patrones de alimentación y sueño irregulares.

Muchos padres que tienen problemas de alimentación o sueño infantil pierden la confianza en su capacidad para interpretar con precisión las señales de comportamiento de su bebé y buscan una rutina u horario para utilizar como guía. Siempre y cuando la atención que brinden concuerde con las necesidades biológicas de su bebé, una rutina u horario podrían probar ser beneficiosos. Sin embargo, tratar de seguir una rutina u horario que no coincida con las necesidades del bebé tiene el potencial de desestabilizar sus ritmos circadianos.

El consejo simplista de seguir las señales del bebé o proporcionar atención en momentos determinados no es un sustituto eficaz para la educación acerca de las cambiantes necesidades de desarrollo de los bebés.

### Efectos físicos y emocionales

Un bebé feliz es aquel que recibe atención en armonía con sus necesidades biológicas, lo cual tiene un efecto estabilizador sobre los ritmos circadianos. Lo que no se entiende completamente son los efectos físicos que cualquier desestabilización puede tener en un bebé. El único indicador que tenemos es cómo afecta a los adultos.

Si alguna vez has sido un trabajador por turnos o has experimentado el desfase horario, sabes cómo se siente cuando tus ritmos circadianos no están sincronizados. El desfase horario, médicamente conocida como desincronización, es una afección fisiológica que resulta de alteraciones en los ritmos circadianos del cuerpo cuando se viaja a diferentes zonas horarias. Los síntomas del desfase horario pueden incluir:

- dolores de cabeza
- fatiga
- patrones irregulares de sueño e insomnio
- desorientación
- aturdimiento
- irritabilidad
- depresión leve
- náuseas
- estreñimiento o diarrea.

El efecto combinado de desincronización circadiana y la falta de sueño pueden debilitar nuestro sistema inmunitario, haciéndonos más propensos a los resfriados, la gripe y otros problemas de salud.[100] Los problemas gastrointestinales y digestivos como la indigestión, la acidez estomacal, el dolor de estómago y la pérdida de apetito son problemas comunes que experimentan los trabajadores por turnos, al igual que lo son el comer en exceso y la obesidad.[101]

Cuando nuestros ritmos circadianos están fuera de sincronía con un patrón normal día-noche, nuestro cuerpo no está funcionando en su capacidad óptima y la vida no es tan agradable como podría ser. Aunque no sabemos cómo les afecta a los bebés la inestabilidad de los ritmos circadianos, es razonable suponer que los efectos no son agradables.

## Guiar al bebé hacia la satisfacción

Los padres generalmente buscan ayuda cuando lo que están haciendo no está funcionando. En muchos casos, el bebé es irritable y la alimentación y el dormir son erráticos o en momentos inusuales del día y la noche, o está sufriendo de problemas de estómago o muestra signos de poco crecimiento. He encontrado que muchos padres intentan, sin éxito, corregir esta situación siguiendo horarios rígidos de alimentación y sueño. Esto se debe a que están poniendo el carro delante del caballo. Para que un bebé siga una rutina apropiada para su edad, necesita primero ser ayudado a autorregular sus patrones de sueño y su ingesta alimentaria.

La manera más eficaz para ayudar a tu bebé a estabilizar sus ritmos circadianos es cambiar tus prácticas para acostar a dormir de una manera que le ayudes a autorregular sus patrones de sueño, siguiendo las tres Reglas de Oro (Capítulos 7 ). La mayoría de los bebés (pero no todos) caerán de forma natural en un patrón de sueño semi-predecible en cuestión de semanas una vez que son ayudados a autorregular sus patrones de sueño, que a su vez influyen en los patrones de alimentación. Una vez que los patrones de sueño de un bebé se estabilizan, también lo hace su alimentación. Entonces se hace más fácil seguir las señales del bebé. Pero esto depende de la capacidad individual del bebé de dar señales claras y la capacidad de los padres de descifrar con precisión el significado de las señales de comportamiento del bebé. Aquí es donde entra un patrón cíclico o una rutina diaria. Estas pueden ayudar a los padres a adquirir confianza para interpretar con precisión las señales de comportamiento de su bebé.

Si una rutina es algo que piensas que podría ser útil, comienza tomando un enfoque intermedio, como un patrón cíclico o una rutina diaria flexible, lo que sea más adecuado para la edad y las circunstancias de tu bebé, en lugar de adoptar un horario con tiempos predeterminados para la alimentación y el sueño. Un patrón cíclico o rutina diaria flexible pueden ayudar a estabilizar los ritmos circadianos de tu bebé al tiempo que ofrecen la suficiente flexibilidad para acomodar las variaciones normales del día a día en sus niveles de apetito y energía y te ayudarán a anticipar sus necesidades y ganar más confianza en la interpretación de sus señales. A medida que tu confianza crece, te darás cuenta de cuán flexible o estructurado tienes que ser mientras le brindas cuidados a tu bebé con el fin de promover su felicidad.

El tipo de rutina que yo recomiendo varía dependiendo de la edad y la capacidad del bebé para autorregular sus patrones de alimentación y sueño.

Tabla 13.3: Rutinas recomendadas

| Edad y capacidad de autorregulación | Patrón cíclico | Rutina diaria apropiada para su edad |
|---|---|---|
| De dos semanas a cuatro meses. | Sí | No |
| Bebés de más de cuatro meses que pueden dormirse de manera independiente. | Sí | Sí |
| Bebés que dependen de asociaciones del sueño negativas. | Sí | No |
| Bebés que dependen de la alimentación para conciliar el sueño. | No | No |

Los Capítulos 16 y 17 proporcionan más detalles sobre los patrones cíclicos y rutinas diarias flexibles. Sin embargo, puede que necesites usar otras estrategias para arreglar los problemas existentes del ritmo circadiano del sueño o de alimentación antes de que tu bebé esté listo para una rutina. Los diversos problemas de sueño y alimentación relacionados con ritmos circadianos se discuten en los Capítulos 14 y 15.

**Puntos clave**

- Los bebés se sienten y sobrellevan mejor cuando reciben apoyo para mantener sus ritmos circadianos en armonía con sus necesidades biológicas.
- Los bebés difieren en la cantidad de apoyo que requieren de los padres para mantener sus ritmos circadianos.
- La dependencia de otros para proporcionar las señales externas necesarias hace que un bebé sea vulnerable a los problemas del ritmo circadiano.
- Muy poco apoyo, lo cual se produce cuando se malinterpretan las señales de comportamiento de un bebé, puede ser tan problemático como ejercer demasiado control sobre cuándo un bebé come y duerme.

# 14
# Problemas de sueño del ritmo circadiano

> **Temas**
>
> Patrones de sueño de los bebés: ¿Qué es normal?
> ¿Cuáles son los problemas de sueño del ritmo circadiano?
> ¿Cómo se presentan?
> Cómo resolver cada tipo de problema de sueño.

> Mi bebita de 7 meses de edad, Gracia, piensa que un buen momento para irse a la cama es a las 11pm. El problema es que tengo un niño que se levanta al amanecer. No hace falta decir que estoy agotada. Necesito que Gracia se vaya a la cama más temprano pero sin importar qué haga no puedo conseguir que se vaya a dormir a una hora razonable. ¿Cómo puedo hacer que se vaya a dormir cuando ella no quiere?
> Mónica

No se puede hacer que una niña duerma si no está cansada. Sin embargo, hay maneras en que puedes influenciar su patrón de sueño día y noche para animarla a cansarse antes y que esté lista para una buena noche de sueño.

Lo que Mónica describe suena como un problema de sueño del ritmo circadiano. Tales problemas pueden presentarse de maneras diferentes. La buena noticia es que este tipo de problema de sueño infantil es generalmente fácil de corregir una vez que sabes cómo.

## ¿Qué es normal?

Todos sabemos que los bebés se despiertan durante la noche. Pero ¿Cuántas veces es normal? ¿Por cuánto tiempo se espera que esté despierto un bebé? ¿Cuándo se espera que un bebé duerma toda la noche, o más exactamente, se vuelva a dormir de forma independiente después de despertares normales entre los ciclos de sueño?

Los patrones de sueño de un bebé normal y saludable cambiarán varias veces mientras madura. Para distinguir un problema de sueño del ritmo circadiano, el cual puede resolverse, de un patrón de sueño normal basado en la etapa de desarrollo del bebé, el cual no se puede cambiar, necesitas ser consciente de los patrones de sueño normales en cada etapa del desarrollo. Lo siguiente se aplica para bebés sanos nacidos a término completo.

### Desde el nacimiento hasta un mes

La cantidad promedio de sueño en un período de 24 horas requerido por una bebé recién nacida es de 16 a 18 horas. Esto en general baja a 14 –16 horas alrededor de las cuatro semanas. Los sistemas nervioso, digestivo y endocrino de una bebé son inmaduros durante las primeras semanas de vida, por lo que la alimentación, el sueño y el tiempo de vigilia a veces será irregular durante el día y la noche, con un máximo de hasta siete a ocho períodos de sueño, que van desde los 20 minutos hasta las tres horas, cada 24 horas, y periodos de vigilia que van desde sólo unos minutos hasta más o menos una hora.

Las recién nacidas suelen exhibir al menos un periodo despiertas durante la noche, frecuentemente con cierta inquietud, sobre todo porque la bebé quiere que la abracen en un momento en que quieres estar durmiendo. A medida que se desarrollan los ritmos circadianos de una bebé, ella comienza a permanecer despierta más tiempo durante el día y menos durante la noche, y el período de irritabilidad normalmente se traslada a la tarde.

> **Consejo:** Envolver a tu bebé recién nacida para dormir puede ayudar a proporcionarle la sensación de contención que experimentaba en el útero.

## De uno a tres meses

A las cuatro a seis semanas de edad, los patrones de alimentación y sueño-vigilia de una bebé tienden a ser más predecibles. Sus períodos de vigilia durante la noche continúan acortándose y alargándose durante el día. A las seis semanas o antes, sus ritmos circadianos se desarrollarán hasta el punto en que ella pueda diferenciar entre el día y la noche. Cuando esto sucede, sus despertares nocturnos son generalmente sólo lo suficientemente largos como para alimentarse.

La mayoría de los bebés no pueden aún dormir durante cinco horas o más sin alimentarse hasta que tienen entre seis y 10 semanas de edad. A medida que el sistema endocrino de una bebé madura, este libera hormonas durante la noche como la melatonina, una hormona que induce el sueño, y la leptina, una hormona supresora del apetito, lo que le permite dormir durante períodos más largos sin alimentarse, siempre y cuando ella reciba suficientes alimentos durante el día.

> Una bebé recién nacida puede llegar a estar tan agotada físicamente por la falta de sueño durante el día que duerme toda la noche sin alimentarse a una edad temprana. Sin embargo, si pierde alimentaciones nocturnas debido al agotamiento esto podría tener un impacto negativo en su crecimiento.

## De tres a seis meses

A los tres o cuatro meses de edad, los sistemas nervioso, endocrino y digestivo de una bebé han madurado lo suficiente para estabilizar sus ritmos circadianos en un patrón de 24 horas, lo que le permite despertar cada mañana, tomar una siesta durante el día, y estar lista para la cama por la noche en horas similares cada día.

El sueño promedio para una bebé de esta edad es de aproximadamente 15 horas por cada período de 24 horas. La mayor parte del sueño de una bebé debería suceder durante la noche. La mayoría de los bebés duermen entre 10 y 12 horas por la noche. Una bebé bien nutrida en esta etapa puede ser alimentada por la noche hasta una vez, pero más que eso también está bien. Ahora, ella puede tener un periodo largo, de entre seis y nueve horas de sueño ininterrumpido durante la noche, y tomar una siesta en promedio tres veces durante el día, de 30 minutos a dos horas y media.

## Más de seis meses

A los seis meses de edad, una bebé sana y próspera promedia un total de 14.2 horas de sueño, y sus ritmos circadianos pueden haberse desarrollado al punto en que ella puede dormir durante 10–12 horas durante la noche sin comer. Ella va a tener dos o tres siestas diurnas que van desde 40 minutos a dos horas cada una.

Entre los seis y nueve meses, la mayoría de los bebés reducirán sus siestas a dos por día. En algún momento entre los 12 y 18 meses, la mayoría de los niños van a cambiar a una siesta por día. El patrón de una siesta al día continúa hasta los tres a cinco años, cuando la niña ya no requiere una siesta regular durante el día.

Tabla 14.1: Ejemplos de los patrones de sueño de los niños

| Edad | Sueño diurno 7 am–7 pm | Sueño nocturno 7 pm–7 am |
|---|---|---|
| Nacimiento–2 Semanas | | |
| 2–6 Semanas | | |
| 6–12 Semanas | | |
| 3–6 Semanas | | |
| 6–9 Semanas | | |
| 9 a 12–18 Meses | | |
| 12–18 a 3.5–5 Años | | |
| 3.5–5 Años y más | | |

Este gráfico se proporciona únicamente para demostrar cómo los patrones de sueño de los niños cambian a medida que maduran. Si los patrones de alimentación y sueño de tu bebé no te molestan a ti o a ella, entonces, es irrelevante si su patrón de sueño es normal. Sin embargo, si tú o tu bebé son infelices y su patrón de sueño es muy diferente al que se describe o se muestra, quizá haya medidas que puedes tomar para mejorar la situación, comenzando con la evaluación de sus asociaciones del sueño. Sus asociaciones tendrán un efecto profundo en sus patrones de sueño, lo que a su vez influye en sus patrones de alimentación y el desarrollo del ritmo circadiano.

Lo que puede comenzar como un problema de sueño debido a asociaciones del sueño negativas puede progresar a un problema del ritmo circadiano del sueño y/o un problema de alimentación infantil. Una vez que se ha desarrollado un problema del ritmo circadiano del sueño, el entrenamiento para dormir para cambiar las asociaciones de sueño de tu bebé puede no ser suficiente para resolver todos los problemas del dormir de tu bebé. Depende del tipo de problema del sueño del ritmo circadiano.

## Problemas del sueño y ritmos circadianos

Hay cinco tipos de problemas del sueño del ritmo circadiano que comúnmente afectan a los bebés:

- **Disritmia del sueño día-noche:** la bebé está despierta por horas durante la noche.
- **Patrones irregulares de sueño-vigilia:** elpatrón de sueño de la bebé es marcadamente diferente cada día.
- **Patrón de retraso de la fase del sueño:** la bebé se niega a quedarse dormida hasta muy tarde en la noche y duerme hasta tarde en la mañana.
- **Patrón de adelanto de la fase del sueño:** la bebé se duerme por última vez en el día a media tarde, despertando lista para comenzar su día en las primeras horas de la mañana.
- **Problemas de sueño de temporada:** la bebé se despierta demasiado temprano o se acuesta a dormir demasiado tarde durante los meses de verano.

### Disritmia del sueño día-noche

El reloj interno de una bebé recién nacida no está en sintonía con un ciclo de 24 horas, y no lo estará por semanas debido a que su sistema endocrino aún no está maduro. Además, debido a que ella no lleva mucho tiempo fuera del útero, puede aún no haber tenido suficiente exposición a las señales sensoriales externas que le ayudan a estabilizar sus ritmos circadianos en un patrón de día-noche. Por lo tanto, es típico que los recién nacidos tengan períodos de desvelo durante la noche en las primeras semanas. Se le suele decir a los padres que hay poco o nada que pueden hacer, sino esperar hasta que su recién nacido crezca para que se vaya el problema. Pero lo que a menudo se pasa por alto es el impacto que las señales externas tienen sobre el desarrollo de los ritmos circadianos de una bebé. Con frecuencia hay cosas que un padre puede hacer para ayudar a su recién nacida a que comience a establecer un patrón de sueño día – noche.

---

#### Enseñando a la bebé la diferencia entre el día y la noche

Tú juegas un papel fundamental en la forma en que tu bebé aprende a diferenciar entre la noche y el día. Mediante el uso de algunas de las siguientes sugerencias puedes ver la diferencia en tan sólo unos días.

##### *Durante el día*

- Mantén la habitación iluminada, con las cortinas o velos abiertos para animar a que pase más tiempo despierta durante el día, pero reduce la iluminación en los momentos que quieras que tu bebé duerma.
- No limites los ruidos domésticos normales, es decir, la aspiradora, lavavajillas o el teléfono, excepto cuando la animas a dormir.
- Despiértala si ella todavía está dormida a la hora de comer.
- Estimúlala hablándole y usando contacto visual directo.
- Cuando está despierta y alerta, juega con ella, observando atentamente y parando cuando las señales de comportamiento indican que está cansada. El exceso de estimulación sensorial puede molestar a los recién nacidos.

> **Durante la noche**
>
> - Baja las luces.
> - No hables demasiado con ella, y utiliza una voz tranquila y relajante cuando lo hagas.
> - Apaga el televisor cuando se alimenta durante la noche.
> - Muévete lentamente.
> - Evita el exceso de contacto visual.
> - Resiste jugar con ella cuando ella se despierta a comer.
> - Sé lo más aburrido posible.

Aunque a las seis semanas de edad, el sistema endocrino de una bebé normal y saludable por lo general ha madurado lo suficiente como para promover períodos de sueño más largos durante la noche, esto no quiere decir que ella vaya a dormir toda la noche en esta etapa. Pero sí significa que probablemente ella quiera volverse a dormir tan pronto como la alimentación haya terminado.

Si, después de seis semanas, tu bebé empieza o continúa despertándose por largos períodos durante la noche más que para comer, esto podría deberse a que ella no ha recibido las señales externas que necesita para que su reloj interno tenga un patrón normal día-noche.

> **Bebé Samuel**
>
> A la edad de cuatro meses, Samuel sufría de falta de sueño a causa de haber aprendido a depender de su madre, Gabriela, quien lo abrazaba para dormir. Gabriela resolvió este problema fomentando que Samuel se durmiera de forma independiente. Al restablecer su tan necesitado sueño, Samuel era mucho más feliz. Él sólo se quejaba cuando se cansaba, y, una vez colocado en su cuna, se quedaba dormido sin una queja. Él dormía tres veces durante el día. A las 6pm estaba cansado y se dormía, despertándose alrededor de las 11pm cuando Gabriela lo amamantaba, luego lo regresaba a su cuna en la que quedaba dormido otra vez casi inmediatamente. Gabriela estaba encantada. Sin embargo, cuando Samuel

> llegó a los cinco meses, empezó a protestar efusivamente cuando lo regresaban a su cama después de su comida nocturna. Durante varias semanas, se mantuvo despierto más y más tiempo durante la noche, con el tiempo, llegó a quedarse despierto desde las 11 pm hasta las 2 ó 3 am. Gabriela intentó muchas cosas para conseguir que se volviera a dormir pronto. Trató de balancearlo en la cuna de Samuel, dándole palmaditas, cantándole, y ofreciéndole fórmula infantil y sólidos, los cuales Samuel rechazó. Una noche ella lo llevó a dar una vuelta. Él disfrutó el viaje, pero no se durmió. Ella trató de llevarlo a la cama con ella, lo que Samuel pensaba que era divertido, pero se mantenía despierto, con ganas de jugar. En su desesperación, una noche ella lo dejó llorar en su cuna. Lloró durante más de dos horas, pero no se durmió antes que la noche anterior. Nada de lo que intentó funcionó. Finalmente Gabriela y su esposo comenzaron a tomar turnos para levantarse y dejar que Samuel jugara hasta que se cansara, entre las 2 y 3 de la mañana. Entonces, cuando se lo colocaba en su cuna, se acomodaba de inmediato, se dormía sin ayuda, y dormía profundamente hasta las 8 o 9 de la mañana, cuando estaba listo para comenzar el día.
>
> Al analizarlo, Gabriela asoció el desvelo prolongado durante la noche con que Samuel dormía hasta más tarde en las mañanas y hacía siestas más largas durante el día. Ella había alentado esto como una manera de ponerse al día con el sueño que había perdido la noche anterior. Sin embargo, al permitirle dormir más tiempo durante el día, ella inadvertidamente reforzó su patrón de sueño atípico y le animó a permanecer despierto durante una buena parte de la noche. Samuel simplemente no estaba cansado entre las 11pm y las 3am. La soluciónfue reducir su tiempo de sueño durante el día para animarlo a dormir durante la noche.

Si tu bebé muestra un patrón similar, reducir la cantidad de sueño que recibe durante el día debe ayudar. Puede que sea necesario despertarla por las mañanas y/o acortar sus siestas diurnas o aspirar a una hora para acostarse más tarde, o una combinación de los tres. Una rutina apropiada para la edad puede ayudarte a decidir dónde hacer cambios. Estas se describen en el Capítulo 17.

Intentar enormes cambios radicales y repentinos en los horarios de sueño sólo alterará a tu bebé. Trata de hacer alteraciones menores, de 15 a 30 minutos cada día, ya que son por lo general más eficaces. Pueden pasar días, incluso una semana o más, de acortar de forma consecutiva durante el día el sueño de tu bebé antes de que su patrón de sueño nocturno cambie.

> **¿Verdadero o falso?**
>
> **Mantener un bebé despierto durante el día le ayudará a dormir mejor por la noche.**
>
> VERDADERO y FALSO: Todos los bebés tienen que dormir durante el día. Es importante que seas consciente de la cantidad de sueño que necesita tu bebé (ver Capítulo 2 para el promedio de horas de sueño requeridas). La reducción de la cantidad de sueño que un bebé tiene durante el día puede ayudar a resolver un problema de sueño del ritmo circadiano, pero esto hay que hacerlo cuidadosamente. Si eliminas demasiado sueño a tu bebé durante el día demasiado rápido, puede que ella se moleste y esté cansada en exceso por la noche, y no pueda conciliar el sueño hasta que esté completamente agotada. La restricción de sueño durante el día no va a resolver un problema de sueño que se produce debido a la dependencia aprendida de la bebé a asociaciones del sueño negativas.

## Patrones irregulares de sueño-vigilia

Un patrón de sueño-vigilia irregular significa que la rutina de sueño de una bebé es diferente en cuanto al número, la duración y el momento de las siestas diurnas cada día. Una noche, el bebé puede dormirse temprano, la noche siguiente tarde. Se despierta a veces al azar durante la noche y en diferentes momentos de la mañana. Sus patrones de alimentación también pueden verse afectados, con su apetito e ingesta de leche/comida cambiando considerablemente cada día.

Este es otro problema del ritmo circadiano que con frecuencia se ignora como un comportamiento normal. Aunque es común que los bebés recién nacidos se alimenten y duerman en momentos impredecibles, igual puedes mejorar la situación.

Aunque existen razones biológicas que pueden causar patrones de sueño impredecibles en los recién nacidos que deben ser aceptadas, con frecuencia puede haber razones de comportamiento que, cuando se tratan, mejoran la situación. Las razones de comportamiento que causan patrones de sueño irregulares ocurren cuando:

- Las señales de comportamiento infantiles son malinterpretadas, como fácilmente puede pasar, por lo tanto, la atención que brindamos no es coherente con las necesidades de la bebé.
- Muchos padres enseñan sin saberlo a su bebé a depender de ellos para conciliar el sueño, sin notar que esto significa que se vuelven responsables de regular los patrones de sueño de su bebé. Si ellos malinterpretan los "signos de cansancio" del bebé o no reconocen cuándo se despierta demasiado pronto debido a la falta de asociaciones del sueño, esto significa que sus patrones de sueño pueden no alinearse con sus ritmos circadianos. Debido a que los patrones de sueño influyen en los patrones de alimentación, estos, y su capacidad para autorregular su ingesta dietética, también pueden verse afectados. (Consulta el Capítulo 15 para obtener más información sobre cómo la alimentación se ve afectada por el sueño.)
- Los bebés no reciben las señales externas que necesitan de los padres para estabilizar sus ritmos circadianos.

Los recién nacidos son quienes más se benefician de ser apoyados a autorregular sus patrones de alimentación y sueño. Esto se debe a que los recién nacidos son especialmente vulnerables a los Grandes Excesos: cansancio excesivo, sobreestimulación, síndrome de exceso de oferta y sobrealimentación. Estos problemas indican que el bebé necesita más apoyo de los padres o cuidadores para autorregular sus patrones de sueño e ingesta alimenticia. Estos problemas se pueden resolver fácilmente cuando los padres hacen los ajustes necesarios a la alimentación infantil y prácticas para acostar a dormir.

Una vida familiar agitada e impredecible es otra de las razones por las cuales una bebé podría desarrollar un patrón de sueño o alimentación irregular, negándole la oportunidad de dormir cuándo o el tiempo que ella necesita. A veces esto está fuera del control de los padres; a veces no lo está. De cualquier manera, puede desestabilizar los ritmos circadianos de la bebé.

Tania, una madre de dos niñas, con frecuencia tenía que despertar a su bebé con el fin de llevar y recoger a su hijo mayor de la escuela, mientras que Amelia afirmó que ella simplemente se aburría de estar en casa y se pasaba casi todos los días fuera de casa con su bebé, esperando que se durmiera donde ella estuviese en ese momento.

Para resolver con éxito un problema de sueño del ritmo circadiano, tu bebé primero debe ser capaz de autorregular sus patrones de sueño, y quedarse dormida sola. Si ella todavía no puede hacer esto, considera comenzar con el entrenamiento para dormir. Esto debe hacerse *antes* de cambiar el horario de dormir de tu bebé. Puedes incluso encontrar que ésta única estrategia resuelve todos los problemas de sueño de tu bebé.

**Paso 1:** Sigue las Reglas de Oro del sueño infantil, eliminando cualquier cosa que impida que la bebé autorregule su sueño.

**Paso 2:** Si tiene menos de cuatro meses de edad, usa un patrón cíclico para armonizar sus patrones de alimentación y sueño con sus ritmos circadianos. Si tiene más de cuatro meses, sigue una rutina diaria apropiada para su edad para ayudarla a estabilizar sus ritmos circadianos en un patrón de 24 horas. Ver los Capítulos 16 y 17 para más información sobre los patrones cíclicos y las rutinas diarias.

### Patrón de retraso de la fase del sueño

¿Tu bebé está alerta y llena de energía durante las horas nocturnas, y no se acuesta a dormir hasta altas horas de la noche? ¿Ella además duerme hasta tarde por las mañanas? ¿Es difícil, si no imposible, conseguir que se quede despierta en las mañanas si la despiertas? Si las respuestas a estas preguntas son 'sí', tu bebé puede tener lo que se llama un patrón de retraso de la fase del sueño. Los patrones de sueño de una bebé o un niño pequeño pueden desviarse fácilmente hacia este tipo de patrón de sueño a menos que establezcas un horario regular para irse a dormir por las noches y una hora para despertarse en las mañanas. Erika y María ambas desarrollaron un patrón de retraso de la fase del sueño, un problema para una familia, pero no para la otra.

### Bebé Erika

A los 10 meses de edad, Erika era considerada como un ave nocturna, permaneciendo despierta por las noches hasta después de la medianoche, y durmiendo hasta las 10:30 o más tarde cada mañana, seguido de dos siestas al día. Un miembro de la familia bien intencionado le dijo a su madre, Karen, "Es malo para los bebés estar despiertos tan tarde." De hecho, esta situación se ajustaba al estilo de vida de su familia porque su esposo, Mateo, era un trabajador por turnos que disfrutaba pasar tiempo con su única hija después del trabajo. Erika era una bebé sana, próspera y feliz. A pesar de su patrón de sueño inusual, ella no sufría en lo absoluto de falta de sueño. Debido a que Mateo no empezaba a trabajar hasta el mediodía y Karen no tenia un trabajo fuera de casa, toda la familia dormía hasta media mañana. El patrón de sueño de Erika no estaba causando problemas y ella y sus padres estaban contentos con este arreglo, así que no había necesidad de cambiarlo.

### Bebé María

María, de 11 meses, había desarrollado un patrón de sueño similar al de Erika, sin embargo, el patrón de sueño de María estaba causando molestias considerables a toda su familia. Ambos padres sufrían crónicamente de falta de sueño por las largas noches de la bebé. El padre de María, Ricardo, se levantaba a las 5 am para ir al trabajo y su madre, Jimena, se levantaba a las 6 am para cuidar de la hermana de María de tres años, Talía, quien tenía fibrosis quística. Jimena dejaba que María durmiera hasta tarde por las mañanas ya que esto le permitía brindarle tratamiento a Talía, pero la vigilia nocturna de María significaba que tanto Jimena como Ricardo estaban físicamente agotados. Discutían con frecuencia. Jimena se sentía culpable de no tener energía para jugar con sus hijas y con frecuencia era impaciente con ellas, y en particular con Ricardo. Ricardo sentía que su cansancio estaba afectando su trabajo y temía perderlo.

> Jimena fue diagnosticada recientemente con depresión postparto.
>
> Aunque el patrón de sueño de María no le afectaba directamente, ella se vio afectada por la tensión que generó en su familia. Por lo tanto, cambiar su patrón de sueño por el bien de toda la familia era vital.

Si el Patrón de retraso de la fase del sueño de tu bebé te está molestando, entonces debes comenzar a adelantar su hora de dormir. La mejor manera de lograrlo es despertarla más temprano en las mañanas y ajustar el horario de sus siestas diurnas.

- Despierta a tu bebé 15–30 minutos antes de lo normal durante unos días.
- Exponla al sol u otra luz brillante en la mañana, para aumentar su estado de alerta.
- Programa las horas de la siesta y la hora de acostarse más temprano en el día. Si es posible, evita las siestas por la tarde. Si ella tiene que tener una siesta por la tarde, despiértala después de 30 minutos.
- Evita actividades bulliciosas y didácticas después de la media tarde. Fomenta solamente actividades de juego tranquilas durante una hora o más antes de dormir.
- Baja las luces una hora antes de la hora de acostarse para inducir la producción de melatonina.
- Continúa adelantando lentamente su hora de dormir, hora de la siesta y hora de despertarse hasta que ella se vaya a dormir y se despierte a la hora deseada.

## Patrón de adelanto de la fase del sueño

¿Tu bebé se despierta antes que los gorriones y cree que es hora de levantarse y empezar su día? ¿Se ha quedado sin energía a media tarde y quiere dormir, a pesar de que todavía no es de noche? Si tiene este tipo de patrón de sueño, probablemente estará muy somnolienta por la tarde y podría resultarte imposible mantenerla despierta, e igualmente imposible conseguir que se vuelva a dormir después de que se ha despertado en las primeras horas de la mañana.

## Bebé Laura

A partir de los tres meses, la hora de dormir en la noche de Laura se había adelantado progresivamente. A los cinco meses, Laura estaba tan cansada a las 3 pm que se quedaba dormida mientras comía y dormía profundamente sin despertarse hasta las 7 pm, cuando Doris trataba de amamantarla otra vez. Laura no estaba interesada y volvía a conciliar el sueño. Luego dormía profundamente hasta las 3 am, despertándose muy temprano y alegre y permanecía despierta hasta las 6 de la mañana, momento en el que la hermana de Laura, una niña pequeña, se despertaba mientras que Laura quería una siesta. Ella tomaba una siesta de nuevo a las 11 am por 30 minutos. Después de semanas de esto, Doris estaba físicamente agotada. Las siestas de sus hijas no coincidían, por lo que no tenía ninguna posibilidad de descansar, y su falta de sueño crónica estaba impactando severamente la relación con su esposo, su paciencia para cuidar a sus hijas y su salud física.

Doris intentó muchas cosas: evitar que Laura se durmiera a las 3 pm – imposible – y despertarla a las 5 pm para mantenerla despierta, también sin éxito. Intentó mantener a Laura despierta cuando la alimentaba a las 7 pm, pero eso tampoco funcionó. Laura simplemente se volvía a dormir. Ella trató de darle de comer a las 3 am y dejarla llorar, y ofrecerle más sólidos durante el día. Nada funcionó.

Laura era una bebé sana y próspera. Ella simplemente no estaba durmiendo lo suficiente durante el día, así que a las 3 pm, estaba físicamente agotada. La razón fue porque la lactancia materna se había convertido en una asociación del sueño para Laura. Como Doris tenía una niña pequeña que cuidar, ella no podía sentarse o acostarse con Laura durante el tiempo suficiente para asegurarse de que ella durmiera el tiempo que necesitaba. Para ajustar correctamente el horario de dormir de la bebé, era necesario que Doris evitara que Laura se quedase dormida mientras comía y la animara a

> dormirse de forma independiente en su cuna. Después de aprender a dormirse por sí misma, Laura fue capaz de pasar de un ciclo de sueño al siguiente de forma independiente. Esto le permitió autorregular sus patrones de sueño y obtener la cantidad de sueño que necesitaba durante el día. Una vez que Laura consiguió suficiente descanso durante el día, Doris pudo retrasar gradualmente sus siestas y la hora de acostarse a dormir. Después de dos semanas, Laura por fin se iba a dormir a las 7 pm y dormía sólidamente durante la noche, levantándose a las 6:30 am. Ahora ella toma tres siestas con un tiempo de sueño combinado durante el día de aproximadamente tres horas, y Doris recuperó su sueño.

El Patrón de adelanto de la fase del sueño normalmente se desarrolla y continúa cuando un bebé no recibe suficiente sueño durante el día. Se deben primero corregir los problemas que causan el cansancio excesivo durante el día antes de cambiar el horario del patrón de sueño nocturno del bebé. Apoyar a tu bebé a autorregular sus patrones de sueño logrando las Reglas de Oro cuando se acuesta a dormir puede ayudarla a lograr una mejor calidad del sueño y ajustar sus ciclos de sueño-vigilia en un patrón de sueño de día y noche, sin mayor ayuda de tu parte . Si no, ella va a requerir tu ayuda para conseguir que su reloj biológico se vuelva a sincronizar. Para fomentar un cambio de modo que ella tenga el sueño más largo comenzando en la noche en lugar de la media tarde, retrasa todas sus siestas y la hora de dormirse en incrementos de 15 minutos cada día hasta llegar a la deseada. Al igual que con los problemas de retraso de la fase del sueño, hacer un cambio demasiado brusco tratando de mantener a tu bebé despierta durante muchas horas es probable que empeore la situación si se cansa en exceso. Exponerla a la luz del día y proporcionar actividades de juego estimulantes en medio de la tarde también puede ayudar a retrasar la hora de dormir a una hora razonable.

## Problemas de sueño de temporada

Los bebés pueden experimentar problemas de sueño por temporadas debido al clima u otros cambios ambientales. Estos a menudo se presentan como peleas antes de dormir, despertares tempranos en la mañana y alteraciones del sueño durante el día y/o noche. Los problemas de sueño por temporadas normalmente ocurren durante los meses de verano debido a:

- **Reducción de las horas de oscuridad:** pueden disminuir la producción de melatonina, una hormona que induce el sueño (ver cuadro a continuación).
- **Aumento de las horas de luz:** la luz del sol juega un papel importante en la regulación de nuestros ritmos circadianos. El aumento en las horas de luz puede retrasar la hora de dormirse para muchos bebés.
- **Cambio de rutina:** más horas de luz puede significar un cambio en la rutina del bebé, con actividades familiares que se extienden más en la tarde o noche. Estos cambios en la rutina pueden reprogramar los ritmos circadianos del bebé.
- **Ruido:** puede provocar despertares tempranos en la mañana. En los meses de verano, las aves son más activas y con frecuencia ruidosas durante la madrugada, al igual que las personas, en comparación con otras temporadas.
- **Clima cálido:** el verano es también un tiempo de clima cálido, lo cual puede perturbar el sueño. La temperatura ideal para dormir es entre 21 y 23 grados centígrados (68-70 grados Fahrenheit); temperaturas superiores a 28 grados centígrados (82 grados Fahrenheit) pueden dificultar el sueño.

Los problemas de sueño por temporadas con frecuencia se resuelven espontáneamente a medida que las noches se hacen más largas y las temperaturas bajan. Para minimizar el impacto de los factores climáticos o ambientales que causan alteración del sueño, prueba estas sugerencias:

- Usa un ventilador o aire acondicionado. Si no tienes aire acondicionado, viste a tu bebé adecuadamente, por ejemplo, sólo un pañal en climas cálidos o envolturas de muselina ligeras si el bebé es envuelto para dormir.
- Mantén una rutina diaria regular adecuada para la etapa de desarrollo del bebé, lo cual incluye una hora regular para irse a dormir (ver Capítulos 16 y 17).
- Evita actividades bulliciosas antes de dormir.
- Reduce la iluminación al menos una hora antes de la hora de dormir, tal vez llevando al bebé al interior de la casa y cerrando las cortinas o atenuando las luces.

- Utiliza persianas o cortinas que bloqueen la luz en el dormitorio del bebé para reducir la luz de la tarde y la mañana.
- Si el ruido es molesto, trata de usar ruido blanco durante la noche, como el sonido de un ventilador, para bloquear los sonidos de la mañana.

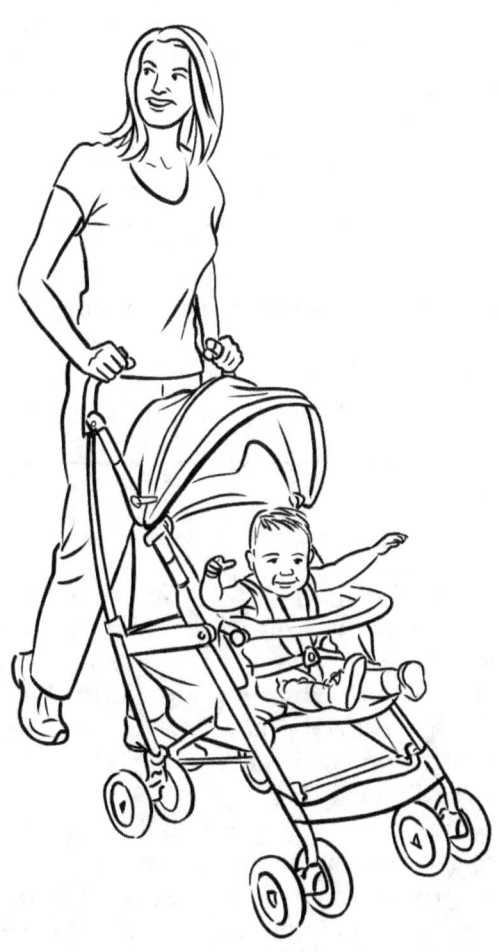

> **Melatonina**
>
> La melatonina es una hormona de regulación del sueño secretada en la noche por la glándula pineal en el cerebro para ayudar a regular y mantener el sueño. A medida que se atenúa la luz y la noche llega, se libera melatonina. Al llegar la mañana, a medida que aumenta la luz, tu cerebro produce menos melatonina. Reducir la cantidad de luz en la habitación de un bebé significa que su cuerpo va a continuar la producción de melatonina ininterrumpidamente, lo que hace que sea menos probable que se despierte temprano. Los bebés comienzan a producir melatonina aproximadamente a las seis a nueve semanas.

### Qué esperar

Cuando alientas a tu bebé a ajustar su reloj interno, puede que ella llegue a ponerse un poco de mal humor. Va a tomar tiempo restablecer su reloj biológico. Podría tomarle días adaptarse a los pequeños cambios o hasta una semana o más si se requieren grandes cambios.

> **Puntos clave**
>
> - Los bebés y los niños pequeños son más susceptibles a los problemas de sueño del ritmo circadiano porque dependen de que otros les brinden las señales externas que necesitan para mantener sus ritmos corporales en un patrón normal día-noche.
> - Un bebé necesita orientación y apoyo de los padres y cuidadores para corregir un problema de sueño del ritmo circadiano.
> - Los problemas del reloj biológico tienden a desarrollarse gradualmente; también toma tiempo resolverlos. Los cambios graduales en un período de unos pocos días a dos semanas con frecuencia son más eficaces y menos molestos que hacer grandes cambios repentinos.
> - Para resolver un problema de sueño del ritmo circadiano, puede que tengas que resolver primero cualquier problema de asociaciones del sueño.

# 15
# La alimentación y los ritmos circadianos

> **Temas**
>
> El vínculo entre la alimentación y el sueño.
> Cuándo alimentar a tu bebé.
> Problemas de alimentación y los ritmos circadianos.

> Como especialista en lactancia me frustra cuando escucho profesionales de la salud que le aconsejan a los padres alimentar a sus bebés a horas fijas. No hace falta ser un genio para saber que los bebés necesitan ser alimentados cuando tienen hambre.
> Sandra

Sandra hace un argumento válido, pero no siempre es fácil para un padre, o su profesional de la salud, saber cuando un bebé tiene hambre. Mientras que amamantar al bebé a horas fijas puede potencialmente causar problemas de cuidado del bebé, también puede pasar con la alimentación a demanda, sobre todo cuando las señales de comportamiento de un bebé se malinterpretan como hambre.

La alimentación es sólo un componente, aunque importante, en el cuidado de un bebé. Sin embargo, la alegría de un bebé no sólo depende de que tenga satisfechas sus necesidades nutricionales. Es necesario satisfacer *todas* las necesidades de tu bebé, desde la nutrición, el sueño y la estimulación sensorial, en momentos que estén en armonía con sus ritmos biológicos naturales. Cuando yo aconsejo a los padres sobre cómo promover la satisfacción de su bebé, siempre cubro el tema de la alimentación y la forma en que afecta el sueño del bebé.

## La relación entre la alimentación y el sueño

El sueño y la alimentación infantil están íntimamente relacionados. Los patrones de sueño influyen en los patrones de alimentación, y viceversa. Si un bebé no puede autorregular sus patrones de sueño, debido a la dependencia aprendida de asociaciones del sueño negativas, esto puede hacer que sea más difícil para él autorregular su ingesta de comida de una manera que esté en armonía con sus ritmos circadianos. Si el bebé come poco cada vez o de manera irregular, esto puede alterar sus patrones de sueño.

**Diagrama 15.1: La alimentación y el sueño están relacionados**

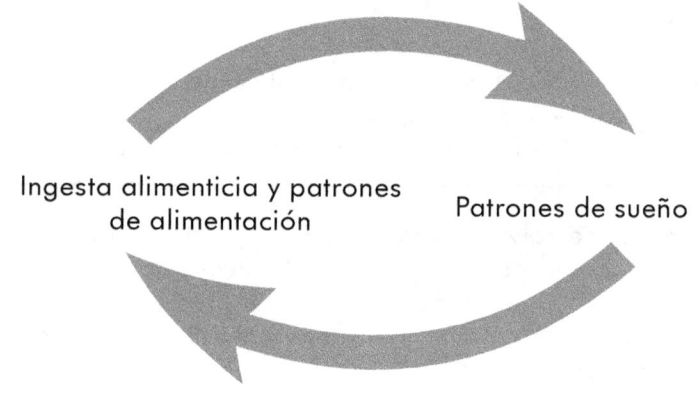

La relación entre la alimentación y el sueño está tan estrechamente vinculada que es importante tener en cuenta a la otra cuando se trata de resolver ya sea un problema de sueño o alimentación infantil.

- Un bebé sobrealimentado puede sufrir de insomnio o desvelarse debido al malestar abdominal. Los bebés sobrealimentados pueden dar la apariencia de hambre porque a menudo quieren chupar para calmar el dolor de barriga.
- La falta de sueño puede conducir a comer en exceso, ya que aumenta la liberación de una hormona llamada grelina que estimula el hambre. Alternativamente, un bebé con falta de sueño puede llegar a estar demasiado afligido o demasiado cansado para alimentarse con eficacia, lo que lleva a la subalimentación.

- Un patrón de picoteo, donde un bebé se alimenta poco cada vez que come pero come muchas veces, puede afectar los patrones de sueño.
- Algunos bebés, después de comer demasiado durante la noche debido a una asociación de alimentación-sueño, comen menos durante el día, invirtiendo el patrón natural del ritmo circadiano.

Así como un bebé necesita apoyo para autoregular sus patrones de sueño, también debemos apoyarlo para que autorregule su ingesta alimentaria.

## Cuándo alimentar al bebé

Los proveedores de salud, especialistas en lactancia, consejeros de lactancia materna y autores de libros para bebés aconsejan a los padres utilizar uno de los siguientes regímenes de alimentación, que varían únicamente en base a la preferencia personal o profesional del asesor:

- alimentación a demanda
- alimentación semi-demanda
- alimentación programada.

La alimentación a demanda se basa en la interpretación de las señales de comportamiento infantil, la alimentación programada se rige por el reloj y la alimentación semi-demanda utiliza ambos.

En general, los asesores y consejeros de lactancia recomiendan la alimentación a demanda, mientras que la mayoría de los profesionales de la salud parecen recomendar la alimentación semi-demanda. Mientras tanto, muchos autores de libros sobre bebés promueven ya sea la alimentación a demanda o la alimentación programada.

El propósito de cada una es el mismo, satisfacer las necesidades nutricionales de un infante, pero los bebés tienen necesidades diferentes, por lo tanto, ningún régimen de alimentación único coincidirá con las necesidades de cada bebé. Un régimen de alimentación ideal para el bebé de tu amigo podría ser problemático para tu bebé, y viceversa. Además, algunos padres tienen más experiencia y más precisión al momento de interpretar las señales de comportamiento de su bebé que otros.

### Alimentación a demanda

La alimentación a demanda, también llamado alimentación voluntaria, significa que se le ofrece al bebé alimento cada vez que muestra "señales de hambre". En *El Arte Femenino de Amamantar* de la Liga de La Leche Internacional, las señales de hambre se describen como "movimiento de los ojos bajo los parpados, movimiento de los parpados antes de abrirlos, manos a la cara, movimientos con la boca".[102] Las señales posteriores se describen como "el cuerpo y la boca del bebé se tensan. Respira aceleradamente o empieza a llorar". Otras descripciones de las señales de hambre incluyen lamerse o chuparse los labios, la lengua, los dedos o los puños, girar la cabeza y abrir la boca cuando se toca o acaricia alrededor de la boca, quejarse o llorar.

La alimentación a demanda sin duda funciona bien para muchos bebés y sus padres. Muchos bebés que son alimentados "a demanda", naturalmente, caen en un patrón de alimentación semi-predecible, por lo que es fácil para los padres identificar con precisión cuando su bebé tiene hambre. Sin embargo, estas llamadas señales de hambre también se pueden atribuir a razones distintas al hambre. Por ejemplo, cuando un bebé está en una etapa de sueño MOR, sus ojos se mueven bajo sus párpados, los cuales se moverán cuando comience a despertarse. Esto no quiere decir que tenga hambre. Un bebé puede tener tensión en la boca, respirar rápido y llorar por todo tipo de razones, la mayoría de las cuales no tienen nada que ver con el hambre. Un bebé recién nacido va a girar la cabeza cuando se acaricia al lado de su boca porque esto despierta su reflejo de búsqueda. Él hará esto tenga hambre o no. Los bebés pequeños en particular, tienen un fuerte deseo de chupar siempre que están cansados, incómodos o aburridos, como una manera de calmarse y sencillamente porque los bebés están en una etapa de desarrollo oral y les encanta chupar. Esto no significa que un bebé tenga hambre cada vez que quiere chupar. Los bebés que desarrollan una asociación de alimentación-sueño parecerán como si tuvieran hambre cada vez que están cansados y listos para dormir. El punto es que, aunque un bebé va a mostrar estas señales de comportamiento cuando tiene hambre, estas no son exclusivas del hambre.

Un régimen de alimentación a demanda probablemente vaya a satisfacer las necesidades nutricionales de un bebé, e incluso irá más lejos. La alimentación a demanda se puede comparar a la pesca de atún con red de arrastre. Se va a atrapar más que sólo atún en la red. Ofrecerle a tu bebé de comer cada vez que quiere chupar, se queja o llora significa que a veces se le va a ofrecer comida por las razones equivocadas.

Los padres con frecuencia son tranquilizados por afirmaciones como, "No se puede sobrealimentar a un bebé", o "El bebé se detendrá cuando haya tenido suficiente", pero esto no es cierto en todos los casos. Ofrecerle a tu bebé de comer basado en señales de comportamiento sin comprender cómo las asociaciones del sueño y los reflejos infantiles pueden afectar el comportamiento de un bebé aumenta el riesgo de problemas de alimentación y sueño. También aumenta la angustia de los padres debido a la confusión sobre las razones del comportamiento del bebé.

Sin entender los efectos de las asociaciones del sueño y el rol que juegan los padres y cuidadores en el desarrollo de estas, muchos padres sin querer enseñan a sus bebés a asociar la alimentación con dormir. Cuando un bebé se desvela o no duerme porque sus asociaciones del sueño han cambiado, el hambre suele ser el primer sospechoso, y se ofrece comida por las razones equivocadas.

Los recién nacidos son especialmente vulnerables a la sobrealimentación. Todos nacemos con ciertos reflejos infantiles, acciones que se escapan de nuestro control voluntario, que se desvanecen en los primeros meses de vida. Muchos reflejos infantiles se relacionan con la alimentación. Éstos permiten que un bebé se alimente de manera efectiva sin tener que aprender primero cómo hacerlo.

### Reflejos infantiles

- **Reflejo de búsqueda:** girar la cabeza y abrir la boca, buscando algo para chupar; se provoca acariciando la mejilla de un bebé cerca de su boca.
- **Mano a boca:** flexionar el brazo hacia la boca; provocado ya sea por acariciar la mejilla o la palma.
- **Reflejo de succión:** hacer movimientos de succión; provocado por presión sobre los labios, la lengua o el paladar.
- **Reflejo de deglución:** una acumulación de leche en la boca del bebé estimula los receptores sensoriales situados en su paladar duro y la parte posterior de la boca, éstos provocan su reflejo de deglución.

Estos movimientos automáticos con frecuencia son malinterpretados por los padres y otras personas como una señal de que el bebé tiene hambre. Una vez se desencadena el reflejo de succión de un bebé recién nacido, este puede parecer estar hambriento mientras se alimenta, más aún si su madre tiene un reflejo de eyección de leche intenso o fuerte o si el flujo de leche de un biberón es demasiado rápido. Debido a que un bebé no tiene control voluntario sobre su reflejo de succión, él continuará chupando y tragando quiéralo o no. Por lo que si a un bebé recién nacido se le ofrece alimentarse cada vez que llora, se despierta demasiado pronto, o empieza a chupar, es probable que sea sobrealimentado. Un recién nacido tiene un sistema digestivo inmaduro incapaz de digerir este exceso de nutrición. Los síntomas asociados con la sobrealimentación incluyen regurgitación frecuente de leche, y síntomas gastrointestinales asociados con la nutrición en exceso, que ocurre cuando un bebé es sobrealimentado, que incluyen deposiciones acuosas o irregulares, que pueden a veces ser de color verde, excesivas, flatulencia a menudo con mal olor, calambres intestinales, malestar infantil y trastornos del sueño debido al malestar o dolor abdominal.

Los bebés amamantados son menos propensos a ser sobrealimentados en comparación con los bebés alimentados con biberón, pero aun así pueden ser alimentados en exceso, a pesar de las afirmaciones que dicen lo contrario.[103] El período neonatal es a menudo un momento en que muchas madres que amamantan tienen un suministro excesivamente abundante de leche materna y un reflejo de eyección intenso. (Consulta las Capítulo 1para más información sobre el síndrome de exceso de oferta y la sobrealimentación.)

Los problemas asociados con la mala interpretación de señales de comportamiento de un bebé como hambre no se limitan a los bebés recién nacidos. Alimentar a un bebé antes de tiempo o por las razones equivocadas también puede ser problemático para los bebés que son completamente capaces de autorregular su ingesta alimenticia. Estos problemas potenciales son sólo algunos ejemplos:

- **Picoteo:** pequeñas alimentaciones frecuentes. Cuando el reflejo de succión se desvanece, un bebé puede controlar su ingesta de leche. Cuanto más a menudo se alimente, menos tiene que tomar. El picoteo, aunque no es un riesgo para la salud, puede afectar los patrones de sueño de un bebé, impidiéndole tener siestas largas o dormir durante períodos largos durante la noche.

- **Comportamiento de alimentación quisquilloso:** un bebé cuyo reflejo de succión se ha desvanecido podría negarse a comer si no tiene hambre. O puede tomar un poco (picar) y luego quejarse durante la alimentación si los padres tratan de persistir en conseguir que él tome más de lo que quiere. Debido a que se creía que tenía hambre, entonces este comportamiento infantil normal, que indica que él realmente no tiene hambre, con frecuencia es malinterpretado como si el bebé experimentara problemas o dolor mientras se alimenta. Muchos bebés saludables y prósperos son diagnosticados con condiciones médicas como reflujo ácido, para explicar su comportamiento quisquilloso al momento de alimentarse, cuando en la mayoría de los casos, la razón real del comportamiento del bebé es que los padres están malinterpretando sus señales de hambre y alimentación.
- **Alimentación nocturna excesiva o continua:** el bebé se alimenta con mayor frecuencia durante la noche o sigue exigiendo alimentación nocturna más allá de la edad promedio. Aunque no suele ser un problema para el bebé, puede ser un problema para los padres.
- **Patrón disrítmico de alimentación día-noche:** un bebé de más de tres meses consume muy poca leche o sólidos durante el día y se alimenta con más frecuencia de lo esperado durante la noche. Siempre y cuando sus necesidades nutricionales se cumplan durante las 24 horas, esto no es un problema a menos que los padres traten de coaccionarlo o presionarlo para que se alimente más durante el día).

Estos problemas no son de ninguna manera exclusivos a un régimen de alimentación a demanda, pero el riesgo de que estos problemas ocurran es mayor si se malinterpretan las señales de comportamiento de un bebé. La historia de Denise, a continuación, ilustra cómo malinterpretar las señales de comportamiento de un bebé podría dar lugar a una interrupción prematura de la lactancia materna.

> **La historia de Denise**
>
> Denise estaba preocupada porque creía tener un bajo suministro de leche y estaba considerando dejar de amamantar a su bebé, Carlos, de ocho semanas. Carlos era próspero, activo y alerta y tenía numerosos pañales mojados y deposiciones cada día, todos los signos de un bebé bien alimentado. Denise, sin embargo, afirmaba que Carlos no parecía estar satisfecho, exigiendo que lo amamantara 12-20 veces en un período de 24 horas. Cuando se le preguntó cómo Carlos se quedaba dormido, Denise dijo que era mientras se alimentaba. El suministro de leche de Denise estaba bien; ella simplemente había malinterpretado el frecuente deseo de Carlos de chupar como hambre insatisfecha.
>
> Le expliqué los efectos que los reflejos infantiles y las asociaciones del sueño podrían tener en el comportamiento de Carlos. Denise decidió entonces desalentar su asociación alimentación-sueño dejando de amamantarlo para dormirlo. Le sugerí que siguiera el patrón de alimentación cíclico descrito en el Capítulo 16 para construir su confianza en reconocer las señales de comportamiento de Carlos. Denise continuó amamantando con éxito a Carlos hasta los 15 meses.

La razón más común que las madres lactantes dan para interrumpir la lactancia materna es que creen que no están produciendo suficiente leche para satisfacer a su bebé. En la mayoría de los casos, el descontento del bebé probablemente no tenía nada que ver con el hambre, y todo que ver con la mala interpretación de señales de comportamiento del bebé.

La alimentación a demanda también puede aumentar el riesgo de subalimentación para algunos bebés. Considere el pequeño porcentaje de bebés demasiado débiles o incapaces de exigir alimento, por ejemplo, los bebés desnutridos, prematuros o bebés con problemas neurológicos. Algunos bebés sanos con temperamentos plácidos y poco exigentes muestran señales de comportamiento que fácilmente pueden pasarse por alto. Estos bebés duermen bien y parecen estar tan contentos que los padres no son conscientes de que algo anda mal. Es un crecimiento insuficiente en lugar de la falta de sueño lo que suele ser señal de alarma en el caso de los bebés poco exigentes.

Cuando se enfrenta el dilema de la irritabilidad infantil, los patrones de alimentación y sueño erráticos, el picoteo, la alimentación nocturna excesiva o continua, o la preocupación de que un bebé es sobrealimentado, muchos padres se sienten atraídos por las promesas de que horarios estrictos de alimentación y sueño convertirán a pequeñas criaturas gritonas e incómodas en bebés contentos.

**Alimentación programada**

La alimentación programada implica ofrecerle al bebé alimento en tiempos preestablecidos. Se le ofrece al bebé alimento en intervalos de tres, tres y media o cuatro horas, dependiendo de la edad. Es el reloj más que el hambre del bebé lo que determina cuándo se ofrecerá alimento. Seguir este tipo de patrón de alimentación significa que se le ofrece alimento a tu bebé en momentos específicos del día, independientemente de sus señales de comportamiento.

Biológicamente, los bebés recién nacidos en general sobrellevan bien un horario estructurado de 24 horas.[104] El sistema endocrino de un bebé recién nacido, que produce hormonas que regulan el sueño y el apetito, todavía está madurando. Bebés de la misma edad pueden variar en los índices de crecimiento, necesidades de energía/calorías y volumen de leche que el estómago puede contener. Así que no pueden ser tratados de la misma manera, que es lo que hace un horario preestablecido.

Por supuesto siempre hay excepciones: algunos bebés recién nacidos pueden estar contentos y prosperar con un horario de alimentación fijo, si el intervalo de tiempo entre cada alimentación concuerda con sus necesidades biológicas. Pero si no lo hace, o si él no toma suficiente para mantenerse hasta la próxima alimentación, pueden surgir problemas, incluyendo la subalimentación y el crecimiento insuficiente. Es menos probable que esto ocurra cuando un bebé es alimentado con biberón. Un bebé recién nacido alimentado con biberón puede ser fácilmente seducido a tomar más leche de la que necesita, o de la que su estómago puede contener cómodamente, mientras que su reflejo de succión está presente.

Un régimen de alimentación programada puede causar malestar al bebé si:

- sus señales de comportamiento son ignoradas
- se deja a la espera de alimento cuando tiene hambre
- sus padres tratan de controlar la cantidad que come.

Los regímenes de alimentación rígidos pueden ser especialmente problemáticos para los bebés alimentados con leche materna, debido a que la cantidad de leche que un bebé amamantado toma varía de una alimentación a otra, al igual que la composición nutricional de cada alimentación. Las madres que amamantan difieren en su capacidad de almacenamiento (la cantidad de leche que sus senos pueden retener) y la rapidez con la que la producen. Sacar la leche es el principal mecanismo de control para su producción y oferta. Los senos de una madre disminuirán la producción si no se drenan con suficiente frecuencia para mantener el suministro. Tu bebé puede parecer que lo sobrelleva bien si tiene un temperamento fácil, pero las consecuencias de un régimen de alimentación inadecuado, como el crecimiento insuficiente y la producción de leche insuficiente, rara vez son evidentes de inmediato, especialmente si el bebé tiene una generosa capa de grasa corporal en ese momento, o la madre tiene inicialmente un exceso de oferta de leche. Puede que sólo llegue a ser evidente a medida que las reservas de grasa del cuerpo de tu bebé se agoten.

### Alimentación Semi-demanda

Un régimen de alimentación de semi-demanda se encuentra en un punto medio entre la alimentación a demanda y la alimentación programada. Es similar a la alimentación a demanda en cuanto a que el objetivo es alimentar a tu bebé cuando tiene hambre, sin embargo, los padres también utilizan el reloj para evaluar las señales de comportamiento del bebé. Un régimen de alimentación de semi-demanda anima a los padres a considerar razones diferentes al hambre para el comportamiento de un bebé, y, si es apropiado, calmar a su bebé utilizando otros medios en lugar de darle de comer de forma automática cada vez que se queja, llora o quiere chupar. Muchos padres, incluyendo madres lactantes con experiencia, utilizan un régimen de alimentación de semi-demanda para ayudarles a decidir cuándo ofrecerle alimento a su bebé.

Un régimen de alimentación de semi-demanda reduce el riesgo de sobrealimentación y picoteo a diferencia de la alimentación a demanda.

También minimiza las posibilidades de subalimentación a diferencia de la alimentación programada. Pero ningún régimen de alimentación puede eliminar por completo el potencial de problemas.

Un régimen de alimentación de semi-demanda es a la vez predecible y flexible. La previsibilidad de este régimen de alimentación ayuda a aquellos bebés que tienden a alimentarse de manera irregular para estabilizar sus relojes internos, y ayuda a los padres a anticipar cuándo es probable que el bebé tenga hambre, logrando una mayor precisión en la interpretación de señales de comportamiento de su bebé. Su flexibilidad acomoda variaciones del día a día en el apetito de un bebé, y aquellas de los patrones de alimentación que se producen debido a un aumento de madurez. Un régimen de alimentación de semi-demanda es lo suficientemente flexible para satisfacer las necesidades nutricionales de un bebé cuando tiene hambre, en lugar de esperar hasta que el reloj diga que es hora de comer.

El régimen de alimentación de semi-demanda funciona estableciendo un marco de tiempo mínimo y máximo, fomentando la alimentación en los siguientes intervalos:

- **Bebés amamantados:** Para los bebés menores de tres meses cualquier momento de dos a tres horas y media, contadas desde el comienzo de una alimentación hasta principio de la siguiente. Para los bebés de entre tres y nueve meses, los ciclos pueden variar entre dos horas y media a cuatro horas.
- **Bebés alimentados con biberón:** Desde el nacimiento hasta aproximadamente los nueve meses, los ciclos varían entre tres o cuatro horas. A los nueve meses, los intervalos aumentan a cinco o seis horas, además de tres comidas y uno o dos refrigerios por día, además de agua u otros líquidos.

Si tu bebé muestra un deseo de chupar o llora ante de que haya pasado el tiempo mínimo para comer, antes de asumir que la razón es hambre, evalúa otros motivos para su comportamiento. Podría ser que está inquieto porque está cansado, incómodo, sobreestimulado, aburrido, quiere chupar o un abrazo. Prueba otras estrategias como acostarlo a dormir, darle tiempo en silencio si está sobreestimulado o atención si está aburrido, o déjalo que chupe tu dedo meñique. Si estos métodos no logran calmarlo, por supuesto dale de comer.

Si el bebé no ha exigido alimentación al llegar el plazo máximo, deberías ofrecerle una. Puede que tengas que despertarlo (sólo durante el día). Si no logras despertarlo, puedes dejarlo dormir un poco más.

Los plazos sugeridos son sólo eso – sugerencias – y están pensados para bebés sanos y prósperos. Son dados como una guía para animarte a considerar posibilidades distintas al hambre y métodos calmantes distintos a la alimentación.

Estos plazos pueden no ser apropiados para bebés prematuros, bebés que luchan por ganar peso suficiente, bebés con necesidades especiales o que experimentan problemas de alimentación que no los dejan autorregular la ingesta alimenticia. Si tienes alguna preocupación acerca de la salud o el crecimiento de tu bebé o tu producción de leche, consulta a tu proveedor de atención médica para recibir consejos sobre la alimentación.

Puede que encuentres que estos plazos son imposibles de lograr de manera consistente si tu bebé depende de la alimentación como una manera de conciliar el sueño, ya que puede negarse a ello y llegar a molestarse debido al cansancio excesivo si no se alimenta para dormir. Si vas a detener su asociación de alimentación-sueño, esto se puede hacer siguiendo un régimen de alimentación de semi-demanda.

### ¿Verdadero o falso?

**La leche materna se digiere en aproximadamente 90 minutos, por lo que un bebé alimentado con leche materna necesita ser alimentado con más frecuencia que un bebé alimentado con biberón.**

VERDADERO y FALSO: Sí, la leche materna se digiere mucho más rápido que la fórmula infantil, sin embargo, es la caída de los niveles de azúcar en la sangre de un bebé lo que desencadena el hambre. Esto variará dependiendo del volumen y la composición (en particular el contenido de grasa) de la leche que se consume. Un nivel bajo de azúcar en la sangre provoca la liberación de la hormona grelina, que causa la sensación de hambre, lo que lleva a que un bebé se queje o llore cuando quiere otra alimentación. Si los bebés amamantados necesitaran alimentarse cada 90 minutos, entonces cada bebé alimentado con leche materna exigiría comer con esta frecuencia, día y noche.

Si el régimen de alimentación que estás utilizando actualmente funciona para tu bebé, es decir, él es feliz, saludable y próspero, entonces no hay necesidad de cambiarlo. Si tu bebé no es feliz o próspero, o si sus señales de comportamiento te confunden, cambia a un patrón cíclico, que incluye el régimen de alimentación de semi-demanda si tiene menos de cuatro meses de edad, o a una rutina diaria flexible si tiene más de cuatro meses de edad. Los Capítulos 16 y 17 discuten en detalle los patrones cíclicos y las rutinas diarias flexibles.

Antes de cambiar, vamos primero a discutir los problemas de alimentación del ritmo circadiano.

## Problemas de alimentación y los ritmos circadianos

Dos problemas de alimentación comunes del ritmo circadiano pueden aumentar el estrés de los padres y afectar indirectamente la alegría de un bebé:

- alimentación nocturna excesiva
- patrón de alimentación disrítmico día-noche.

### Alimentación nocturna excesiva

¿Cuánto es excesivo cuando se trata de la alimentación nocturna? El número de alimentaciones requeridas por los bebés en la noche varía en función de su grado de desarrollo. A medida que el reloj interno de un bebé madura y se estabiliza, la frecuencia de alimentación nocturna disminuye. Cuando un bebé sano y próspero exige más alimentaciones en la noche que el promedio, si es excesivo depende del patrón de crecimiento individual del bebé.

> Iván cumplirá 8 meses la próxima semana, y todavía no duerme toda la noche. Se levanta tres veces por noche para comer, más que cuando estaba recién nacido. Pesa alrededor de 9 kilos [19 libras 13 oz] en estos momentos por lo que no es que no esté comiendo lo suficiente. Mi esposo cree que lo debería cambiar a fórmula y dejarlo llorar para que se vuelva a dormir. Yo no quiero hacer ninguna de las dos cosas. Tiene que haber alguna manera de conseguir que duerma por más tiempo entre las alimentaciones nocturnas.
> Catalina

Iván se está alimentando más de lo esperado para un bebé próspero de ocho meses de edad, lo que indica que puede haber razones además de hambre para que él quiera comer tan seguido. Los padres con frecuencia preguntan cuántas veces deben alimentar al bebé por la noche. La siguiente tabla muestra el número promedio de alimentaciones nocturnas para bebés sanos y prósperos, nacidos a término de acuerdo a la edad.

Tabla 15.1 : Promedio de alimentaciones nocturnas

| Edad | Promedio de alimentaciones nocturnas | Promedio de horas entre alimentaciones nocturnas |
|---|---|---|
| Nacimiento–3 Meses | 2–3 | 3–5* |
| 3–6 Meses | 1–2 | 5–8* |
| 6–9 Meses | 0–1 | 8–12 |
| 9+ Meses | 0 | 10–12 |

*Esto es solo durante un período de tiempo y no entre todas las alimentaciones nocturnas.

Los bebés que nacen prematuros, aquellos que no están ganando suficiente peso, que están enfermos, son discapacitados o tienen afecciones médicas que pueden afectar el crecimiento necesitan alimentarse más a menudo de lo normal durante la noche. Los bebés que tienen problemas para aumentar peso suficiente pueden beneficiarse de una alimentación continua durante la noche. En el caso de Iván, al igual que con la mayoría de los bebés sanos, las alimentaciones nocturnas adicionales harán poco para aumentar su ingesta diaria. Él probablemente pica o come bien en la noche, pero luego toma menos durante el día, como puede ocurrir con los patrones de alimentación disrítmicos día-noche.

### Razones

A medida que se desarrollan sus ritmos circadianos, los bebés pueden pasar períodos de tiempo más largos sin alimentarse por la noche, y, eventualmente, pasar toda la noche sin comer. Pero a pesar de ser lo suficientemente maduros físicamente y en cuanto a desarrollo como para lograr esto, no todos los bebés lo logran hacer. Si un bebé saludable y próspero se alimenta con más frecuencia que el promedio durante la noche, revisa estas razones subyacentes:

- Los despertares normales del bebé entre los ciclos de sueño en la noche se confunden con hambre. Un bebé de menos de tres meses puede que acepte una alimentación cada vez que se le ofrece, independientemente del hambre que tenga, debido a su reflejo de succión y el deseo de chupar por comodidad.
- La alimentación se ha convertido en la asociación del sueño de tu bebé. Él querrá alimentarse para volver a dormir.
- El bebé ha desarrollado un patrón disrítmico de alimentación día-noche, por lo que él tiene más hambre y come más de lo que necesita en la noche y menos de lo que puede durante el día.

Estos problemas no son mutuamente excluyentes. Un bebé podría alimentarse por más de una de estas razones.

## Cómo disuadir alimentaciones nocturnas excesivas

- Si tu bebé se queda dormido mientras se alimenta en repetidas ocasiones, esto debe cambiarse antes de poder resolver con éxito el problema de las alimentaciones nocturnas excesivas. Esto significa dejar de alimentar al bebé para dormirlo durante el día como durante la noche. Hacerlo de forma intermitente puede confundirlo, frustrarlo, enojarlo o molestarlo cuando no lo haces. Una vez que ya no asocia la alimentación con el sueño – un proceso que toma generalmente de tres a cinco días o más de no dejarlo dormirse mientras se alimenta de manera consistente, de día o de noche – él puede dejar de exigir alimento extra durante la noche y no hay que tomar más medidas.
- Si no hay una asociación de alimentación-sueño, entonces la razón podría ser un problema de ritmo circadiano/reloj interno. Si el reloj interno de tu bebé se ha programado para desencadenar un aumento de hambre durante la noche, reduce poco a poco el volumen que le ofreces durante aquellas alimentaciones consideradas como excesivas. Si amamantas, empieza ofreciendo sólo un pecho en lugar de ambos durante las comidas que planeas desalentar, o restringe el tiempo que

permites que el bebé se alimente y retíralo de tu seno después de un cierto número de minutos. Reduce gradualmente los minutos. Si lo alimentas con biberón, reduce gradualmente el volumen de leche ofrecida durante las comidas que quieres desanimar en 20 o 30 mililitros/media onza completa cada noche o noche de por medio. Estas estrategias reajustarán lentamente su reloj interno y restaurarán el equilibrio hormonal normal, de modo que él no se despierte por la sensación de hambre. También puedes hacerlo de golpe omitiendo bruscamente las alimentaciones que deseas descontinuar. Esto reajustará el reloj interno del bebé más rápidamente, pero puede ser un poco más traumático para ambos. Ofrecer agua en lugar de alimento rara vez funciona, pero no se pierde nada con probar.

> **Cuidado**
>
> No reduzcas las alimentaciones nocturnas a menos del promedio de la edad de tu bebé.

### Patrón de alimentación disrítmico día-noche

Patrón de alimentación disrítmico día-noche es lo que yo llamo un patrón de alimentación infantil que está fuera de sincronía con un ciclo normal de día/noche de 24 horas. Un patrón de alimentación disrítmico implica:

- Un bebé bien alimentado de más de tres meses de edad.
- Desinterés en algunas alimentaciones diurnas. Los amamantamientos son breves; las alimentaciones con biberón son menos de lo esperado. Alternativamente, el bebé podría negarse a comer por períodos inusualmente largos durante el día.
- Las exigencias de alimentación nocturna exceden lo esperado. (Ver Tabla 1.1 para alimentaciones promedio.) Parece ser voraz cuando se despierta por la noche y se alimenta bien.

Este fenómeno, donde el bebé parece tener su día y noche al revés en cuanto a la alimentación, puede ser muy confuso para los padres y los profesionales de la salud. Aunque es común, con frecuencia se pasa por alto y, por lo tanto, se maneja mal.

## La alimentación y los ritmos circadianos | 275

> Estoy amamantando completamente a mi hijo de 5 meses de edad, Benjamín. La semana pasada se ha negado a comer prácticamente cualquier cosa durante el día. Sólo picotea de uno a tres minutos a la vez hasta más o menos las 7 pm, cuando logra una alimentación decente. Se alimenta dos o tres veces durante la noche; por lo general son alimentaciones buenas y largas. Hoy ha comido probablemente un total de 10 minutos y han pasado alrededor de 10 horas desde que tuvo una comida adecuada. Él no parece estar enfermo. Ya no sé que hacer. ¿Qué puedo hacer para que coma?
> Manuela

Benjamín es un bebé sano y próspero. Él tiene seis o más pañales mojados en un período de 24 horas, lo que indica que está bien hidratado a pesar de su breve ingesta de alimento durante el día. Es probable que su disminución del apetito durante el día sea causada por su alimentación más frecuente de lo que necesita durante la noche. Manuela debe primero reducir la cantidad que le da de comer en la noche con el fin de conseguir que coma más durante el día.

> Estoy desesperada. Creo que mi hijo de 4 meses de edad, Álvaro, está en huelga de hambre. Ha empeorando progresivamente durante las últimas semanas. Él solía beber 150ml [5oz] cada cuatro horas. Ahora sólo bebe de 60 a 90ml [2-3.5oz] una vez durante el día. Una vez que él ha bebido eso se detiene y saca el biberón de la boca. Yo lo siento y lo hago eructar. Tan pronto como lo acuesto para terminar su botella llora sin parar. Si me detengo y lo siento él es feliz de nuevo. Estoy muy confundida. Él no parece tener hambre, pero debería tenerla. 60 a 90ml no es suficiente. Incluso si lo dejamos durante cinco horas entre comidas no hay mucha diferencia. Él se acaba un biberón de fórmula de 200ml [6.7oz] en unos 10 minutos dos veces durante la noche. ¿Podría ser el reflujo? ¿Cómo puedo hacer que beba más durante el día?
> Rosa

Si fuese doloroso para Álvaro alimentarse, él no se alimentaría con satisfacción durante la noche. Él está recibiendo una cantidad razonable de leche en un período de 24 horas para un bebé de cuatro meses; es sólo que él bebe más por la noche. Álvaro no estaba durmiendo lo suficiente durante el día, y sospecho que es por eso que su patrón de alimentación se dio vuelta en primer lugar. Rosa necesitaba arreglar su problema de sueño antes de que pudiera resolver sus problemas de alimentación.

### ¿Qué es normal?

Los bebés recién nacidos normalmente se alimentan y duermen a intervalos regulares durante el día y la noche. A partir de las seis a 10 semanas, la mayoría de los bebés saludables y prósperos empiezan a mostrar una diferencia entre sus patrones de alimentación de día y noche. En esta etapa, sus ritmos circadianos, que influyen en el apetito, han madurado a un nivel en el que habrá un período dentro de un ciclo de 24 horas cuando sienten menos hambre. Este período inicialmente será de alrededor de cuatro o cinco horas con fluctuaciones ocasionales. A los tres meses de edad, muchos ahora extienden este período único de seis a nueve horas entre comidas, y, entre las edades de seis y nueve meses, la mayoría de bebés saludables tendrán un período de 10 a 12 horas de poco apetito. Idealmente, este tiempo de disminución del apetito se producirá durante la noche, pero no siempre es así.

### Razones

La dependencia aprendida de la alimentación como un medio para conciliar el sueño es la razón número uno para este patrón invertido. Si tu bebé usa el comer para dormirse, cuando se despierte durante la noche, él querrá alimentarse con el fin de volverse a dormir. Si, al hacerlo, consume una proporción significativa de su ingesta diaria de kilojulios/calorías, el período de disminución del apetito se desplazará a las horas diurnas. Si te levantaras a la mitad de la noche para cenar y luego vuelves a la cama, lo más probable es que comas menos durante el día.

También es común, especialmente alrededor de los cuatro, siete y nueve meses, confundir un despertar con hambre. Los bebés en estas edades son más propensos a despertarse frecuentemente durante la noche debido a razones de desarrollo, pero se les ofrecen alimentaciones adicionales porque se asume que la razón es el hambre. Como resultado de tomar estos alimentos adicionales el bebé necesita consumir menos al día siguiente. Debido a que el bebé se alimenta menos durante el día, la noche siguiente se despierta una o más veces y exige comida. Se convierte en un ciclo que se perpetúa a sí mismo.

Este patrón de alimentación atípico también puede ocurrir cuando un bebé no está durmiendo lo suficiente durante el día, y está demasiado cansado para alimentarse con eficacia. Una vez que su patrón de alimentación se invierte entonces necesita comer menos durante el día porque está comiendo más durante la noche.

---

**Bebé Mauricio**

Mauricio era un bebé de siete meses sano y próspero, que dormía todas las noches con su madre, Celia, y se despertaba cada una o dos horas pidiendo que lo amamanten, con lo cual se volvía a dormir. Desde la mañana hasta la media tarde, él no parecía interesado en comer, aceptando sólo amamantarse una vez a la hora de la siesta, momento en el que Celia se acostaba en la cama y le daba de comer hasta que él se dormía. Mauricio estaba en una edad en la que razonablemente podía pasar períodos mucho más largos durante la noche sin comer. Para fomentar esto, Celia intentó convencer a Mauricio de alimentarse más a menudo durante el día, incluso ofreciéndole formula y alimentos sólidos, con la esperanza de que pasara sin comer períodos más largos durante la noche. Mauricio no estaba interesado.

Aunque Mauricio había establecido un patrón de sueño día-noche normal, en la que la mayor parte de su sueño se producía durante la noche, y tenia dos o tres siestas durante el día, su patrón de alimentación se invirtió. Su dependencia a la alimentación para conciliar el sueño había interrumpido la progresión natural de sus patrones de alimentación. Él consumía una proporción significativa de su ingesta diaria durante la noche y como resultado no tenia mucha hambre durante el día.

Mientras Mauricio dependiera de la lactancia materna para conciliar el sueño, poco podía Celia hacer para cambiar esta situación. Una vez que ella le enseñó a dormirse sin su pecho como una ayuda, entonces pudo

> persuadirlo suavemente para pasar períodos más largos durante la noche sin comer. Por lo tanto, Mauricio llegó a tener más hambre durante el día. Después de dos semanas, Mauricio solamente se despertaba una vez durante la noche para comer. Celia y Mauricio siguieron felizmente compartiendo la cama por la noche.

Si tu bebé no se está alimentando o comiendo lo suficiente durante el día, es tentador pensar que necesita alimentarse durante la noche, lo que reforzará este patrón de alimentación invertido. Esto no aplica a los recién nacidos, sin embargo, ya que requieren de alimentación regular durante la noche. La mayoría de los bebés necesitan una o dos alimentaciones nocturnas hasta los seis meses de edad.

### Efectos

Un patrón de alimentación disrítmico no causa ningún daño físico a un bebé siempre y cuando continúe ganando suficiente peso. Sin embargo, no reconocer lo que está pasando, puede tentarte a emplear algunas estrategias no tan útiles para arreglar la situación y, sin querer, crear nuevos problemas. Por ejemplo, es posible atribuir por error un patrón de alimentación inversa de tu bebé a una baja producción de leche y tomar medidas para aumentarla. Cuando esto no resuelve el problema, es posible que creas erróneamente que tu bebé se nutrirá y dormirá mejor si es alimentado con biberón, lo cual es poco probable.

Si intentas presionar a tu bebé para que se alimente cuando ya no tiene hambre, él va a molestarse cada vez más, posiblemente gritando y arqueando la espalda. Presionar a un bebé a alimentarse es una causa común de la conducta alimentaria quisquillosa. Si se vuelve extremo, el bebé puede incluso desarrollar un comportamiento de aversión a la alimentación.

Más del 90 por ciento de los bebés que veo con un patrón de alimentación disrítmico día-noche son diagnosticados erróneamente como que sufren de reflujo para explicar su comportamiento alimentario quisquilloso durante el día. Pero ellos no tienen reflujo, simplemente no tienen hambre. El medicamento para tratar el reflujo va a alterar el equilibrio natural del tracto digestivo del bebé. Esto no va a mejorar el comportamiento del bebé y puede crear potencialmente problemas adicionales para él.

Con este patrón de alimentación invertido, podrías verte tentado a comenzar a darle a tu bebé alimentos sólidos antes de tiempo, ya sea con cuchara o añadiendo cereales a su biberón. No lo hagas. Si él es saludable y próspero, significa que ya está comendo lo suficiente. Él simplemente está consumiéndolo en la noche en lugar de durante el día. Si le das sólidos demasiado pronto, podrías alterar el equilibrio nutricional de su dieta; y poner en peligro tu producción de leche si estás amamantando.

La solución está en dar con el diagnóstico correcto. Una vez que se identifica un patrón de alimentación disrítmico, es simplemente una cuestión de hacer que la mayor parte de la alimentación de tu bebé vuelva a ocurrir durante el día.

## Cómo resolver un patrón de alimentación disrítmico día-noche

Si el crecimiento y el número de pañales mojados de tu bebé demuestran que se están cumpliendo sus necesidades nutricionales, no necesitas hacer que tome más alimentos durante el día hasta que comiences a darle menos por la noche. Antes de tratar de cambiar su patrón de alimentación, es necesario descubrir primero por qué este patrón se ha desarrollado. Si él quiere alimentarse sólo para volverse a dormir, entonces necesitas comenzar por hacer que se duerma sin la ayuda de tu pecho o el biberón.

Lo siguiente que necesitas hacer es reducir las alimentaciones nocturnas excesivas (aquellas que no son necesarias para la etapa de desarrollo de tu bebé - ver la Tabla 15.1 en la). Una vez que hagas esto, él tendrá más hambre durante el día. Puede tomar varios días o semanas para que sus ritmos circadianos se realineen en un patrón de alimentación día-noche normal, dependiendo de cuán significativos sean los cambios y la rapidez con que los hagas. Una vez que esto se logra es posible que encuentres que una rutina flexible diaria le ayuda a mantener su alimentación en un patrón de alimentación día-noche normal.

**Puntos clave**

- Cualquier patrón de alimentación que cumpla con las necesidades nutricionales de tu bebé es uno que funciona; ningún régimen de alimentación único se adaptará a todos los bebés.
- La mayoría de los bebés menores de cinco meses tienen un fuerte deseo de chupar.
- Todos los recién nacidos tienen reflejos que se pueden activar en ocasiones no relacionadas con el hambre.
- La razón más común para los patrones de alimentación atípicos se debe a que el bebé se está alimentando por razones equivocadas.
- Un patrón de alimentación atípico no le causa ningún daño a un bebé, pero puede causar confusión y frustración innecesaria para los padres, que pueden tomar medidas que crean problemas para el bebé.
- La razón más común para los patrones de alimentación atípicos es asociar el conciliar el sueño con la alimentación, algo que debe ser abordado en primer lugar si se desea ajustar el patrón de alimentación del bebé.

# 16

# Patrones cíclicos

> **Temas**
>
> ¿Qué es un patrón cíclico?
> Diferentes patrones cíclicos.
> Qué implica un patrón cíclico.
> Cómo un patrón cíclico ayuda al bebé a estabilizar los patrones de alimentación y sueño.
> Cómo utilizar un patrón cíclico.
> Por qué un patrón cíclico podría no funcionar.

Ana María tiene seis semanas de edad y todavía no sé lo que estoy haciendo. Cada vez que ella llora inmediatamente me siento tensa. No confío en mí misma para decir si tiene hambre, está cansada o si siente dolor. Debo ser la peor madre del mundo. No es de extrañar que ella sea tan infeliz cuando su propia madre no sabe lo que quiere. ¿Soy la única madre que no puede decir qué significan los llantos de su bebé?
Carolina

A muchos padres nuevos les resulta difícil reconocer lo que su bebé quiere o necesita por sus gritos. Ser madre no significa que instintivamente sabes por qué tu bebé está molesto. Ser padres es algo que se aprende sobre la marcha, "en el trabajo" como dicen. El hecho de que Ana María está recién nacida hace que las cosas sean especialmente difíciles debido a que durante el período neonatal los movimientos del cuerpo son controlados en su mayoría por acciones reflejas. Carolina puede obtener una mayor precisión en el reconocimiento de diversas necesidades de su bebé a través de ensayo y error. Alternativamente, puede adelantar el proceso de aprendizaje y minimizar el riesgo de error siguiendo un patrón cíclico para ayudarle a decidir lo que Ana María podría necesitar en cualquier momento en particular.

Los bebés que más se benefician cuando sus padres siguen un patrón cíclico incluyen:

- Bebés recién nacidos, especialmente los que se alimentan y duermen de manera irregular
- Bebés saludables y prósperos que experimentan síntomas gastrointestinales debido a la sobrealimentación
- Bebés que picotean, con alimentaciones pequeñas de manera frecuente
- Bebés con problemas de sueño interrumpido.

Un patrón cíclico puede ayudar a tu bebé a estabilizar sus patrones de alimentación y sueño de una manera que coincida con sus necesidades biológicas. También podría ayudarte a anticipar sus necesidades y ganar una mayor precisión y confianza al reconocer las razones de sus gritos y otras señales de comportamiento.

## ¿Qué es un patrón cíclico?

Un patrón cíclico implica proporcionar cuidado en el mismo orden o en un orden similar en ciclos recurrentes en el transcurso del día. Hay muchas variaciones, pero todas encajan en dos grupos:

- **Ciclos básicos:** a los padres se les aconseja simplemente proporcionar cuidados al bebé en un orden establecido, por ejemplo, alimentar-jugar-dormir.
- **Ciclo de atención completo:** incluye periodos de tiempo para la alimentación, el sueño y el tiempo despierto.

Como educadora de crianza, estoy a favor del ciclo de atención completo. Creo que este ofrece un enfoque equilibrado para brindarle cuidado al bebé. Ayuda a los padres a obtener una mayor precisión en la interpretación de señales de comportamiento de su bebé. Puede evitar el escenario de "alimentar al bebé cada vez que se queja, llora o quiere chupar", que tiene el potencial de causar molestias a un recién nacido debido a la sobrealimentación. También minimiza el riesgo de molestia infantil que puede ocurrir cuando los padres tratan de cumplir horarios de alimentación y sueño estrictos que no coinciden con las necesidades biológicas del bebé. El bebé obtiene satisfacción porque es ayudado a estabilizar sus patrones de alimentación y sueño en armonía con sus necesidades. Cuando el bebé está contento, los padres ganan confianza y disfrutan de su rol de padres. Así que es una situación donde todos ganan, en la mayoría de los casos. Pero no va a ajustarse a todo bebé o padre.

## ¿Qué tan efectivo es un patrón cíclico?

Un patrón cíclico funciona bien para la mayoría de bebés saludables y prósperos. Será más eficaz si tu bebé es ayudada a autorregular sus patrones de sueño haciendo que concilie el sueño de forma independiente en su cama, sin apoyos o ayudas no confiables.

Si prefieres ayudar activamente a tu bebé a conciliar el sueño, o brindarle ayudas para dormir como un chupete, entonces utilizar un patrón cíclico será más difícil, porque ella puede despertarse prematuramente. (Consulta la Capítulo 5 para los efectos de las asociaciones del sueño negativas.) Sin embargo, seguir un patrón cíclico puede ayudar a identificar aquellas ocasiones cuando ella se despierta antes de tiempo y requiere de tu asistencia o tu ayuda para volverse a dormir.

No recomiendo el uso de un patrón cíclico si tu bebé ha desarrollado una asociación de alimentación-sueño. En esta situación, no va a funcionar. La bebé querrá alimentarse para dormir. Retrasar la alimentación en momentos de cansancio aumentará el riesgo de cansancio excesivo. Si prefieres acostar a dormir a tu bebé alimentándola, un patrón de alimentación a demanda es más adecuado. Si planeas desalentar la asociación de alimentación-sueño de tu bebé, entonces debes lograr esto primero.

Un patrón cíclico puede no ser útil cuando una bebé ha llegado a dos siestas por día, por lo general alrededor de los siete a nueve meses, porque ahora las comidas superan el número de siestas que requiere cada día.

## Cómo funcionan los ciclos de atención completos

Un ciclo de atención completo implica seguir las señales de comportamiento de la bebé, pero usando intervalos de tiempo como guía para ayudarte a interpretar sus señales. Los intervalos de tiempo son flexibles para evitar molestar a la bebé. Estos proporcionan sólo una guía y no están destinados a ser seguidos de manera rígida. La ventaja de los intervalos de tiempo es que se puede anticipar las necesidades del bebé y prepararse con antelación. Los intervalos de tiempo también te ayudan a evaluar el comportamiento de tu bebé dentro del contexto de la situación. Por ejemplo, cuando ella se queja o quiere chupar, un intervalo de tiempo puede ayudarte a decidir si es probable que sea hambre frente a otras razones para su comportamiento, como cansancio, aburrimiento, malestar o sobreestimulación.

Los tres elementos clave de un ciclo de atención completo son:

- Alimentación
- Tiempo despierto
- Sueño.

### Alimentación

Con los ciclos de atención completos, la alimentación es el punto fundamental en torno al cual todos los otros cuidados del bebé están coordinados. La bebé es ayudada a autorregular su ingesta alimentaria por medio de un patrón de alimentación de semi-demanda:

- **Bebés amamantados:** Con menos de tres meses, los ciclos varían de dos a tres horas y media; con tres a nueve meses, los ciclos varían entre dos horas y media a cuatro horas.
- **Bebés alimentados con biberón:** Desde el nacimiento hasta alrededor de los nueve meses, los ciclos van de tres a cuatro horas.

El objetivo es alimentar a la bebé cuando tiene hambre. Los intervalos de tiempo ayudan a minimizar el riesgo de sobrealimentación, lo que puede ocurrir cuando las señales de comportamiento de una bebé recién nacida son malinterpretadas como hambre, y se evita la subalimentación, que puede ocurrir cuando se hace esperar a un bebé hambriento hasta que "sea el momento" de comer.

Una vez que tengas algunas pautas sobre cuándo esperar que sea probable que la bebé tenga hambre, el siguiente paso es anticipar cuándo es probable que ella necesite dormir.

### Tiempo despierto

Conocer el tiempo despierto promedio de un bebé en base a su edad pueden ayudarte a:

- interpretar la señales de comportamiento de la bebé
- anticipar las necesidades de sueño de la bebé y organizar su cuidado

- coordinar el cuidado de otros niños
- planear salidas o citas.

Tabla 16.1 : Tiempo despierto promedio

| Edad | Tiempo despierto promedio incluyendo comidas |
|---|---|
| 2–6 semanas | 1–1-1/4 horas |
| 6 semanas –3 meses | 1–2 horas |
| 3–6 meses | 2–2-1/2 horas |
| 6–9 meses | 2-1/2–3 horas |
| 9–12 meses | 3–3-1/2 horas |

La cantidad de tiempo despierto puede variar. En general, los bebés tienden a tener períodos despiertos más cortos en las mañanas frente a las tardes y noches. Debes estar alerta a los signos de cansancio, usando los intervalos solo como guías.

Si tu bebé no está logrando suficiente sueño, ella puede mostrar signos de cansancio mucho más pronto de lo normal. Algunos bebés tienen temperamentos tan apacibles que no dan señales claras de cansancio hasta que se cansan en exceso. Una bebé podría llegar a estar tan emocionada por actividades de juego bulliciosas o mucha actividad que podría no mostrar signos de cansancio tempranos.

Una vez cansada en exceso, le puede resultar muy difícil a la bebé dormirse, por lo que es posible que desees ofrecerle la oportunidad de dormir incluso sin señales claras de cansancio si se acerca el fin del intervalo de tiempo estimado. De esta manera tiene un poco de tiempo tranquilo para relajarse antes de ir a dormir.

No asumas automáticamente que la irritabilidad mientras está despierta indica hambre o cansancio. Ella podría estar incómoda, aburrida o sobreestimulada. Pregúntate:

- ¿Cuándo fue la última vez que comió y qué comió?
- ¿Cuándo fue la última vez que durmió y por cuánto tiempo? ¿Cuánto tiempo ha dormido hasta ahora?
- ¿Tengo que cambiar el pañal? ¿Podría estar sintiendo frío o calor?
- ¿Ha estado sola por un tiempo? ¿Podría estar aburrida?
- ¿He estado jugando con ella? ¿Podría ser que está sobreestimulada y necesita un poco de tranquilidad?

### Actividades de tiempo despierto

Las actividades del tiempo despierto pueden ser similares o diferentes para cada ciclo, e incluyen tiempo para alimentación, así como diversas actividades de juego, la hora del baño, pasear en el cochecito, compras, etc.

### Sueño

Un patrón cíclico anima al bebé a dormir la siesta en algún punto entre cada alimentación, lo que minimiza el riesgo de que se canse en exceso. Pero tendrás que proporcionarle un entorno de bajo estímulo para dormir; junto con sus asociaciones del sueño familiares y consistentes para que se quede dormida. Consulta la Tabla 4.1 en la Capítulo 4para un recordatorio de lo que la bebé necesita para dormir bien.

El número promedio de siestas diurnas disminuye gradualmente de cuatro a cinco cuando está recién nacida a dos por día cuando alcanza entre seis y nueve meses. En el momento en que tu bebé ha llegado a dos siestas al día, un patrón cíclico ya no es viable ya que no tomará una siesta entre cada alimentación.

### Acostar a dormir a la bebé

La forma más rápida de acostar a dormir a una bebé es seguir las mismas prácticas cada vez, ya sea para las siestas diurnas, acostarse a dormir en la noche y después de los despertares nocturnos.

### ¿Cuánto tiempo va a dormir la bebé?

La duración de cada siesta puede variar, pero la mayoría de los bebés requieren por lo menos una o más siestas largas durante el día. Guiarte por un patrón de alimentación de semi-demanda y el tiempo despierto promedio puede ayudarte a decidir si tu bebé se ha despertado demasiado pronto o si ella está durmiendo demasiado tiempo.

El hecho de que tu bebé se ha despertado, no significa necesariamente que ella haya dormido lo suficiente. Una bebé puede despertarse prematuramente si tiene hambre, está incómoda, porque su entorno de sueño es demasiado estimulante o ha cambiado de alguna manera, o si sus asociaciones del sueño no están presentes. Si ella sólo ha tenido una siesta breve, fíjate si todavía se ve cansada o ha tenido menos sueño de lo normal. Como una guía, si tu bebé ha dormido menos de una hora, dale la oportunidad de volverse a dormir, después de comprobar sus necesidades de confort y asegurarte de que sus asociaciones del sueño estén presentes, pero sólo si ella no necesita comer. Si, después de cinco o 10 minutos, no parece que se vaya a dormir, levantala.

Saber cuánto tiempo puede una bebé tolerar cómodamente estar despierta puede ayudarte a decidir si necesita dormir más o no. Si levantarla significa que el tiempo despierto promedio se va a acabar antes de que ella necesite comer de nuevo, tienes tres opciones:

- animarla a volverse a dormir
- levantarla pero proporcionar una oportunidad para que ella tome otra siesta en algún momento antes de su próxima alimentación o
- adelantar la comida.

Puede que a veces sea necesario despertar a una bebé dormida con el fin de mantener sus ritmos circadianos en un patrón de día-noche. Los bebés recién nacidos son particularmente vulnerables a invertir su día y noche, y los bebés que experimentan ciertos tipos de problemas de sueño del ritmo circadiano podrían dormir demasiado tiempo durante el día. Durante las 7 am hasta las 7 pm, si ella no se ha despertado, despierta a tu bebé y ofrécele alimento después de cuatro horas desde que comenzó su alimentación anterior. Después de comer, trata de fomentar un poco de tiempo despierto. Durante la noche, deja que pase todo el tiempo que ella quiera entre comidas, a menos que ella pese menos de tres kilogramos/seis libras y media, o si tu proveedor de atención médica te ha aconsejado despertarla a horas fijas para alimentaciones nocturnas.

### ¿Verdadero o falso?

**Nunca se debe despertar a una bebé dormida.**

FALSO: Los ritmos circadianos de una bebé pueden desincronizarse con los patrones normales de día-noche si no recibe señales externas para distinguir entre el día y la noche. Una bebé no dormirá bien durante la noche si ha dormido demasiado tiempo durante el día. Puedes reducir la cantidad de tiempo que duerme durante el día despertándola. Una vez que su reloj biológico se ajusta al patrón de sueño día-noche normal apropiado para su etapa de desarrollo, ella comenzará a despertarse naturalmente por su cuenta.

> ### *Cómo despertar al bebé suavemente*
>
> Retira sus mantas y abre las cortinas o enciende las luces, y permite que entre ruido en su habitación. Si esto no la despierta en cinco minutos, entonces álzala y sostenla en una posición vertical y habla con ella en tonos animados.

### Orden de cuidados

El patrón cíclico descrito utiliza el orden de 'alimentación, tiempo despierto y dormir' para ayudar a los padres a evitar que su bebé se duerma mientras se alimenta. Sin embargo, puedes proporcionar las tareas de cuidado del bebé básicas en el orden que sientas apropiado. Está bien alimentar a tu bebé directamente antes de la hora de dormir siempre y cuando te asegures de que no se duerma mientras se alimenta. Utiliza la hora de comer como un marcador para indicar cuándo comienza el siguiente ciclo.

### Qué hacer por la noche

Dormir → Comer → Dormir

No fomentes tiempo despierto durante la noche más allá de lo necesario para comer; evitar el exceso de estimulación sensorial. Simplemente alimenta silenciosamente a tu bebé y luego llévala de nuevo a la cama para animarla a que se vuelva a dormir.

Puede que le tome a una bebé recién nacida varias semanas sincronizar sus ritmos circadianos a un patrón de día-noche y volverse a dormir una vez que las alimentaciones nocturnas se hayan completado. Puedes ayudar a tu bebé recién nacida a aprender a reconocer la diferencia entre el día y la noche siguiendo los consejos de las Capítulo 14.

Si tienes una bebé más grande que experimenta largos periodos de desvelo durante la noche y sospechas un problema del sueño del ritmo circadiano, consulta el Capítulo 14 para más información.

### Puntos clave

- Un patrón cíclico es una guía para ayudarte a interpretar con mayor precisión las señales de comportamiento de tu bebé.
- Un patrón cíclico no debe ser rígido si molesta a tu bebé.
- Mantener asociaciones del sueño negativas significa que tu bebé podría despertarse con más frecuencia y necesitar más apoyo de ti para regular sus patrones de sueño en armonía con sus necesidades biológicas.
- Un patrón cíclico por lo general no funciona cuando una bebé tiene una asociación de alimentación-sueño.

# 17
# Rutinas Diarias

> **Temas**
>
> Beneficios de una rutina.
> Ejemplo de rutinas diarias para bebés en diferentes etapas de desarrollo.
> Cómo modificar una rutina para que se adapte a tu bebé.
> Cómo establecer una rutina.
> Cómo mantener una rutina.
> Cómo saber cuando el bebé está listo para una rutina nueva.

[Con cinco meses] los patrones de alimentación y sueño de Horacio son un desorden. No puedo planear nada porque cada día es diferente. Siento que no puedo salir de casa porque no va a dormir mientras estamos fuera y nunca sé cuando va a querer tomar una siesta. Le pregunté a mi enfermera de salud acerca de una rutina para él. Ella me dijo que debía actuar dependiendo de su comportamiento. Le dije que eso es lo que he estado haciendo, pero no funciona. Ella me dijo que no puedo esperar que Horacio se ajuste a mi estilo de vida. No espero eso. Yo sólo quiero saber qué esperar. ¿Acaso es irracional esperar que tenga una rutina por ahora?
Helena

No es irracional esperar cierto grado de previsibilidad en los días de un bebé de cinco meses de edad. El hecho de que los patrones de alimentación y sueño de Horacio difieren todos los días hasta el punto donde Helena siente que no puede salir de la casa puede indicar que él requiere mayor orientación de parte ella. Una rutina probablemente sería útil.

La cuestión de las rutinas es otro tema sobre crianza muy debatido. En base a mi experiencia profesional, apoyo las rutinas para los bebés de más de cuatro meses de edad. Me parece que seguir una rutina diaria apropiada para la edad es la cosa más útil que pueden hacer los padres para promover la felicidad del bebé, después de alentar el sueño independiente.

Las necesidades de los bebés no han cambiado, pero la sociedad y la vida familiar actual han cambiado de manera significativa, y se mueven a un ritmo más acelerado, a diferencia de las generaciones pasadas. La mayoría de los bebés se llevan en salidas frecuentes con los padres cada semana, y puede ser inquietante para un bebé si la atención que recibe no es coherente con sus necesidades biológicas o si no mantiene sus ritmos circadianos. La mayoría de los padres que conozco no esperan que su bebé encaje en su estilo de vida; simplemente quieren una guía sobre cómo ajustar sus estilo de vida para promover la alegría de su bebé.

## Rutinas diarias

Una rutina diaria significa que la alimentación, el sueño, el tiempo despierto, el tiempo de juego, el baño, las salidas, etc., se producen en momentos similares cada día. Esto proporciona las señales sensoriales externas que ayudan a un bebé a estabilizar sus ritmos circadianos en un patrón de 24 horas. Una rutina diaria apropiada para la edad es una que coincide con las necesidades biológicas del bebé en su etapa actual de desarrollo.

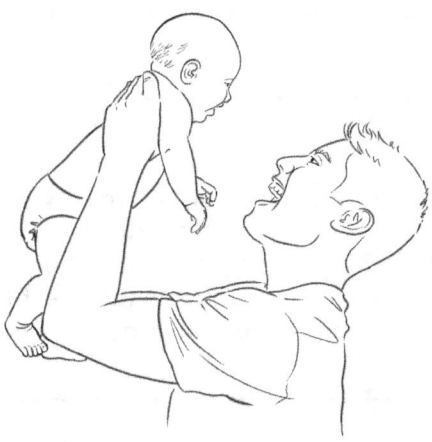

## Beneficios de una rutina

- **Físicos:** Entre más estable sea el reloj interno del bebé, mejor va a comer, dormir y sentirse, y menos problemas digestivos va a experimentar.
- **De desarrollo:** La previsibilidad ayuda al bebé a aprender qué esperar, ayudando al desarrollo de la memoria. A medida que su capacidad de recordar aumenta, él comenzará a reconocer cuando sus necesidades están a punto de satisfacerse, lo que reduce la necesidad de llorar.
- **Emocionales:** Te ayuda a anticipar las necesidades del bebé y a interpretar con mayor precisión sus señales de comportamiento, minimizando el llanto. Todos los bebés se tranquilizan cuando el cuidado es consistente y predecible. La estructura y la previsibilidad hacen que un bebé se sienta seguro y protegido. La consistencia entre los cuidadores puede reducir el estrés cuando se separa de su madre.
- **Relaciones:** Los hermanos del bebé se benefician cuando un bebé tiene una rutina. La aparición de un nuevo hermano o hermana puede ser muy inquietante, y el ajuste puede ser aún más difícil cuando la vida es impredecible y el nuevo bebé está tomando todo el tiempo de mamá. Los hermanos se benefician cuando eres capaz de coordinar su cuidado con el cuidado del bebé, ya que pueden esperar con más paciencia, sabiendo que pronto se satisfarán sus propias necesidades.
- **Padres:** Tú te beneficias al ser capaz de priorizar las necesidades de tu bebé y planificar tu día, mejorando tu capacidad de coordinar el cuidado de los miembros de la familia y/o sincronizar el cuidado de varios bebés nacidos al mismo tiempo.

---

### ¿Verdadero o falso?

**1. Las rutinas reducirán la producción de leche materna.**
FALSO: El éxito de la lactancia materna se puede mantener mientras se sigue una rutina diaria, sin embargo, puede ocurrir una menor oferta cuando las madres lactantes siguen un horario de alimentación muy estricto.

> **2. Las rutinas son restrictivas.**
>
> FALSO: Cuidar de un bebé afligido, cansado crónicamente es restrictivo. Una rutina diaria por lo general proporciona mayor satisfacción a los bebés, lo que significa más libertad para los padres. Una rutina permite a los padres identificar momentos adecuados para las salidas y citas, momentos para las visitas de miembros de la familia extendida, y momentos para sí mismos.
>
> **3. Los bebés no están listos para una rutina antes de los seis meses de edad.**
>
> FALSO: Una rutina es flexible; no es lo mismo que un horario estricto. Los bebés de todas las edades, incluso los recién nacidos, se benefician de la familiaridad, el apoyo y la previsibilidad que las rutinas proporcionan. Sin embargo, cualquier rutina necesita ser apropiada para la etapa de desarrollo del bebé. Un patrón cíclico se adapta mejor a los bebés menores de cuatro meses.

## Claves para una buena rutina

Una rutina u horario puede fallar por numerosas razones. Éstos son algunos consejos para ayudarte a planear una rutina exitosa.

### 1. Antes de comenzar

Si tu bebé depende actualmente de asociaciones del sueño negativas, esto puede impedir que autorregule sus patrones de sueño y estos pueden permanecer erráticos. Es posible que a pesar de tus mejores esfuerzos sea imposible para él seguir cualquier tipo de rutina. Cualquier problema relacionado con una asociación del sueño negativa que tu bebé pueda estar experimentando debe resolverse antes de intentar una rutina diaria. Se puede utilizar un patrón cíclico durante la fase de aprendizaje del entrenamiento para dormir, después del cual puedes cambiar a una rutina diaria. Si prefieres seguir ayudando a tu bebé a conciliar el sueño, puede ser más práctico utilizar un patrón cíclico en esta situación.

Si tu bebé sufre de crecimiento insuficiente, consulta a tu médico antes de intentar seguir una rutina.

## 2. Registra los patrones de alimentación y sueño del bebé

Una vez que te sientas seguro de que tu bebé puede autorregular sus patrones de sueño, registra tanto sus patrones de alimentación como de sueño durante tres días en el diario de sueño que se brinda en el Apéndice. Esto debería ayudarte a planear los ajustes que podrían resultar beneficiosos. Después de comparar el patrón de tres días con la rutina adecuada para la etapa de desarrollo de tu bebé, puede que descubras que ya se ha establecido una rutina y es simplemente una cuestión de ayudar a tu bebé a mantener este patrón.

## 3. Elije una rutina adecuada

> Tengo tres hijos. Dos están en la escuela. Con frecuencia tengo que despertar a mi bebé para llevarlo conmigo a dejar o recoger a mis otros hijos. No hace falta decir que no está contento con esto. He tratado de conseguir que tome una siesta antes; pero no funciona. ¿Qué puedo hacer para cambiar el horario de sus siestas para que coincida con las horas en las que necesito dejar a mis hijos en la escuela y recogerlos?
> Jimena

Una rutina está orientada a estar en armonía con los ritmos circadianos del bebé, no la conveniencia de la familia. Si lo que quieres lograr no coincide con los ritmos circadianos de tu bebé, entonces es probable que no vaya a funcionar. Sin embargo, mientras que una rutina debe coincidir con las necesidades biológicas de tu bebé, puede haber formas de coordinar los cuidados de tu bebé con la vida familiar.

A medida que tu bebé crece y madura, sus ritmos circadianos cambian. Esto significa que la rutina también debe cambiar, posiblemente tres o más veces durante sus primeros 18 meses. Tratar de seguir una rutina que él ha superado alterará a tu bebé. Lo mejor es observar los signos que indican cuándo es el momento para cambiar a una nueva rutina, en lugar de apegarse a una que ya no está funcionando.

## 4. Haz cambios graduales

Incluso cuando una rutina es adecuada en la etapa de desarrollo actual del bebé, puede tomar tiempo que sus ritmos circadianos se estabilicen. Si intentas hacer cambios rápidos o drásticos – como tratar de hacer que duerma cuando no está cansado, o alimentarlo cuando no tiene hambre – esto puede frustrarlo o crearle molestias. Tampoco quieres que un bebé con hambre o cansado espere mucho tiempo. Hacer múltiples cambios pequeños en un período de días o semanas es por lo general mejor.

Deja pasar al menos una semana para que tu bebé se adapte a una rutina, más si él está afligido por un problema de alimentación o sueño del ritmo circadiano. Si su patrón actual de alimentación o sueño indica un problema de alimentación o sueño del ritmo circadiano, resolverlo podría tomar hasta dos semanas, dependiendo de lo mucho que quieras cambiar su patrón y lo rápido que se adapte a los cambios. No trates de llevar las cosas demasiado rápido.

### 5. Balancear consistencia con flexibilidad

¿Te vas a la cama a la misma hora todas las noches y te levantas a la misma hora todas las mañanas? ¿Comes a la misma hora todos los días? ¿Consumes la misma cantidad de kilojulios/calorías en cada comida? Probablemente no. Los bebés experimentan las mismas variaciones en el apetito y los niveles de energía de un día a otro. Las rutinas diarias están diseñadas para guiar en lugar de controlar lo que hace el bebé. A diferencia de los horarios, se te anima a responder a las señales de comportamiento de tu bebé y si es necesario desviarte de la rutina.

Una rutina diaria eficaz requiere un equilibrio entre la flexibilidad y la consistencia. Aunque se fomenta la flexibilidad cuando se sigue una rutina, llega un punto en que un exceso de flexibilidad significa que no hay consistencia y, por lo tanto, no existe una rutina. Es necesario encontrar el equilibrio adecuado entre la consistencia y la flexibilidad para que la rutina se adapte tanto a tu bebé como a tu familia. Los intervalos propuestos suministrados en las siguientes rutinas de ejemplo son un buen punto de partida, pero debes juzgar cuán flexible o estructurado necesitas ser para promover la alegría de tu bebé.

## Ejemplos de rutinas

Cuatro rutinas diarias básicas atienden las cambiantes necesidades de un bebé sano y próspero alimentado con biberón en diversas etapas de desarrollo.

- 4–7 meses        rutina de 3 Siestas/5–6 comidas
- 5–8 meses        rutina de 3 Siestas/4 comidas
- 7–10 meses       rutina de 2 Siestas/4 comidas
- 8 a 12–18 meses  rutina de 2 Siestas/3 comidas más meriendas

Las recomendaciones de edad se superponen porque los bebés se desarrollan a un ritmo diferente. Si tu bebé nació prematuro, elige una rutina que coincida con su "edad corregida", la edad que tendría si hubiese nacido a término.

¿Cómo puedes saber qué rutina se adapta mejor a tu bebé? Las siguientes descripciones de ejemplos de rutina contienen comportamientos indicadores que tu bebé va a mostrar cuando esté listo para pasar a la siguiente rutina.

### Bebés de cuatro a siete meses

Tabla 17.1: Cuatro a siete meses: rutina de 3 siestas/5-6 comidas

| Hora de inicio sugerida | Actividad | Cómo fomentar el ajuste |
|---|---|---|
| 7 am | Hora de despertarse Alimentación de leche | Si el bebé se despierta antes de las 6 am, anímalo a que se vuelva a dormir; si duerme más de las 7:30 am, despiértalo, para regular su patrón de sueño durante el resto del día. Ofrécele otra alimentación poco después de que se despierta, independientemente de la hora de su última alimentación. Esto establece su patrón de alimentación para el resto del día. No esperes una alimentación completa si no hace mucho comió. |
| 8.30 am | Siesta 1 | Que sea breve, entre 30 y 60 minutos. Despiértalo después de una hora si es necesario. |
| 10.30 am | Alimentación de leche | |
| 11.30 am | Siesta 2 | La siesta más importante del día; idealmente de 1.5 – 2.5 horas. Si tu bebé se despierta antes de 1.5 horas, anímalo a volver a dormir. Cuando sea posible, quédate en casa para esta siesta para asegurarte de que dure lo suficiente. |

| Hora de inicio sugerida | Actividad | Cómo fomentar el ajuste |
|---|---|---|
| 2 pm | Alimentación de leche | |
| 4 pm | Siesta 3 | Ajústala para que sea más temprano si la siesta anterior fue corta. Esta breve siesta es idealmente de unos 30-60 minutos. Despiértalo después de 60 minutos, si es necesario. Si comienza esta siesta tarde, despiértalo a las 5 pm, para fomentar que se vaya a dormir a las 7 pm. |
| 5.30 pm | Alimentación de leche | |
| 6 pm | Baño Rutina para irse a dormir | |
| 7 pm | Irse a dormir | |
| Durante la noche | Comida durante la noche | Permítele dormir todo el tiempo que quiera entre las comidas durante la noche. Vuélvelo a dormir si se despierta en menos de 3 horas desde el inicio de la alimentación anterior. Algunos padres prefieren despertar a su bebé para ofrecerle comida tarde en la noche antes de irse a dormir. |

## Alimentaciones tarde en la noche

A medida que el sistema endocrino de tu bebé madura, su cuerpo liberará leptina (la hormona que suprime el apetito) por períodos cada vez más largos durante la noche. A los cuatro meses de edad, los bebés sanos y prósperos pueden pasar un período de cinco a nueve horas sin alimentarse, idealmente en algún momento durante la noche. Esta podría ser la primera o última parte de la noche.

Con frecuencia se les aconseja a los padres despertar a su bebé y ofrecerle una alimentación tarde en la noche, generalmente en algún momento entre las 10 pm y la medianoche o alimentarlo mientras él todavía está dormido, con la esperanza de que duerma por el resto de la noche sin necesidad de otra comida. Puede ser posible alentar a un bebé a cambiar su patrón de sueño para que duerma más tiempo en la segunda parte de la noche en lugar de la primera. Puede tomar varias semanas de ofrecer una alimentación tarde en la noche para lograr esto, y no hay garantías de que vaya a ser así.

Un bebé que es amamantado cuando está medio dormido no puede tomar el pecho en su boca lo suficientemente bien como para alimentarse o podría chupar por comodidad en lugar de comer. Esto no hará ninguna diferencia en su patrón de alimentación nocturna.

Despertar a un bebé para una alimentación tarde en la noche o alimentarlo mientras está dormido no es algo que generalmente yo recomiende ya que tiene el potencial de interferir con la progresión natural de los ritmos circadianos del bebé. Si un bebé sano y próspero no se está despertando a exigir una alimentación en la noche por su propia voluntad, entonces probablemente no necesite una. Él podría alimentarse aunque no lo necesite si su reflejo de chupar sigue presente o si tiene una asociación de alimentación-sueño. Ya sea amamantado o alimentado con biberón, si se alimenta con más frecuencia de lo normal durante la noche, puede que coma menos al día siguiente y finalmente termine con un patrón de alimentación disrítmico, con ganas de comer más que todo por la noche.

### Señales de que el bebé está listo para dejar de comer durante la noche

La mayoría pero no todos los bebés saludables y prósperos dejaran de comer durante la noche por su propia cuenta cuando estén listos en su desarrollo, excepto cuando un bebé tiene una asociación de alimentación-sueño o ha desarrollado un patrón de alimentación disrítmico. Uno o más de los siguientes patrones con frecuencia indican que un bebé sano y próspero está listo para reducir o interrumpir las comidas durante la noche:

- desinteresado en la alimentación tarde en la noche cuando es despertado
- comienza a tomar menos durante la alimentación tarde en la noche

- toma menos leche o pasa más de cuatro horas entre comidas diurnas
- empieza a estar menos interesados en amamantarse durante el día, pero sigue alimentándose regularmente y contento durante la noche. (Crecimiento saludable y seis o más pañales mojados al día indican que su irritabilidad no es un problema de alimentación.)

Si tu bebé sano y próspero no ha dejado de comer durante la noche a los siete meses de edad, entonces puedes animarle a hacerlo, si lo deseas. Consulta las Capítulo 14 por estrategias.

## Bebés de entre cinco a ocho meses

### Tabla 17.2: Cinco a ocho meses: rutina de 3 siestas/4 comidas

Con esta rutina, las comidas nocturnas, incluyendo la alimentación tarde en la noche, se detienen; se hacen cambios sutiles a las siestas y se incluyen los alimentos sólidos alrededor de los seis meses de edad.

| Hora de inicio sugerida | Actividad | Cómo fomentar el ajuste |
|---|---|---|
| 7 am | Hora de despertarse Alimentación de leche, Solidos | Si el bebé se despierta antes de las 6 am, anímalo a volverse a dormir; de lo contrario, trata de esperar hasta las 7 am para alimentarlo, para fomentar que duerma más tiempo en las mañanas en el futuro. Despiértalo a las 7:30, si es necesario. Ofrécele sólidos alrededor de 15 a 20 minutos después de completar la alimentación de leche. |
| 9 am | Siesta 1 | Una siesta de 30-40 minutos. Despiértalo después de 45 minutos, si es necesario. |

| Hora de inicio sugerida | Actividad | Cómo fomentar el ajuste |
|---|---|---|
| 11 am | Alimentación de leche, Solidos | Ofrécele sólidos ya sea ahora, 15 a 20 minutos después de terminar la alimentación de leche, o la siguiente comida. |
| 12 mediodía | Siesta 2 | La siesta más importante del día. Cuando sea posible, estate en casa para esta siesta para asegurarte de que dure lo suficiente, idealmente 1.5 – 2 horas. Anímalo a volverse a dormir si es de menos de 1 hora. |
| 3 pm | Alimentación de leche, Solidos | Ofrécele sólidos 15-20 minutos después de la alimentación de leche, solamente si no le ofreciste después de la alimentación de las 11 am. |
| 4 pm | Siesta 3 | Ajusta a antes si la siesta anterior fue corta. Esta breve siesta debe ser de unos 30 a 40 minutos. Despiértalo después de 45 minutos, si es necesario. Si comienza esta siesta tarde, despiértalo las 5 pm, para fomentar que se acueste a dormir a las 7:30 pm. |
| 6 pm | Solidos | |
| 6.30 pm | Baño Rutina para acostarse | |
| 7 pm | Alimentación de leche | |
| 7.30 pm | Hora de dormir | |

| Hora de inicio sugerida | Actividad | Cómo fomentar el ajuste |
|---|---|---|
| Durante la noche | | Si el bebé se despierta, anímalo a que se vuela a dormir sin comer. Comprueba sus necesidades de confort y ofrécele agua si es necesario. Si el bebé tiene menos de 7 meses y todavía se despierta por la noche para comer podría no estar listo para esta rutina. Regresa a la rutina para los 4-7 meses. |

## Señales de que el bebé está listo para cambiar a una rutina de 2 siestas

En algún momento entre las edades de siete a 10 meses, presta atención a los patrones de comportamiento que puedan indicar que tu bebé está listo para cambiar a una rutina diaria de 2 siestas:

- necesita más tiempo para dormirse en los momentos de siesta y/o por las noches
- se niega a acostarse a dormir durante una de sus siestas
- protesta más de lo normal cuando se acuesta a dormir
- comienza a despertar más temprano en las mañanas o se despierta temprano de su segunda siesta.

Algunos bebés demostrarán disposición para pasar a la siguiente rutina de 2 siestas y cambiarán los patrones de alimentación al mismo tiempo. Si este es el caso para ti, puedes saltarte la rutina en la Tabla 17.3 y pasar directamente a la rutina diaria que se muestra en la Tabla 17.4.

## Bebés de siete a 10 meses

Tabla 17.3: De siete a 10 meses: rutina de 2 siestas/4 comidas

| Hora de inicio sugerida | Actividad | Cómo fomentar el ajuste |
|---|---|---|
| 7 am | Hora de despertarse Alimentación de leche Solidos | Si el bebé se despierta antes de las 6 am, anímalo a que se vuelva a dormir; de lo contrario, trata de esperar hasta las 7 am para alimentarlo, para fomentar que duerma más tiempo en las mañanas en el futuro. Despiértalo a las 7:30, si es necesario. Ofréncele sólidos alrededor de 15 a 20 minutos después de completar la alimentación de leche. |
| 9.30 am | Siesta 1 | 40 minutos–2 horas. |
| 11 am | Alimentación de leche Solidos | Ofréncele sólidos 15–20 minutos después de esta alimentación o la siguiente. |
| 1 pm | Siesta 2 | 40 minutos–2 horas. Si el bebé tuvo un sueño más largo antes, retrasa la hora de inicio de esta siesta a las 2 o 2:30 pm. Si la siesta anterior fue corta, fomenta una siesta más larga ahora. Si comienza esta siesta tarde, despiértalo a las 5 pm, para fomentar que se acueste a dormir a las 7:30 pm. |
| 3 pm | Alimentación de leche | |
| 6.30 pm | Solidos | |
| 6.30 pm | Baño Rutina para acostarse | |

| Hora de inicio sugerida | Actividad | Cómo fomentar el ajuste |
|---|---|---|
| 7 pm | Alimentación de leche | |
| 7.30 pm | Hora de dormir | |
| Durante la noche | | Si el bebé se despierta, anímalo a volverse a dormir sin comer. Comprueba sus necesidades de confort y ofrécele agua si es necesario. |

Por favor ten en cuenta: Una vez que tu bebé empieza a comer alimentos sólidos podría beneficiarse de que se le ofrezca un poco de agua entre comidas. Deja que él tome tanto o tan poco como él quiera.

### Señales de que el bebé está listo para un cambio en el patrón de alimentación

Las señales de comportamiento que indican que un bebé sano y próspero está listo para una nueva rutina incluyen:

- bebe menos leche durante la alimentación con biberón
- extiende progresivamente el tiempo entre comidas de cinco o seis horas
- se niega o muestra poco interés en algunas alimentaciones con pecho.

### Bebés y niños pequeños de edades entre ocho a 12 – 18 meses

Tabla 17.4: De ocho a 12 – 18 meses: rutina de 2 siestas/3 comidas + 2 meriendas

A esta edad, los alimentos sólidos desempeñan un papel importante; el número de alimentaciones de leche se reduce y se introduce meriendas de mañana y tarde.

| Hora de inicio sugerida | Actividad | Cómo fomentar el ajuste |
|---|---|---|
| 7 am | Hora de despertarse Ofrecer sólidos antes o después de la alimentación de leche | Si el bebé se despierta antes de las 6 am, anímalo a volverse a dormir; de lo contrario, trata de esperar hasta las 7 am para alimentarlo, para fomentar que duerma más tiempo en las mañanas en el futuro. Despiértalo a las 7:30, si es necesario. |
| 9.30 | Merienda de la mañana Agua o jugo diluido | Las meriendas son opcionales. Tu bebé no siempre puede tener ganas de merendar. |
| 10 am | Siesta 1 | Despiértalo después de 90 minutos. |
| 12.00 | Almuerzo Alimentación de leche | Ofrecerle sólidos antes de la alimentación de leche. |
| 2 pm | Merienda de la tarde Agua o jugo diluido | Si está demasiado cansado para la merienda, ofrecerla después de la siesta de las 2:30 pm. |
| 2.30 pm | Siesta 2 | Adelantar si el bebé sólo tuvo una breve siesta antes. El sueño combinado de ambas siestas debe ser de 2.5 a 3 horas. Si comienza esta siesta tarde, despertarlo a las 5 pm, para fomentar que se acueste a dormir a las 7:30 pm. |
| 5 pm | Cena | |
| 6/6.30 pm | Baño Rutina para acostarse | |

| Hora de inicio sugerida | Actividad | Cómo fomentar el ajuste |
|---|---|---|
| 7 pm | Alimentación de leche | |
| 7.30 pm | Hora de dormir | Si el bebé se despierta, anímalo volverse a dormir sin comer. Revisa sus necesidades de confort y ofrécele agua si es necesario. |

## Señales de que tu hijo está listo para pasar a una rutina de una siesta

En algún momento entre los 12 y 18 meses de edad, tu hijo comenzará a mostrar señales de que está listo para eliminar una de sus siestas diurnas, ya sea tomando mucho tiempo para conciliar el sueño durante su siesta de la mañana o negándose a tomar una siesta por la tarde.

A esta edad, los niños son muy activos y se distraen con facilidad. Con frecuencia pasan por una fase de transición mientras se cambian de dos siestas a una siesta por día. Tu hijo podría querer dos siestas un día y una siesta al siguiente y dos al día siguiente, sin un patrón predecible durante unas cuantas semanas, antes de finalmente quedarse con una rutina de una siesta al día. La mayoría de los niños luego continúan de esta manera hasta entre los tres años y medio y los cinco años de edad. Cuando tu hijo esté listo para cambiar a una siesta al día, adelanta la hora del almuerzo, a las 11 o las 11:30 am, y ofrécele una siesta inmediatamente después.

## Cómo variar los ejemplos de rutinas

Estas rutinas de ejemplo están diseñadas para coincidir con los ritmos biológicos naturales de un bebé en diferentes etapas de desarrollo. Sin embargo, los bebés difieren en su grado de desarrollo, por lo que es importante no ser rígido. No es esencial que tu bebé siga una rutina exactamente. También necesitas guiarte por las señales de comportamiento de tu bebé. Un margen de flexibilidad de media o una hora a cada lado de los tiempos recomendados por lo general está bien. Más allá de ese rango, los beneficios podrían perderse.

A los cuatro meses de edad, el reflejo de succión del bebé se habrá desvanecido y podrá autorregular la ingesta de leche para satisfacer sus necesidades nutricionales, lo que significa que puede ser más flexible en cuanto a los tiempos de alimentación en comparación con las horas de dormir. Si es necesario, dale a tu bebé un poco de algo para que aguante hasta la próxima alimentación recomendada, pero trata de evitar un patrón de alimentación de picoteo ya que esto puede tener un impacto negativo en su sueño.

Puedes cambiar las horas de despertarse recomendadas de una rutina, siempre y cuando todos los tiempos de sueño y alimentación se cambien de manera correspondiente. Si la hora de despertarse deseada es muy diferente a la hora de despertarse actual de tu bebé, necesitas tomar las cosas con calma para permitir que su reloj biológico se ajuste. Recuerda que las condiciones tienen que ser propicias para dormir. Utiliza persianas que bloqueen la luz si quieres que duerma más allá del amanecer.

El propósito principal de seguir una rutina es ayudar a tu bebé a estabilizar su reloj interno a un patrón de 24 horas brindándole atención, como la alimentación y el sueño, a momentos similares cada día. Si encuentras estas rutinas de muestra demasiado restrictivas, un patrón cíclico podría adaptarse mejor.

Simplemente no es posible incluir todas las variaciones que se pueden hacer a una rutina. Tu desafío es encontrar qué funciona mejor para tu bebé y tu familia. Utiliza los tiempos recomendados sólo como una guía.

## Adaptar las rutinas para que se ajusten a un bebé alimentado con leche materna

Los tiempos de alimentación recomendadas proporcionados en las rutinas de muestra anteriores son para bebés alimentados con biberón. Los padres de bebés alimentados con leche materna pueden igual seguir una rutina diaria, sin embargo, se requiere mayor flexibilidad.

Para los bebés de más de cuatro meses de edad, los patrones de sueño infantil son la clave para ayudar a un bebé a estabilizar los ritmos circadianos en un patrón de 24 horas. El número de comidas o el momento de la alimentación del bebé no es tan relevante como el momento y la duración del sueño del bebé. Puedes amamantar a demanda o seguir un régimen de alimentación de semi-demanda y seguir utilizando una rutina para apoyar los patrones de sueño de tu bebé.

Trata de evitar que tu bebé picotee constantemente ya que esto puede influir negativamente en sus patrones de sueño, o dejar que él se duerma mientras toma pecho, ya que esto fomentará una asociación de alimentación-sueño que puede luego impedirle ser capaz de seguir una rutina.

## Cómo establecer una rutina

Compara el patrón de sueño de tu bebé, el cual has registrado en el diario de sueño, con la rutina recomendada para su edad y decide si es necesario realizar algún ajuste.

Fomentar un cambio en los patrones de alimentación de un bebé podría implicar ampliar gradualmente el tiempo entre comidas, aumentando la cantidad de leche que se ofrece en algunas, o reduciendo la cantidad o el número de comidas que se ofrecen durante la noche.

Ajustar los patrones de sueño puede implicar uno o más de los siguientes cambios, dependiendo de cómo desees ajustarlos:

- Dale la oportunidad de volverse a dormir si se despierta demasiado temprano en la mañana o de la siesta; o despiértalo por la mañana o de una siesta si duerme demasiado tiempo.
- Colócalo en la cama un poco más temprano o más tarde de lo normal.
- Mantenlo despierto un poco más de lo normal antes de la siesta o la hora de acostarse.

Al empezar a seguir una rutina, recuerda que un bebé no va a dormir si no está cansado y que no debes tratar de hacer que coma si indica que no tiene hambre.

No es realista esperar que tu bebé se adapte instantáneamente a los cambios en su rutina, especialmente si estos son significativos. Realizar ajustes gradualmente, en incrementos de 15 o 30 minutos al día durante período de tres a siete días permitirá que su reloj biológico se adapte, y minimizará cualquier irritabilidad resultante.

## Qué esperar mientras se ajusta el reloj interno del bebé

Establecer una rutina puede requerir varios días para que los ritmos circadianos de tu bebé, los cuales influyen en todas sus funciones físicas, se ajusten. Algunas personas, cuando viajan a zonas horarias diferentes, se sienten un poco mal durante unos días hasta que los ritmos circadianos se ajustan. Lo mismo ocurre para los bebés, por lo que es una buena razón para tomar las cosas con calma.

## Cómo mantener una rutina

Una vez que los ritmos circadianos de tu bebé se hayan ajustado, él puede seguir cómodamente la rutina con sólo una mínima orientación de tu parte. Es posible que aún tengas que brindarle las señales externas que necesita para mantener su patrón circadiano de 24 horas. Aunque la flexibilidad se alienta, lo que se necesita es consistencia.

### Bebé Enrique

Enrique, a la edad de cinco meses, había sido alguna vez un bebé inquieto y llorón. Sin embargo, una vez que su madre, Juliana, lo animó a aprender a dormirse de manera independiente, sus siestas se alargaron y él era mucho más feliz. Sólo se preocupaba o lloraba cuando tenía hambre o estaba cansado. Juliana tomó mi sugerencia de probar una rutina diaria flexible adecuada para la edad de desarrollo de Enrique para ver si esto ayudaba a reducir aún más su llanto, y se encontró con que Enrique no tenía necesidad de quejarse para hacerle saber que estaba hambriento o cansado. Por medio de la rutina, Juliana fue capaz de anticipar cuando a Enrique le daba hambre o estaba cansado y le ofrecía comida o dormir, adelantándose a su necesidad de quejarse o llorar. Él aceptaba felizmente la comida y con frecuencia se dormía sin un quejido. Juliana se dio cuenta de que si ella se desviaba mucho de la rutina, Enrique empezaba de nuevo a quejarse y a llorar.

La rutina de Enrique tendría que cambiar a medida que maduraba, señalé, y le dije cuándo esperar estos cambios, y qué señales observar, como que él tomara más tiempo para dormirse o pasara períodos más largos entre comidas. Cuando Juliana observaba señales que indicaban que Enrique estaba apunto de cambiar a una nueva rutina, normalmente le tomaba una semana o más adaptarse a ella.

**Puntos clave**

- Una rutina diaria debe coincidir con los ritmos biológicos naturales de tu bebé.
- La rutina de un bebé va a cambiar muchas veces en su primer año de vida.
- Una rutina significa hacer cosas en momentos similares cada día. Una rutina no debe confundirse con un horario, que dicta los tiempos fijos para proporcionar el cuidado del bebé.
- Las rutinas requieren flexibilidad, pero demasiada flexibilidad borra los beneficios y puede ser molesto para tu bebé.
- Es mejor guiar al bebé a que autorregule sus patrones de sueño y se duerma de forma independiente, sin apoyos o ayudas no fiables, antes de intentar seguir una rutina.

# Conclusión

Felicitaciones. A estas alturas, tú:

- has mejorado tu capacidad para identificar señales de comportamiento infantiles que indican cansancio
- reconoces cómo los bebés se comportan cuando se cansan en exceso
- comprendes el impacto de las asociaciones del sueño sobre la capacidad del bebé para dormir
- sabes que hay más de una manera de cambiar las asociaciones del sueño de un bebé y
- aprecias tu papel de ayudarle a tu bebé a estabilizar sus ritmos circadianos.

Ahora posees las herramientas para resolver los problemas de comportamiento de sueño infantil que tu bebé puede estar experimentando. Si tienes dificultades para la aplicación de las estrategias recomendadas, hay lugares a los que puedes acudir para obtener información, asesoramiento y apoyo personalizado.

## Dónde encontrar más ayuda

Si necesitas más ayuda visita mi sitio web Consejos sobre el cuidado de los niños: http://www.babycareadvice.com

Allí encontrarás enfermeras infantiles calificadas, consultores de lactancia y otros profesionales de la salud, escogidos por mí por su amplia experiencia y conocimientos en el tratamiento de problemas del cuidado del bebé. Estos profesionales de la salud están disponibles para ofrecer consejos personalizados sobre crianza y seguimiento de apoyo a través de nuestro servicio de consulta.

También encontrarás artículos sobre otros temas del cuidado del bebé y una lista actualizada de organizaciones calificadas para ayudarte a lidiar con diversos problemas del cuidado infantil.

También visita mi sitio web Serie Tu Bebé http://www.yourbabyseries.com. Allí encontrarás mi blog, Foro de padres, extractos de publicaciones actuales y próximas escritas por mí sobre temas del cuidado del bebé como la lactancia materna, la alimentación con biberón, la comprensión de las necesidades y las señales de comportamiento del bebé, y las razones y soluciones para la irritabilidad infantil.

# Apéndice

## Diario del sueño

Rellena este diario de sueño durante una semana, etiquetando los tiempos dormido, despierto, alimentación y llanto. Esto te dará una idea más clara de lo que está molestando a tu hijo. Puedes ver si el bebé está durmiendo cantidades desproporcionadas de tiempo durante el día. O puede ser que encuentres que el llanto es más intenso en las tardes si el bebé ha tenido siestas inadecuadas para su grupo de edad durante el día.

Una vez que tengas una idea más clara, si sientes que necesitas más ayuda puedes informar a tu proveedor de atención médica, para que juntos puedan tomar las medidas adecuadas. O puedes probar estrategias que contiene ellibro .

## DIAGRAMA DE FLUJO SEMANAL

| Dia | 7am | 8am | 9am | 10am | 11am | 12pm | 1pm | 2pm | 3pm | 4pm | 5pm | 6pm | 7pm | 8pm | 9pm | 10pm | 11pm | 12am | 1am | 2am | 3am | 4am | 5am | 6am |
|-----|-----|-----|-----|------|------|------|-----|-----|-----|-----|-----|-----|-----|-----|-----|------|------|------|-----|-----|-----|-----|-----|-----|
|     |     |     |     |      |      |      |     |     |     |     |     |     |     |     |     |      |      |      |     |     |     |     |     |     |

■ Dormido     L Llanto

☐ Despierto     ◪ Media Hora

A Alimentación

| Dia | 7am | 8am | 9am | 10am | 11am | 12pm | 1pm | 2pm | 3pm | 4pm | 5pm | 6pm | 7pm | 8pm | 9pm | 10pm | 11pm | 12am | 1am | 2am | 3am | 4am | 5am | 6am |
|-----|-----|-----|-----|------|------|------|-----|-----|-----|-----|-----|-----|-----|-----|-----|------|------|------|-----|-----|-----|-----|-----|-----|
| Lunes |  |  | A |  |  | A | L |  |  | A |  |  |  |  |  |  | A |  | A |  | A |  |  | A |

Ejemplo

# Notas Finales

1. OG Jenni, HZ Fuhrer, I Iglowstein, L Molinari y RG Largo, 'A longitudinal study of bed sharing and sleep problems among Swiss children in the first 10 years of life' [Un estudio longitudinal del colecho y los problemas de sueño entre los niños suizos en los primeros 10 años de vida], Pediatrics, 2005, 115, pp 233–40; P Lam, H Hiscock y M Wake, 'Outcomes of infant sleep problems: A longitudinal study of sleep, behavior, and maternal well-being' [Resultados de los problemas de sueño infantiles: Un estudio longitudinal del sueño, la conducta y el bienestar de la madre], Journal of Pediatrics, 2003, 111, pp203–07.
2. KH Archbold, KJ Pituch, P Panahi y RD Chervin, 'Symptoms of sleep disturbances among children at two general pediatric clinics' [Síntomas de los trastornos de sueño en los niños de dos clínicas pediátricas generales], Journal of Pediatrics, 2002, 140, pp 97–102; JA Owens, A Spirito, M McGuinn y C Nobile, 'Sleep habits and sleep disturbance in elementary school-aged children' [Hábitos de sueño y trastornos de sueño en niños en edad de escuela primaria], Journal of Developmental and Behavioral Pediatrics, 2000, 21, pp 27–36.
3. SR Goldfeld, M Wright y F Oberklaid, 'Parents, infants and health care: Utilization of health services in the first 12 months of life', Journal of Paediatrics and Child Health, 2003, 39(4), pp 249–53.
4. A Host, 'Cow's milk allergy', Journal of the Royal Society of Medicine, 1997, 90(S30), pp 34–39.
5. M Wake, K Heskethand y J Lucas, 'Teething and tooth eruption in infants: A cohort study', Pediatrics, 2000, 106, pp 1374–79.
6. KL Armstrong, N Previtera y RN McCallum, 'Medicalizing normality? Management of irritability in babies', Journal of Paediatrics and ChildHealth, 2000, 36(4), pp 301–05.
7. WH Frey y M Langseth, Crying: The mystery of tears, Winston Press Inc, Minneapolis, 1985.
8. MV Woodridge y C Fisher, 'Colic "overfeeding", and symptoms of lactose malabsorption in the breast-fed baby: A positive artifact of feed management?', Lancet, 1988, pp 383–84.
9. The Merck Manuals, Online Medical Library, http://www.merck.com/mmpe/sec19/ch286/ch286b.html (citado 7/11/11); PH Casey, 'Management of children with failure to thrive in a rural ambulatory

setting', *Clinical Pediatrics*, 1984, 23(6), pp 325-30; RH Sills, 'Failure to thrive: The role of clinical and laboratory evaluation', *American Journal of Diseases of Children*, 1978, 132(10), pp 967-69.

10 W Damon y RM Lerner, *Handbook of Child Psychology: Social, emotional, and personality development*, John Wiley & Sons, Hoboken, Nueva Jersey, 2006, p 28.

11 BJ Sadock y VA Sadock, *Kaplan & Sadock's Concise Textbook of Clinical Psychiatry*, Lippincott, Williams and Wilkins, Filadelfia, PA, 2008, p 662.

12 K Spiegel, R Leproult y E van Cauter, 'Impact of sleep debt on metabolic and endocrine function', *Lancet*, 1999, 354, pp 1435-39; R Leproult, G Copinschi, O Buxton y E van Cauter, 'Sleep loss results in an elevation of cortisol levels the next evening', *Sleep*, 1997, 20, pp 865-70.

13 JM Siegel, 'Functional implications of sleep development', *PLoS Biology*, 2005, 3(5), pp 756-58.

14 NL Rogers, MP Szuba, JP Staab, DL Evans y DF Dinges, 'Neuroimmunologic aspects of sleep and sleep loss', *Seminars in Clinical Neuropsychiatry*, 2001, Octubre, 6(4), pp 295-307.

15 M Rutter (ed), *Developmental Psychiatry*, American Psychiatric Press, Washington DC, 1987, p 124.

16 TF Anders, 'Night-waking in infants during the first year of life', *Pediatrics*, 1979, 63, pp 860-64.

17 R Ferber y M Kryger, *Principles and Practice of Sleep Medicine in the Child*, Saunders, Filadelfia, 1995.

18 TF Anders, LF Halpern y J Hua, 'Sleeping through the night: A developmental perspective', *Pediatrics*, 1992, 90(4), pp 554-60; BL Goodlin-Jones, MM Burnham, EE Gaylor y TF Anders, 'Night-waking, sleep organization, and self-soothing in the first year of life', *Journal of Developmental & Behavioral Pediatrics*, 2001, 224(6), pp 226-33.

19 P Franco, N Seret, JN van Hees, S Scaillet, J Groswasser y A Kahn, 'Influence of swaddling on sleep and arousal characteristics of healthy infants', *Pediatrics*, 2005, 115(5), pp 1307-11, http://pediatrics.aappublications.org/cgi/content/abstract/115/5/1307 (citado 24/3/11).

20 CM Gerard, KA Harris y BT Thach, 'Spontaneous arousals in supine infants while swaddled and unswaddled during rapid eye movement and quiet sleep', *Pediatrics*, 2002, 110(6), p 70, http://pediatrics.aappublications.org/cgi/content/full/110/6/e70 (citado 24/3/11).

21 J Piaget y B Inhelder, *Memory and Intelligence*, Routledge y Kegan Paul Ltd, Londres, 1973.

22. MM Burnham, BL Goodlin-Jones, EE Gaylor y TF Anders, 'Use of sleep aids during the first year of life', *Pediatrics*, 2002, 109(4), pp 594–601, http://pediatrics.aappublications.org/cgi/content/full/109/4/594 (cited 24/3/11).
23. I Paret, 'Night waking and its relationship to mother-infant interaction in nine month old infants', en J Call, E Galenson, R Tyson (eds), *Frontiers of Infant Psychiatry*, Basic Books, Nueva York, NY, 1983, pp 171–78.
24. RH Passman, 'Providing attachment objects to facilitate learning and reduce distress: The effects of mothers and security blankets', *Developmental Psychology*, 1977, 13, pp 25–28.
25. Anders, et al, 'Sleeping through the night...', pp 554–60.
26. American Academy of Pediatrics, 'Sleeping and eating issues; Practice guide', http://www.aap.org/sections/scan/practicingsafety/Modules/SleepingFeeding/SleepingEatingIssues.pdf - 2010-03-12(citado 17/10/11).
27. Archbold, et al, 'Symptoms of sleep disturbances ...', pp 97–102; Owens, et al, 'Sleep habits and sleep disturbance ...', pp 27–36.
28. P Franco, S Chabanski, S Scaillet, J Groswassera y A Kahnaet, 'Pacifier use modifies infant's cardiac autonomic controls during sleep', *Early Human Development*, 2004, 77(1–2), pp 99–108.
29. CR Howard, FM Howard, B Lanphear, S Eberly, EA deBlieck, D Oakes y RA Lawrence, 'Randomized clinical trial of pacifier use and bottle-feeding or cup-feeding and their effect on breastfeeding', *Pediatrics*, 2003, 111, pp 511–18.
30. CW Binns y JA Scott, 'Using pacifiers: What are breastfeeding mothers doing?', *Breastfeed Review*, 2002, 10, pp 21–25.
31. RO Mattos-Graner, AB de Moraes, RM Rontani y EG Birman, 'Relation of oral yeast infection in Brazilian infants and use of a pacifier', *ASDC Journal of Dentistry for Children*, 2001 Enero–Febrero, 68(1), pp 33–36, 10; E Comina, K Marion, F Renaud, J Dore, E Bergeron y J Freney, 'Pacifiers: A microbial reservoir', *Nursing & Health Sciences*, 2006, 8(4), pp 216–23.
32. MM Roversa, ME Numansa, E Langenbacha, DE Grobbeea, TJM Verheija y AGM Schilderb, 'Is pacifier use a risk factor for acute otitis media? A dynamic cohort study', *Journal of Family Practice*, 2008, 25(4), pp 233–36; JJ Warren, SM Levy, HL Kirchner, AJ Nowak y GR Bergus, 'Pacifier use and the occurrence of otitis media in the first year of life', *Pediatric Dental Journal*, 2001, 23, pp 103–07.
33. LL Shotts, DM McDaniel y RA Neeley, 'The impact of prolonged pacifier use on speech articulation: A preliminary investigation', *Contemporary Issues in Communication Science and Disorders*, 2008, 35, pp 72–75.

34  JJ Warren y SE Bishara, 'Duration of nutritive and nonnutritive sucking behaviors and their effects on the dental arches in the primary dentition', *American Journal of Orthodontics and Dentofacial Orthopedics*, 2002, 121, pp 347–56; E Larsson, 'Sucking, chewing, and feeding habits and the development of crossbite: A longitudinal study of girls from birth to 3 years of age', *Angle Orthodontics*, 2001, 71, pp 116–19.
35  P Franco, S Scaillet, V Wemenbol, F Valente, J Groswasser y A Kahn, 'The influence of a pacifier on infants' arousals from sleep', *Journal of Pediatrics*, 200, 136, pp 775–79.
36  TB Brazelton y J Sparrow, *Touchpoints: Your child's emotional and behavioral development, Birth to 3 – The essential reference for the early years*, Perseus Books Group, Nueva York, NY, 2009.
37  M Weissbluth, *Your Fussy Baby*, Ballantine Books, Nueva York, NY, 2003, p 93.
38  KD Ramos y DM Youngclarke, 'Parenting advice books about child sleep; Co-sleeping and cry it out', *Sleep*, 2006, 29(12), pp 1610–23.
39  M Weissbluth, *Healthy Sleep Habits, Happy Child*, Ballantine Books, Nueva York, NY, 2003, p 103.
40  R Ferber, *Solve Your Child's Sleep Problems*, Simon & Schuster Inc, Nueva York, NY, 1985, p 62.
41  JA Mindell, *Sleeping Through the Night*, HarperCollins Books, Nueva York, NY, 2005, pp 99–104.
42  H Hiscock, 'Randomised controlled trial of behavioural infant sleep intervention to improve infant sleep and maternal mood', *British Medical Journal*, 2002, 324, pp 1062–65.
43  BR Kuhn y AJ Elliott, 'Treatment efficacy of behavioral pediatric sleep medicine', *Journal of Psychosomatic Research*, 2003, 54, pp 587–97; PWL Ramchandani, V Webb y GA Stores, 'Systematic review of treatments for settling problems and night waking in young children', *British Medical Journal*, 200, 320, pp 209–13.
44  Ramos, et al, 'Parenting advice books …', pp 1610–23.
45  M Sunderland, *The Science of Parenting*, Dorling Kindersley Ltd, Londres, 2006, p 79.
46  W Sears, *Nighttime Parenting*, Penguin Books, Nueva York, NY, 1999, p 77.
47  W Sears y M Sears, *The Fussy Baby Book*, Little, Brown and Company, Nueva York, NY, 1996, p 39.
48  R Grille, *Parenting for a Peaceful World*, Longueville Books, Sídney, 2005, p 311.

49  A Gethin y B Macgregor, *Helping Your Baby to Sleep*, Finch Publishing, Sídney, 2007, pp 57, 93.
50  P McKay, *100 Ways to Calm the Crying*, Thomas C Lothian Pty Ltd, Melbourne, 2002, pp 13-14.
51  K McGeown, 'Life in Ceausescu's institutions', *BBC News*, 12 de Julio de 2005, http://news.bbc.co.uk/2/hi/europe/4630855.stm (citado 25/3/11); K McGeown, 'What happened to Romania's orphans?', *BBC News*, 8 de Julio de 2005, http://news.bbc.co.uk/2/hi/europe/4629589.stm (citado 25/3/11); HT Chugani, ME Behen, O Muzik, **C Juhász, F Nagy y DC Chugani**, 'Local brain functional activity following early deprivation: A study of postinstitutionalized Romanian orphans', *Neuroimage*, 2001, 14(6), pp 1290-301.
52  KG France, 'Behavior characteristics and security in sleep-disturbed infants treated with extinction', *Journal of Pediatric Psychology*, 1992, 17(4), pp 467-75; B Eckerberg, 'Treatment of sleep problems in families with young children: Effects of treatment on family well-being', *Acta Paediatria*, 2004, 93(1), pp 126-34; VI Pickert y CM Johnson, 'Reducing nocturnal awakening and crying episodes in infants and young children; A comparison between scheduled awakenings and systematic ignoring', *Pediatrics*, 1998, 81, pp 203-12; JL Owens, KG France y L Wiggs, 'Behavioural and cognitive-behavioural interventions for sleep disorders in infants and children', *Sleep Medicine Reviews*, 1999, 3(4), pp 281-302.
53  Murdoch Institute, 'Research news: "Controlled crying" technique safe for babies', http://www.mcri.edu.au/pages/research/news/2010/3/controlled-crying-technique-safe-for-babies.asp (citado 24/3/11).
54  AN Schore, 'The experience-dependent maturation of regulatory system in the orbital prefrontal cortex and the origin of developmental psychopathology', *Development and Psychopathology*, 1996, 8, pp 59-87; AN Schore, 'The effects of early relational trauma on right brain development, affect regulation, and infant mental health', *Infant Mental Health Journal*, 2001, 22, pp 201-69.
55  BD Perry, RA Pollard, TL Blakely y D Vigilante, 'Childhood trauma, The neurobiology of adaptation and "use-dependent" development of the brain: How "states" become "traits"', *Infant Mental Health Journal*, 1995, 16(4), pp 271-91.
56  SE Hyman, *The Science of Mental Health: Stress and the brain*, Routledge, Londres, Vol 9, 2001, p 3.
57  DA Lott, 'Brain development, attachment and impact on psychic vulnerability', *Psychiatric Times*, Online,1998, 15(5).

58  I Bretherton, 'The origins of Attachment Theory: John Bowlby and Mary Ainsworth', *Developmental Psychology*,1992, 28, pp 759–75, http://www.psychology.sunysb.edu/attachment/online/inge_origins.pdf *(citado 24/3/11)*.
59  Eckerberg, 'Treatment of sleep problems ...', pp 126–34.
60  H Hiscock, JK Bayer, A Hampton, O Ukoumunne y M Wake, 'Long-term mother and child mental health effect of a population-based infant sleep intervention: Cluster-randomized, controlled trial', *Pediatrics*,2008, 122, pp 621–27.
61  JJ McKenna, 'Babies need their mothers beside them', *Natural Child*, http://www.naturalchild.org/james_mckenna/babies_need.html (cited 2/1/11).
62  UNICEF, 'Childhood under threat. The state of the world's children 2005', http://www.unicef.org/sowc05/english/index.html (cited 2/1/11).
63  Australian Breastfeeding Association, *Breastfeeding Naturally*, Australian Breastfeeding Association,Malvern, Vic, 2009, p 105; La Leche League International, *The Womanly Art of Breastfeeding*, 8$^{va}$ edición, La Leche League International, Nueva York, NY, 2010, p 231.
64  JJ McKenna, SS Mosko y CA Richard, 'Bedsharing promotes breastfeeding', *Pediatrics*, 1997, 100(2), pp 214–19.
65  McKenna, et al, 'Bedsharing promotes breastfeeding', pp 214–19.
66  LH Amir y SM Donath, 'Socioeconomic status and rates of breastfeeding in Australia: Evidence from three recent national health surveys', *Medical Journal of Australia*, 2008, 189(5), pp 254–56.
67  R Li, SB Fein, J Chen yLM Grummer-Strawn, 'Why mothers stop breastfeeding: Mothers' self-reported reasons for stopping during the first year', 2008, http://pediatrics.aappublications.org/cgi/content/full/122/Supplement_2/S69 (citado 25/11/11);
K Schwartz, HJ D'Arcy, B Gillespie, J Bobo, M Longeway y B Foxman, 'Factors associated with weaning in the first 3 months postpartum', *Journal of Family Practice*, 2002, 51(5), pp 439–44.
68  Australian Breastfeeding Association, *Breastfeeding Naturally*, p 105; La Leche League International, *The Womanly Art of Breastfeeding*, p 231.
69  Sears, *Nighttime Parenting*, p 34; MJ Heinig, 'Bed sharing and infant mortality: Guilt by association?', *Journal of Human Lactation*, 2000, 16, pp 189–91.
70  G Puig y Y. Sguassero, 'Early skin-to-skin contact for mothers and their healthy newborn infants: RHL commentary', revisado 9/11/2007, *The WHO Reproductive Health Library*, Ginebra, Organización Mundial de

la Salud, http://apps.who.int/rhl/newborn/gpcom/en/index.html (citado 10/11/11).

71 A. Maslow, 'Hierarchy of needs', in C Zastrow and KK Kirst-Ashman, *Understanding Human Behavior and the Social Environment*, 8$^{va}$ edición, Book/Cole, Cengage Learning, Belmont, CA, 2010, p 448.

72 T Lewis, F Amini y R Lannon, *A General Theory of Love*, Vantage Books, Nueva York, NY, 2000, p 75.

73 ES Buchholz, *The Call of Solitude: Alonetime in a world of attachment*, Simon & Schuster, Nueva York, NY, 1997.

74 DW Winnicott (1958) 'The capacity to be alone', in DW Winnicott, *The Maturational Processes and the Facilitating Environment*, International University Press, Nueva York, NY, 1980, pp 29–36.

75 'Back to sleep public education campaign', *National Institute of Child Health and Human Development*, http://www.nichd.nih.gov/sids/ (cited 10/1/11).

76 JJ McKenna y T McDade, 'Why babies should never sleep alone: A review of the co-sleeping controversy in relation to SIDS, bedsharing and breast feeding', *Paediatric Respiratory Reviews,* 2005, 6, pp 134–52.

77 S Mosko, C Richard y JJ McKenna, 'Maternal sleep and arousals during bedsharing with infants', *Sleep*, 1997, 20(2), pp 142–50; JJ McKenna and SS Mosko, 'Sleep and arousal, synchrony and independence, among mothers and infants sleeping apart and together (same bed): An experiment in evolutionary medicine', *Acta Paediatrica Supplement*, 1994, 397, pp 94–102.

78 JJ McKenna, E Thoman, T Anders, A Sadeh, V Schechtman y S Glotzbach, 'Infant-parent co-sleeping in evolutionary perspective: Implications for understanding infant sleep development and the Sudden Infant Death Syndrome (SIDS)', *Sleep*,1993, 16,pp 263–82.

79 JJ McKenna, 'Is sleeping with my baby safe? Can it reduce the risk of SIDS?', *The Natural Child Project*, http://www.naturalchild.org/james_mckenna/sleeping_safe.html (citado 12/1/11).

80 PS Blair, P Sidebotham, C Evason-Coombe, M Edmonds, EMA Heckstall-Smith y P Fleming, 'Hazardous cosleeping environments and risk factors amenable to change: Case-control study of SIDS in south west England', *British Medical Journal*,2009, 339:b3466 *http://www.bmj.com/content/339/bmj.b3666.full.pdf+html (cited 5/2/11).*

81 PS Blair, PJ Fleming, IJ Smith, M Ward Platt, J Young, P Nadin, PJ Berry y J Golding, 'Babies sleeping with parents: Case-control study of factors influencing the risk of the Sudden Infant Death Syndrome. CESDI SUDI Research Group', *British Medical Journal*, 1999, 319, pp 1457–61.

82 PS Blair, 'Sudden Infant Death Syndrome epidemiology and bed-sharing', *Paediatrics and Child Health*, 2006, 11, pp 29–31; C James, H Klenka y D Manning, 'Sudden Infant Death Syndrome: Bed-sharing with mothers who smoke', *Archives of Disease in Childhood*, 2003, 88(2), pp 112–13.

83 JS Kemp, B Unger, D Wilkins, RM Psara, TL Ledbetter, MA Graham, M Case y BT Thach, 'Unsafe sleep practices and an analysis of bed sharing among infants dying suddenly and unexpectedly: Results of a four-year, population-based, death scene investigation study of Sudden Infant Death Syndrome and related deaths', *Pediatrics*, 2000, 106(3), p 41, http://pediatrics.aappublications.org/cgi/content/full/106/3/e41 (citado 11/11/11).

84 FR Hauck, SM Herman, M Donovan, S Iyasu, C Merrick Moore, E Donoghue, RH Kirschner y M Willinger, 'Sleeping environment and the risk of Sudden Infant Death Syndrome in an urban population: The Chicago Infant Mortality Study', *Pediatrics*, 2003, 111, pp 1207–14.

85 PJ Fleming, PS Blair y J McKenna, 'New knowledge, new insights and new recommendations', *Archives of Disease in Childhood*, 2006, 91(10), pp 799–801.

86 Kemp, et al, 'Unsafe sleep practices ...', p 41.

87 PJ Fleming, PS Blair, C Bacon y PJ Berry (eds), *Sudden Unexpected Deaths in Infancy: The CESDI SUDI studies, 1993–1996*, The Stationary Office, Londres, 2000.

88 Hauck, et al, 'Sleeping environment and the risk ...', pp 1207–14.

89 RG Carpenter, LM Irgens, PS Blair, P Fleming, J Huber, G Jorch y P Schreuder, 'Sudden unexplained infant death in 20 regions in Europe: Case control study', *Lancet*, 2004, 363, pp 185–91; DM Rappin, R Ecob y H Brooke, 'Bedsharing, room sharing and sudden infant death syndrome in Scotland: A case controlled study', *Journal of Pediatrics*, 2005, 147, pp 32–37; JH Ruys, GA De Jonge, R Brand, AC Engelberts y BA Semmekrot, 'Bed-sharing in the first four months of life: A risk factor for sudden infant death', *Acta Paediatrica*, 2007, 96(10), pp 1399–403.

90 McKenna, 'Is sleeping with my baby safe?...'.

91 EA Mitchell, 'Sudden Infant Death Syndrome: Should bed-sharing be discouraged?', *Archive of Pediatric and Adolescent Medicine*, 2007, 161, pp 305–06; EA Mitchell, 'Risk factors for SIDS', *British Medical Journal*, 2009, http://www.bmj.com/content/339/bmj.b3466.full (citado 25/11/11); C McGarvery, K McDonnell y M O'Reagan, 'An 8-year study of risk factors for SIDS: Bedsharing versus non bed-sharing', *Archive of Disease in Childhood*, 2006, 91, pp 318–23.

92   EA Mitchell y JM Thompson, 'Cosleeping increases the risk of sudden infant death syndrome but sleeping in the parent's bedroom lowers it', en TO Rognum (ed), *Sudden Infant Death Syndrome: New trends in the nineties*, Scandinavian University Press, Oslo Noruega, 1995.

93   SIDS and Kids National Scientific Advisory Group (NSAG), 'Information statement – Sleeping with a baby', SIDS and Kids http://www.sidsandkids.org/wp-content/uploads/Room_Sharing.pdf (cited 25/11/11).

94   Task Force on Sudden Infant Death Syndrome, 'The changing concept of Sudden Infant Death Syndrome: Diagnostic coding shifts, controversies regarding the sleeping environment, and new variables to consider in reducing risk', *Pediatrics*, 2005, 116(5), pp 1245–55.

95   'CDC: Infant suffocation, strangulation deaths quadruple over 20 years', FOX News, 26 Enero 2009, http://www.foxnews.com/story/0,2933,483064,00.html#ixzz1Aa2hUKU4 (citado 25/11/11); CK Shapiro-Mendoza, M Kimball, KM Tomashek, RN Anderson y S Blanding, 'US infant mortality trends attributable to accidental suffocation and strangulation in bed from 1984 through 2004: Are rates increasing?', *Pediatrics*, 2009, 123(2), pp 533–39.

96   M Willinger, C Ko, HJ Hoffman, RC Kessler y MJ Corwin, 'Trends in infant bed sharing in the United States, 1993–2000', *Archives of Pediatric and Adolescent Medicine*, 2003, 157, pp 43–49.

97   G Lower, 'Co-sleeping puts babies' lives at risk, inquest told', *The Australian*, 22 Octubre 2009, http://www.theaustralian.com.au/news/co-sleeping-puts-babies-lives-at-risk-inquest-told/story-e6frg6p6-1225789767962 (citado 25/11/11).

98   'Co-sleeping a risk for young babies', *Daily Telegraph*, 30 Septiembre 2010, http://www.dailytelegraph.com.au/news/breaking-news/co-sleeping-a-risk-for-young-babies/story-e6freuz0-1225932454850 (citado 25/11/11).

99   Armstrong, et al, 'Medicalizing normality? ...', pp 301–05.

100  T Lange, S Dimitrov y J Born, 'Effects of sleep and circadian rhythm on the human immune system', *Annals of the New York Academy of Sciences*, 2010, 1193, pp 48–59.

101  Canadian Centre for Occupational Health and Safety, 'Rotational shiftwork', http://www.ccohs.ca/oshanswers/ergonomics/shiftwrk.html#_1_4 (citado 16/07/2011); LC Antunes, R Levandovski, G Dantas, W Caumo y HP Hidalgo, 'Obesity and shift work: Chronobiological aspects', *Nutrition Research Reviews*, 2010, 23(1), pp 155–68.

102  La Leche League International, *The Womanly Art of Breastfeeding*, p 455.

103 M Woolridge, 'Colic, overfeeding, and symptoms of lactose malabsorption in the breast-fed baby: A possible artifact of feed management?', *The Lancet*, 1988, 332, pp 382–84.
104 OG Jenni y MA Carskadon, 'Normal human sleep at different ages: Infants to adolescents', en *SRS Basics of Sleep Guide*, Westchester, Illinois, Sleep Research Society, 2005, pp 11–19.

www.ingramcontent.com/pod-product-compliance
Lightning Source LLC
Chambersburg PA
CBHW071332080526
44587CB00017B/2812